2024 全国口腔执业助理医师资格考试模拟试卷与解析（一）

第二单元

中国协和医科大学出版社
北　京

【A_1 型题】

答题说明

每一道考试题下面有 A、B、C、D、E 五个备选答案，请从中选择一个最佳答案。

1. 颌面部创伤患者包扎的直接作用不包括
   A. 压迫止血
   B. 防止骨折进一步移位
   C. 保护并缩小创口
   D. 保证呼吸道通畅
   E. 减少污染，防止唾液外流
2. 牙釉质平滑面龋的形态是
   A. 烧瓶状
   B. 潜行状
   C. 浅碟状
   D. 三角形，顶向釉牙本质界
   E. 三角形，顶向牙釉质表面
3. 当细菌侵入牙本质的深度距离牙髓多少时，牙髓内可找到细菌
   A. ≤2mm
   B. ≤1. 1mm
   C. ≤0. 3mm
   D. ≤0. 2mm
   E. ≤0. 1mm
4. 可摘局部义齿摘戴困难的原因不包括
   A. 卡环臂过紧
   B. 卡臂尖进入倒凹过深
   C. 就位方向不对
   D. 基托与黏膜组织不贴合
   E. 基托进入组织倒凹
5. 慢性牙周炎牙周袋形成于
   A. 始发期
   B. 早期病变期
   C. 病损确立期
   D. 进展期
   E. 晚期
6. 符合牙演化特点的是
   A. 牙数由少到多
   B. 形态从复杂到简单
   C. 牙根从无到有
   D. 从单牙列到多牙列
   E. 生长部位从集中到分散
7. 关于成釉细胞瘤的 X 线表现，下列错误的是
   A. 可呈多房性囊肿样阴影
   B. 可呈分房状，伴有钙化灶
   C. 囊壁边缘常不整齐，呈半月形切迹
   D. 可呈单囊
   E. 囊内根尖不规则吸收
8. 息止𬌗间隙的范围是
   A. 1～3mm
   B. 1～4mm
   C. 1～5mm
   D. 1～6mm
   E. 1～7mm
9. 急性牙髓炎患牙疼痛部位的特点是
   A. 患者能指出患牙部位
   B. 下颌疼痛患牙为下牙
   C. 上颌疼痛患牙为上牙
   D. 患牙疼痛多无放射性
   E. 上颌疼痛患牙可为下牙
10. 乳牙龋最好发牙位是
   A. 上颌乳磨牙
   B. 乳尖牙
   C. 下颌乳磨牙
   D. 乳中切牙
   E. 乳侧切牙

11. 导致牙周炎临床症状的主要病理变化是
A. 牙龈出血与牙移位
B. 牙周袋形成与牙周溢脓
C. 牙周袋形成与牙槽骨吸收
D. 牙周膜间隙变窄与牙槽骨吸收
E. 牙周膜周隙增宽与牙槽骨吸收
12. 诊断牙周炎的关键指标之一是
A. 探诊深度 2mm
B. 龈沟内有龈沟液
C. 附着龈质韧、有点彩
D. 附着丧失、牙周袋形成
E. 袋底在釉质牙骨质界的冠方
13. 无清洁牙邻面菌斑作用的口腔保健用品是
A. 漱口液
B. 牙间刷
C. 牙签
D. 牙线
E. 橡胶按摩器
14. 乳牙龋的常见类型
A. 急性龋、干性龋、环状龋
B. 急性龋、环状龋、奶瓶龋
C. 湿性龋、环状龋、慢性龋
D. 奶瓶龋、干性龋、环状龋
E. 慢性龋、静止龋、奶瓶龋
15. 药物性牙龈肥大的临床特征是
A. 牙龈肿胀增生始于龈缘
B. 牙龈肿胀增生以后牙区为重
C. 牙龈肿胀增生可发生于无牙区
D. 严重增生的牙龈可将牙挤压移位
E. 牙龈肿胀增生只发生于前牙区
16. 临床怀疑口腔念珠菌病时，首先选用的辅助诊断技术为
A. 唾液培养
B. 唾液及血清念珠菌抗体测定
C. 直接在病损区涂片镜检
D. 血清铁及维生素 B_{12}测定
E. 活体组织检查
17. 根据 Atwood 牙槽嵴吸收程度分级，后部呈凹陷状牙槽嵴属于
A. 五级
B. 一级
C. 二级
D. 三级
E. 四级
18. 下列是引起牙齿松动的原因，除外
A. 创伤
B. 牙周翻瓣术后
C. 牙周膜急性炎症
D. 牙周袋深部刮治
E. 牙槽骨吸收达 1/2 以上
19. 混合牙列的年龄时期是
A. 出生至 6 个月
B. 7 个月至 2 岁
C. 3~5 岁
D. 13~15 岁
E. 6~12 岁
20. 牙震荡是
A. 牙周膜损伤
B. 牙釉质损伤
C. 牙本质损伤
D. 龈组织损伤
E. 牙骨质损伤
21. 建成完整的乳牙𬌗在
A. 2 岁
B. 2 岁半
C. 3 岁
D. 3 岁半
E. 4 岁
22. 急性氟中毒抢救处理方法不恰当的是
A. 催吐
B. 补钙
C. 补液
D. 人工呼吸
E. 洗胃
23. 根尖周脓肿的脓液自然引流的主要途

径是
A. 根尖孔→根管内→龋洞
B. 根尖周→骨髓腔→鼻腔
C. 骨髓腔→面部间隙→皮下
D. 根尖周→骨膜下→黏膜下
E. 根尖周→骨髓腔→上颌窦

24. 下列不属于乳牙拔除适应证的是
A. 牙冠破坏严重，无法修复的乳牙
B. 替换期，牙根吸收 1/3 以上，不能做根管治疗者
C. 根尖周炎症侵及恒牙牙胚，或恒牙牙根已形成 3/4 或恒牙牙胚顶端牙槽骨已消失
D. Ⅱ度松动的乳牙
E. 外伤不能保留的乳牙

25. 有关口腔致龋菌描述合理的是
A. 乳杆菌是牙本质龋的初级致龋菌
B. 变异链球菌代谢的终末产物是葡萄糖
C. 丝状菌是最早定植在牙面上的细菌
D. 轻链球菌是牙菌斑中最常分离到的
E. 放线菌合成的多糖有高度致龋性

26. 下列哪种病原体可引发单纯疱疹
A. 巨细胞病毒
B. 水痘-带状疱疹病毒
C. 人类免疫缺陷病毒（HIV）
D. 单纯疱疹病毒（HSV）
E. EB 病毒

27. 检查时在龈缘可见中等菌斑，菌斑指数（PLI）计分为
A. 0
B. 1
C. 2
D. 3
E. 4

28. 颊脂垫尖是下牙槽神经阻滞麻醉的重要标志，在大开口时，此尖约相当于
A. 乙状切迹平面
B. 喙突平面
C. 下颌孔平面
D. 外斜嵴平面
E. 下颌神经分出颊神经的平面

29. 需要劈冠以解除邻牙阻力的阻生牙类型为
A. 垂直阻生
B. 近中阻生
C. 远中阻生
D. 颊向阻生
E. 舌向阻性

30. 颞下颌关节可复性盘前移位的主要治疗方法是
A. 药物治疗
B. 物理治疗
C. 针灸
D. 𬌗垫治疗
E. 手术治疗

31. 可复性关节盘前移位的主要症状是
A. 开口过大
B. 开闭口摩擦音
C. 开口初期弹响
D. 开口中度受限，开口型偏向健侧
E. 开口中度受限，开口型偏向患侧

32. 最能有效证明贝尔面瘫患者是否有膝状神经节损伤的检查方法是
A. 听觉检查
B. 希尔默（Schirmer）试验
C. 味觉检查
D. 神经电图检查
E. 肌电图检查

33. 咽成形术可缩小腭咽腔、增进腭咽闭合，其中最常用的术式为
A. 传统兰氏手术
B. 单瓣后推术
C. 岛状瓣手术
D. 腭帆提肌重建术
E. 咽后壁组织瓣转移术

34. 易复发可恶变的颌骨囊肿是
A. 根尖囊肿
B. 牙源性角化囊性瘤
C. 含牙囊肿
D. 始基囊肿
E. 外渗性囊肿
35. 舌癌区域性淋巴结移早的原因是
A. 舌淋巴丰富
B. 生长快
C. 距区域淋巴结近
D. 舌血运丰富
E. 舌淋巴及血运丰富，舌活动频繁
36. 下列关于唇癌的叙述，错误的是
A. 多发生于下唇
B. 主要为鳞癌，腺癌很少见
C. 下唇癌的转移较上唇早
D. 唇癌的转移一般较其他口腔癌为少见
E. 下唇癌常向颏下及颌下淋巴结转移
37. 涎瘘最常发生的部位是
A. 腮腺
B. 唇腺
C. 舌下腺
D. 腭腺
E. 下颌下腺
38. 意外穿髓的乳牙可行
A. 间接盖髓
B. 活髓切断
C. 干髓治疗
D. 垫底后充填
E. 根管治疗
39. 下列有关急性化脓性腮腺炎说法，不正确的是
A. 常发生在儿童
B. 可在慢性炎症基础上急性发作
C. 可发生于腹部大手术后
D. 需要全身支持治疗
E. 脓肿形成时应切开引流
40. 涎腺造影检查的禁忌证是
A. 急性化脓性腮腺炎
B. 阴性涎石症
C. 外伤性涎瘘
D. 舍格伦综合征
E. 腮腺慢性反复肿胀
41. 脑脊液耳漏多见于
A. Le Fort Ⅰ型骨折
B. Le Fort Ⅱ型骨折
C. Le Fort Ⅲ型骨折
D. 颧骨骨折
E. 颧弓骨折
42. 下颌下腺管及舌下腺位于
A. 舌下区
B. 颏下区
C. 下颌下区
D. 腮腺咬肌区
E. 面侧深区
43. 颌面部创口初期缝合最宽时间为
A. 6 小时
B. 12 小时
C. 24 小时
D. 48 小时
E. 伤后 48 小时甚至更久的创口，只要没有明显的化脓，清创后仍可做初期缝合
44. 乳牙患龋特点
A. 患龋率高，但范围不大
B. 发病早、症状明显
C. 患龋率高，范围广泛
D. 发展速度慢，急性龋多见
E. 龋齿多发，修复性牙本质形成活跃
45. 不会患龋病的是
A. 出生 8 个月的婴儿
B. 出生 1 个月的婴儿
C. 6 岁左右的儿童
D. 16 岁左右的青少年
E. 30 岁左右的中年男性

46. 以下描述与牙源性边缘性颌骨骨髓炎不相符的是
A. 起源于下颌智齿冠周炎
B. X 线平片可选择下颌支侧斜位片或曲面体层片，可见弥漫性骨破坏和局限性骨密度增高
C. 下颌支切线位片可见骨密质外骨膜成骨
D. 可以选择 CT 检查
E. 可以选择下颌横断殆片检查
47. 乳牙易患龋的因素不包括
A. 儿童爱吃甜食
B. 不刷牙
C. 乳牙色白而小
D. 睡眠时间长
E. 乳牙钙化程度低
48. 正确的乳牙萌出顺序是
A. Ⅰ→Ⅱ→Ⅲ→Ⅳ→Ⅴ
B. Ⅰ→Ⅱ→Ⅳ→Ⅲ→Ⅴ
C. Ⅰ→Ⅱ→Ⅲ→Ⅴ→Ⅳ
D. Ⅰ→Ⅱ→Ⅳ→Ⅴ→Ⅲ
E. Ⅰ→Ⅱ→Ⅴ→Ⅲ→Ⅳ
49. 正确使用糖皮质激素治疗复发性口腔溃疡的方法是
A. 泼尼松片，每日 60mg，分 3 次口服，控制病情后减量
B. 泼尼松片，每日 80～100mg，分 3 次口服，控制病情后减量
C. 泼尼松片，每日 100～120mg，分 3 次口服，控制病情后减量
D. 泼尼松片，每日 60～80mg，分 3 次口服，控制病情后减量
E. 泼尼松片，每日 10～30mg，分 3 次口服，溃疡控制后逐渐减量
50. 原发性疱疹性口炎好发人群是
A. 老年人
B. 6 岁以下儿童，尤其是 6 个月至 2 岁多见
C. 青少年
D. 更年期妇女
E. 40 岁左右的中年人
51. 下列选项中，一般不会引起全口义齿基托折裂的是
A. 殆力不平衡
B. 牙槽骨有继续吸收
C. 基托和黏膜不贴合
D. 基托较薄
E. 垂直距离恢复不够
52. 下列口腔黏膜疾病中，临床表现和原发性疱疹性口炎临床表现最接近的是
A. 白色网纹样病变
B. 红色增生样变
C. 较严重的龈口炎
D. 白色角化
E. 口腔深大溃疡
53. 肯尼迪（Kennedy）分类法中的第一类牙列缺损，末端基牙设计以下哪种卡环时基牙受扭力最大
A. RPI 卡环
B. RPA 卡环
C. 三臂卡环
D. 回力卡环
E. 联合卡环
54. 下列药物中，不适用于口腔单纯性疱疹治疗的药物是
A. 聚肌胞
B. 利巴韦林
C. 干扰素
D. 阿昔洛韦
E. 咪康唑
55. 下列关于无牙颌解剖标志的描述，不恰当的是
A. 唇系带区基托需要形成切迹
B. 尖牙牙尖的连线通过切牙乳突的中点
C. 后颤动线位于软硬腭的交界区

D. 远中颊角区位于咀嚼肌前缘
E. 磨牙后垫的中点是𬌗平面的参考标志

56. 铸造支架变形的原因不包括
A. 印模材料质量不好
B. 设计不当
C. 铸道设置不合理
D. 模型缺损
E. 高温包埋材料的热膨胀系数不够

57. 下列哪项不是扁平苔藓的发病特点
A. 女性多发
B. 皮损有威克姆（Wickham）纹
C. 男性多发
D. 口腔病损具对称性
E. 口腔病损多部位发生

58. 铸造3/4冠与铸造全冠比较，其优点是
A. 必须做邻轴沟
B. 牙冠的边缘显露金属
C. 磨除的牙体组织较少
D. 边缘线长
E. 固位力强

59. 上颌牙列中牙周膜面积最大的是
A. 第三磨牙
B. 第二磨牙
C. 第一磨牙
D. 第二前磨牙
E. 尖牙

60. 正中关系𬌗滑向牙尖交错𬌗的长正中距离约为
A. 0.4mm
B. 1.0mm
C. 1.2mm
D. 1.5mm
E. 1.8mm

61. 与口腔扁平苔藓鉴别诊断无关的疾病是
A. 盘状红斑狼疮
B. 白斑
C. 类天疱疮
D. 以上都不是
E. 剥脱性龈炎

62. 活髓牙牙体预备后，粘接临时冠时最好选用
A. 玻璃离子水门汀
B. 丁香油糊剂
C. 聚羧酸锌水门汀
D. 磷酸锌水门汀
E. 以上均可

63. 病史采集是通过什么来了解患者的主诉、系统病史以及口腔专科病史等情况
A. 临床检查
B. 临床问诊
C. 患者主诉
D. 临床回顾
E. 影像学检查

64. 全口义齿下前牙大小选择的参考标准是下唇线（唇低线）至𬌗平面距离为
A. 下中切牙切1/2的高度
B. 下中切牙切2/3的高度
C. 下中切牙切1/3的高度
D. 下侧切牙切1/2的高度
E. 下侧切牙切1/3的高度

65. 固定义齿修复中，基牙及周围组织能承担额外𬌗力来补偿缺失牙功能的生理基础是
A. 基牙牙冠形态
B. 患者的适应能力
C. 牙槽嵴黏膜的角化程度
D. 基牙的整体运动
E. 基牙的牙周储备力

66. 无牙颌牙槽嵴吸收严重者，人工后牙排列时应
A. 将功能尖尽量排在牙槽嵴顶
B. 将非功能尖尽量排在牙槽嵴顶
C. 将𬌗力最大处放在牙槽嵴最低处
D. 将后牙排成对刃𬌗关系
E. 将后牙排成反𬌗关系

67. 行可摘局部义齿修复时应采用蜡堤记录𬌗关系的是
    A. $\underline{\vert 12}$ 缺失
    B. $\underline{1\vert 156}$ 缺失
    C. $\underline{876\vert 5678}$ 缺失
    D. $\underline{65\vert 456}$ 缺失
    E. $\underline{54\vert 6}$ 缺失
68. 关于氟元素的描述，不正确的是
    A. 骨氟和牙氟占体内氟总量的50%
    B. 人体的氟摄入主要通过饮水从肠道吸收
    C. 血浆氟没有自稳态
    D. 50%吸收的氟进入骨骼和牙齿
    E. 有助于钙和磷形成羟基磷灰石
69. 医疗机构开展医疗救治的管理性规定说法错误的是
    A. 医疗机构应当对传染病患者或者疑似传染病患者提供医疗救护、现场救援和接诊治疗
    B. 医疗机构应当对传染病患者或者疑似传染病患者书写病历记录以及其他有关资料，并妥善保管
    C. 医疗机构不具备相应救治能力的，应当将患者及其原始病历记录一并转至具备相应救治能力的医疗机构
    D. 医疗机构应当对传染病患者、疑似传染病患者，应当引导至相对隔离的分诊点进行初诊
    E. 医疗机构应当实行传染病预检、分诊制度
70. 简化口腔卫生指数要检查
    A. 全口牙
    B. 半口牙
    C. 前牙唇侧
    D. 6颗指数牙
    E. 后牙舌侧
71. 以下措施不属于牙周病三级预防的是
    A. 治疗牙周脓肿
    B. 袋内刮治和根面平整
    C. 拔除不能保留的患牙
    D. 纠正不良习惯
    E. 牙周手术治疗
72. 氟牙症的临床特点是
    A. 乳恒牙都多见
    B. 氟牙症严重程度和氟过量水平成反比
    C. 牙釉质变脆，牙本质正常
    D. 牙釉质耐磨性差，抗酸能力强
    E. 患氟牙症牙数的多少和在高氟区生活时间的长短相关
73. 氟水漱口一般推荐使用的氟化物主要是
    A. 单氟磷酸钠
    B. 氟化钠
    C. 氟化铵
    D. 氟化亚锡
    E. 氟化钙
74. 在对学校保健老师进行培训时，口腔专家指出，口腔健康教育与口腔健康促进相结合才能有效地实施口腔预防措施，并指出口腔健康促进的原则是
    A. 发挥专业人员的优势指导
    B. 发挥领导部门的主导作用
    C. 发挥学校的优势
    D. 发挥社会舆论的作用
    E. 发挥家长的参与作用
75. 关于氯己定，说法的错误是
    A. 可使牙、修复体或舌背上发生染色
    B. 不能用于口内手术后
    C. 味苦
    D. 需要加入调味剂
    E. 对口腔黏膜有刺激作用
76. 下列事件不属于突发公共卫生事件的是
    A. 突然发生的造成社会公众健康损害的食物中毒
    B. 突然发生的可能造成社会公众健康严重损害的重大传染病疫情

C. 突然发生的造成社会公众健康严重损害的群体性不明原因疾病
D. 突然发生的造成社会公众健康严重损害的重大传染病疫情
E. 突然发生的可能造成社会公众健康严重损害的群体性不明原因疾病

77. 世界卫生组织（WHO）牙结石检出平均区段数等级为中等的范围是
A. 0~1.5
B. 1.6~2.5
C. 2.6~3.5
D. 3.6~4.5
E. 4.6~6.0

78. 获得性免疫缺陷综合征防治的行为干预措施不包括
A. 针对母婴传播获得性免疫缺陷综合征的抗病毒药物预防和人工代乳品喂养措施
B. 规范、方便的性传播疾病诊疗措施
C. 未经同意公布获得性免疫缺陷综合征患者的病情以引起社会对获得性免疫缺陷综合征的重视和关注
D. 早期发现感染者和有助于危险行为改变的自愿咨询检测措施
E. 健康教育措施

79. 龋病的一级预防包括
A. 根管治疗、健康教育
B. 早期诊断、早期治疗
C. 窝沟封闭、氟防龋
D. 健康教育、充填治疗
E. 早期诊断、氟防龋

80. 拔牙后出血是指拔牙后多长时间仍明显出血
A. 30 分钟
B. 45 分钟
C. 60 分钟
D. 90 分钟
E. 120 分钟

【A_2 型题】

答 题 说 明

每一道考题是以一个小案例出现的，其下面都有 A、B、C、D、E 五个备选答案，请从中选择一个最佳答案。

81. 患儿，男，4 岁。出生后即被发现腭部裂开，检查见腭垂、软腭及部分硬腭裂开，牙槽嵴完整。该患儿的诊断是
A. 先天性单侧完全性腭裂
B. 先天性软腭裂
C. 先天性不完全性腭裂
D. 先天性单侧不完全性腭裂
E. 先天性完全性腭裂

82. 患者，女性，24 岁。⌊2 冠折 2/3，已进行根管治疗，无松动，患牙咬合紧，适宜的桩冠修复是
A. 成品桩桩冠
B. 金属舌面板桩冠
C. 多桩桩冠
D. 1.2mm 不锈钢丝弯制桩冠
E. 弯制桩桩冠

83. 患者，女性，22 岁。2 周前因外伤前牙折断，已经做过根管治疗。检查：冠折，断面在龈上，无叩痛，无松动，牙片显示根充完善，无根折。该牙一般应

在根管治疗后多长时间进行桩核冠修复
A. 即刻
B. 3 天
C. 1 周
D. 2 周
E. 1 个月

84. 梁某的姐姐因患子宫脱垂在某医院接受手术治疗，术后第 3 天突然死亡。梁某对死因提出疑问，要求复印其姐姐的全部病历资料。医院工作人员依据《医疗纠纷预防和处理条例》提供了其有权复印的病历资料，除外
A. 医嘱单
B. 体温单
C. 化验单
D. 死亡病例讨论记录
E. 检查单

85. 患儿，女，2 岁。$\overline{\text{IV II I | I II IV}}$ 唇颊面浅凹状龋，探龋蚀较浅，探痛（-）。患儿哭闹不合作。应选的处理方法是
A. 复合体充填
B. 玻璃离子充填
C. 氨硝酸银涂布
D. 氟化双氨银涂布
E. 氟化钠涂布

86. 患儿，2 岁半。上前牙唇面广泛性龋坏，牛奶喂养，未刷过牙。诊断为
A. 静止龋
B. 湿性龋
C. 奶瓶龋
D. 慢性龋
E. 猖獗龋

87. 临床上无明显龋洞，镜下观察患牙釉质呈三角形病损，三角形的顶部向着牙釉质表面，底部向着釉牙本质界，方向与釉柱排列方向一致。该病变为
A. 牙釉质混浊症
B. 平滑面牙釉质龋
C. 特纳（Turner）牙
D. 窝沟牙釉质龋
E. 龋白斑

88. 患儿，男，11 岁。主诉右下后牙自发性阵发痛 1 个月。检查见 45 中央牙本质颈状缺损，探诊（-），叩诊（+++），Ⅱ度松动，移行沟变浅，牙周膜增宽。处理为
A. 根管治疗
B. 根尖诱导成形术
C. 牙髓切断术
D. 拔除后远中导板固定
E. 盖髓术

89. 患者，女性，35 岁。左上前牙不敢碰触 1 天。检查见 $\underline{|1^{D}}$ 深龋洞，牙髓无活力，叩痛（+++），龈轻红，触痛不明显。当日的主要治疗是
A. 备洞充填
B. 开髓开放
C. 开髓拔髓
D. 根管预备
E. 抗炎镇痛药

90. 患者，女性，15 岁。左下第二前磨牙畸形中央尖折断，Ⅲ度松动、牙周袋 5mm；X 线片见根长为 5mm，根尖吸收呈燕尾状，根尖周 X 线透射区 5mm×5mm，边界较清楚。被诊断为瘘型慢性根尖周炎。该牙的治疗为
A. 干髓治疗
B. 塑化治疗
C. 拔除
D. 根管治疗
E. 根尖诱导成形术

91. 患者，男性，23 岁。诊断为局限型侵袭性牙周炎。在牙周基础治疗的同时准备给予全身抗生素治疗，最佳选择是
A. 甲硝唑
B. 米诺环素

C. 青霉素
D. 非甾体抗炎药
E. 链霉素

92. 患者，35 岁。$\overline{6|}$缺失，行胶连式可摘局部义齿修复，$\overline{75|}$锻丝弯制卡环。义齿初戴时就位困难。首先应采取的措施是
A. 用力戴入义齿后检查
B. 用技工钳将卡环放松
C. 取印模重新制作义齿
D. 确定义齿就位障碍点
E. 研磨基托组织面

93. 患者，女性，56 岁。左舌缘白色病变 3 年。活检标本见上皮的棘层有多个细胞发生角化，这种病变属于
A. 过度角化
B. 不全角化
C. 角化不良
D. 过度正角化
E. 角化棘皮瘤

94. 患者，男性，45 岁。2 周前因龋损去医院做后牙复面洞银汞合金充填。术后一直有咬物酸痛。查见患牙充填体上有一亮点，叩诊轻度不适。医师首选的治疗是
A. 去充填体做检查
B. 去充填体再充填
C. 调磨充填体高点
D. 去充填体做安抚
E. 麻醉下牙髓治疗

95. 患者，女性，15 岁。3 天前右上中切牙外伤，出现咬合痛，要求治疗。检查：$\underline{1|}$牙冠完整，叩痛（+），电活力测验无活力，Ⅰ度松动，龈无红肿、触痛未见异常，X 线片见根折线在根尖 1/3 处。该患牙第一次的处理是
A. 调𬌗观察
B. 盖髓治疗
C. 活髓切断
D. 根管治疗
E. 固定结扎

96. 患者，男性，19 岁。颈上部囊性肿物数年，可活动，无明显症状。镜下见囊肿内含物呈浓稠黏液样，囊肿内衬复层扁平上皮，部分区域似复层柱状上皮，纤维囊壁内见大量淋巴样组织并形成淋巴滤泡。最可能的诊断是
A. 甲状舌管囊肿
B. 皮样囊肿
C. 畸胎样囊肿
D. 鳃裂囊肿
E. 表皮样囊肿

97. 患者，男性，51 岁。1 天前自觉深龋洞牙痛，外院开髓治疗后，仍有阵发性剧烈疼痛，并放射向同侧面部。查见深龋洞内塞满食物，穿髓孔针眼大，探痛不明显。温度测验迟钝，叩痛（++），龈不红肿。应做的处理是
A. 调整咬合
B. 封失活剂
C. 口服镇痛药
D. 髓腔封丁香油棉球
E. 麻醉下拔髓引流

98. 患儿，男，3 个月。口内出现白膜 1 周，伴低热。检查见上下唇内侧、双颊黏膜广泛充血，有凝乳状的白色斑片，用力可擦去。确诊应该进行的检查是
A. 血常规检查
B. 尿常规检查
C. 病理检查
D. 涂片检查
E. 血清学检查

99. 患者，男性，28 岁。咬苹果等物时出血 1 年。检查：牙石（+），全口牙的牙龈缘及乳头轻度暗红，探诊出血，探诊深度 3～4mm，但无附着丧失。最可能的

诊断是
A. 坏死性龈炎
B. 成人牙周炎
C. 边缘性龈炎
D. 青少年牙周炎
E. 快速进展性牙周炎

100. 某医师在为一胃癌患者手术时，发现腹腔内已有转移，肿瘤与周围组织粘连很严重，切除肿瘤已无意义，便关腹结束手术。事后发现，一把止血钳遗留在患者腹内。此行为被认定为三级医疗事故。对该医师可能的处罚是
A. 罚款
B. 责令暂停执业 6 个月以上 1 年以下
C. 执业医师注销注册
D. 赔偿患者损失
E. 追究法律责任

101. 患者，男性，18 岁。主诉牙龈出血、咀嚼无力 1 月余。检查：切牙和第一磨牙松动Ⅰ度，切牙唇向移位，牙周袋 5~6mm，第一磨牙牙周袋 6mm，菌斑指数和牙石指数为 1，探诊牙龈出血。初步诊断为
A. 慢性牙周炎
B. 局限型侵袭性牙周炎
C. 广泛型侵袭性牙周炎
D. 青春期龈炎
E. 慢性龈炎

102. 李某，因妊娠异常需要行剖宫产术，经治医师在告知孕妇丈夫手术相关信息并取得签字后实施手术。胎儿被取出后发现产妇患有双侧卵巢畸胎瘤，遂告知其丈夫并建议切除双侧卵巢。李某丈夫立即打电话与其家属商议，医师在尚未得知家属商议结果的情况下，继续手术并切除双侧卵巢，于是发生医患纠纷。此案例中，医师侵犯的患方权利是
A. 生命权
B. 疾病认知权
C. 健康权
D. 知情同意权
E. 隐私保护权

103. 试排牙时发现，义齿的形态大小与患者的面部形态相称，口微闭时上前牙切缘与上唇平齐，上尖牙远中面位于口角，此时应该
A. 不必修改
B. 换小号上前牙
C. 换大号上前牙
D. 降低上前牙
E. 抬高上前牙

104. 向孤僻、忧郁、被动的患者讲明，每当能主动接触人，与人亲切交谈时，就给他几枚代币。他可用代币换取他所喜爱的物品。经过一段时间，患者原有症状逐渐消失。这种疗法属于
A. 条件操作疗法
B. 自我调整疗法
C. 模仿疗法
D. 系统脱敏疗法
E. 厌恶疗法

105. 患者，男性，58 岁。自述在化工厂工作。口腔卫生良好，几乎没有牙垢，自称每天刷 3 次牙，每次 4 分钟。因工厂停工，患者没有上班。爱吃甜食，爱喝碳酸饮料。口腔局部检查无异常，无充填物，除了 $\underline{3|3}$ 有牙尖半圆形缺损外。缺损表面光滑，牙本质已露出，但无冷热刺激痛和叩痛，牙体颜色无异常。咬合基本正常，双侧组牙平衡𬌗。牙龈轻度萎缩。X 线片无异常。患者 $\underline{3|3}$ 缺损的主要原因是
A. 龋损
B. 酸蚀
C. 刷牙损伤

D. 自然磨耗

E. 外伤

106. 患者，女性，23 岁。右下后牙近来遇冷、热刺激及吃糖时有酸痛感，尤其对温度刺激感觉明显。检查发现$\overline{6|}$殆面龋。去除龋损组织发现为深龋，探洞底酸感，但未发现穿髓。在采取治疗前，需要进行鉴别的主要疾病是

A. 慢性闭锁性牙髓炎

B. 慢性溃疡性牙髓炎

C. 慢性根尖周炎

D. 牙髓坏死

E. 牙髓退行性变

107. 患儿，男，14 岁。左下后牙遇冷、热、甜、酸痛，无自发痛。检查发现$\overline{|7^{O}}$深龋，去腐时敏感，未穿髓，无叩痛。在治疗过程中合理的方法是

A. 用球钻去软龋比挖匙去软龋安全

B. 窝洞制备要求做成壁直底平

C. 可酌情保留少许软龋，用药物处理

D. 洞底用磷酸锌粘固剂垫底

E. 用挖匙以先中央后四周的方式去除腐质

108. 患者$\underline{6|}$远中舌面大面积龋坏缺损，已经进行根管治疗，原树脂充填物脱落，现要求全冠修复。检查：无叩痛，无松动，咬合关系正常，临床牙冠较长，可用的修复方法，除外

A. 铸造金属全冠

B. 塑料全冠

C. 金属烤瓷全冠

D. 锤造金属全冠

E. 瓷全冠

109. 患儿，男，6 岁。右下第一磨牙已经完整萌出，窝沟较深，医师决定对该牙进行封闭。操作过程中，采用含磷酸的凝胶酸蚀后，需要用水枪加压冲洗牙面的时间是

A. 5 秒内

B. 5~9 秒

C. 10~15 秒

D. 40~60 秒

E. 20~30 秒

110. 患者，女性，68 岁。无牙颌。全口义齿初戴 2 周，无疼痛，说话、大开口时义齿固位好，但咀嚼时义齿易松动。最可能的原因是

A. 初戴不适应

B. 基托不密合

C. 基托边缘过长

D. 基托边缘过短

E. 咬合不平衡

【A_3/A_4 型题】

答 题 说 明

以下提供若干个案例，每个案例下设若干道考题。请根据答案所提供的信息，在每一道考题下面的 A、B、C、D、E 五个备选答案中选择一个最佳答案。

（111~113 题共用题干）

患儿，11 个月。近日哭闹、拒食、流涎。检查：邻近磨牙的上腭和龈缘处见大面积浅表溃疡，上覆黄色假膜，偶见个别针头大小水疱。

111. 该患儿可能患有的疾病是

A. 复发性口腔溃疡
B. 球菌性口炎
C. 急性疱疹性龈口炎
D. 带状疱疹
E. 天疱疮

112. 对于该病，正确的治疗方法是
A. 泼尼松片，每日 60mg，分 3 次口服，控制病情后减量
B. 口服各种维生素及微量元素
C. 局部使用 2%碳酸氢钠清洗患儿口腔，口服酮康唑
D. 局部使用氯己定含漱剂清洗患儿口腔，口服利巴韦林或口炎宁冲剂
E. 注射链霉素每日 0.5g，或异烟肼每日 0.1g 局部封闭，每日或隔日 1 次

113. 以下哪项不是此病和疱疹样复发性口腔溃疡的鉴别要点
A. 好发年龄不同
B. 是否伴有发疱期
C. 是否有皮肤损害
D. 男女发病比例
E. 全身反应轻重

(114~118 题共用题干)

患者，42 岁。左下后牙残根拔除后 3 个月，要求镶牙。口腔检查：⌈5 缺失，缺牙间隙正常，牙槽嵴无明显吸收。⌈4 大面积龋坏，可探及穿髓孔。⌈6 𬌗面中龋，不松动，叩痛（-），探诊敏感。全口牙石较多，牙龈红肿。余未见异常。

114. 修复前必要的检查和治疗不包括
A. 缺牙区及邻牙牙片
B. ⌈4 根管治疗
C. ⌈6 根管治疗
D. 洁治
E. ⌈6 充填治疗

115. 修复⌈5 的设计方案是
A. 双端固定桥
B. 单端固定桥
C. 复合固定桥
D. 活动义齿修复
E. 固定-可摘联合修复

116. 如行固定桥修复，桥体龈端最佳设计方案是
A. 改良鞍式
B. 鞍式
C. 球形
D. 锥形
E. 悬空式

117. 关于固定桥连接体的说法，正确的是
A. 尽量增加横截面积
B. 内线角圆钝
C. 设计活动连接体
D. 截面积小于 $4mm^2$
E. 以上都不正确

118. 对桩核的描述正确的是
A. 直径为根管直径 1/2
B. 桩长为根管长的 1/2
C. 桩固位主要靠粘接力
D. 桩末端距根尖至少 4mm
E. 以上都不正确

(119~120 题共用题干)

患者，男性，75 岁。戴用全口义齿 2 周，主诉咀嚼时上颌义齿易脱落，无其他不适。

119. 下列原因最可能的是
A. 𬌗不平衡
B. 后牙覆盖过小
C. 后牙覆盖过大
D. 前牙覆盖过小
E. 前牙覆盖过大

120. 下列处理方法正确的是
A. 加大后牙覆盖
B. 重衬义齿
C. 重新取印模
D. 进行选磨调𬌗

E. 磨低上后牙颊尖

（121~123 题共用题干）

患者，女性，35 岁。开口受限 1 年，既往有关节弹响史。检查：开口度 1 指半，开口型左偏。

121. 首先应进行的检查是
A. 曲面体层及经咽侧位
B. 关节锥形线束 CT（CBCT）
C. 许勒位及下颌开口后前位
D. 曲面体层及下颌开口后前位
E. 许勒位及下颌升支侧位

122. 下列表现中，不属于颞下颌关节紊乱综合征表现的是
A. 开闭口运动出现关节绞锁
B. 弹响和杂音
C. 开口和咀嚼运动时关节区疼痛
D. 一般无自发痛
E. 关节固定，运动丧失

123. 影像学检查发现颞下颌关节前间隙增宽，髁状突骨质未见异常，应进一步进行的检查是
A. 颞下颌关节正位体层摄影
B. 颞下颌关节 CT 检查
C. 颞下颌关节侧位体层摄影
D. 许勒开口位
E. 颞下颌关节造影

（124~126 题共用题干）

患者，男性，22 岁。洁治后 2 个月又出现刷牙时牙龈出血。检查：牙面大量菌斑软垢，下前牙舌侧新生牙石（+），牙龈普遍水肿，下前牙唇侧龈乳头圆钝，探诊深度 3~4mm，未探及釉质牙骨质界。

124. 收集病史不包括下列哪项内容
A. 部位
B. 主要症状
C. 发生时间
D. 诱发原因
E. 探诊深度

125. 对该患者进行影像学检查时，不适宜采用的方法是
A. 下颌横断𬌗片
B. 咬合翼片
C. 根尖片
D. 曲面体层片
E. 根尖片数字减影技术

126. 该患者影像学检查的结果最可能是
A. 牙槽骨未见明显吸收
B. Ⅰ度，牙槽骨吸收在牙根的颈 1/3 以内
C. Ⅱ度，牙槽骨吸收超过根长 1/3，但是在根长的 2/3 以内，或者吸收达到根长 1/2
D. Ⅲ度，牙槽骨吸收大于根长 2/3
E. 以上都不是

（127~129 题共用题干）

患者，22 岁。颏下无痛性缓慢生长圆球状肿物 3 年，大小 5cm×6cm×4cm，表面光滑，边界清，质地似面团样，可活动，无触痛，肿物不随吞咽而活动，口底黏膜下未见异常。

127. 肿物内容物最可能的是
A. 乳白色稠粥状物质
B. 乳白色豆渣样分泌物，肉眼可见含有毛发
C. 黄色透明稀薄水样液体
D. 淡黄透蛋样黏稠液体
E. 草黄色含胆固醇晶体的清亮液体黄色透明稀薄水样液体

128. 患者在行手术治疗时，应取的体位是
A. 平卧垫肩后仰位
B. 平仰位
C. 坐位头后仰
D. 侧卧位
E. 平卧垫肩头转向一侧

129. 宜选用的手术切口是
A. 口底黏膜避开导管口平行下颌体弧

形切口

B. 两侧下颌下缘下 2cm，颏下正中至骨“T”形切口

C. 颏下皮肤的梭形切口

D. 颏下皮肤距下颌骨下缘 2cm 与其平行的弧形切口

E. 口底黏膜及颏下皮肤的弧形切口

（130~132 题共用题干）

患者，女性，40 岁。下颌第一磨牙近中𬌗面大面积银汞合金充填，近中食物嵌塞，余牙正常，要求治疗。

130. 如果此牙为死髓牙，牙根粗长，根管治疗完善，牙槽骨高度基本正常。则最佳的治疗方案为

A. 烤瓷冠修复

B. 铸造桩核+全冠修复

C. 银汞充填+全冠修复

D. 树脂充填+全冠修复

E. 3/4 冠修复

131. 如果此牙牙髓健康，颊舌侧剩余牙体硬组织薄弱，则最佳的治疗设计为

A. 金属全冠修复

B. 3/4 冠修复

C. 去髓后桩核冠修复

D. 嵌体冠修复

E. 金属烤瓷冠修复

132. 如此牙需要做桩核冠修复，而其近远中根分叉较大，又要考虑桩核的强度，则最佳方法为

A. 成品桩+树脂核+全冠

B. 成品桩+银汞核+全冠

C. 铸造分裂桩核+全冠

D. 以上均不可

E. 以上均可

【B 型题】

答 题 说 明

以下提供若干组考题，每组考题共用在考题前列出的 A、B、C、D、E 五个备选答案，请从中选择一个与问题关系最密切的答案。某个备选答案可能被选择一次、多次或不被选择。

（133~135 题共用备选答案）

A. 可疑

B. 很轻度

C. 轻度

D. 中度

E. 重度

133. 小的纸一样的白色不透明不规则地分布在牙齿上，但不超过牙面的 25%

134. 釉质表面严重受累，发育不全明显，以致可能影响牙齿的整体外形。有几颗缺损或磨损区，棕染广泛。牙齿常有侵蚀现象

135. 釉质的白色不透明区更广泛，但不超过牙面 50%

（136~139 题共用备选答案）

A. 下颌骨有骨质破坏及死骨形成

B. 下颌骨内有大小不等的多房阴影，各房大小相差悬殊

C. 颌骨内虫蚀状骨质破坏区，牙槽骨有破坏，无死骨形成

D. 下颌骨呈扇形骨质破坏，边缘虫蚀状，口大底小

E. 下颌骨内有单房阴影，周围有致密骨白线包绕

136. 成釉细胞瘤 X 线表现为

137. 颌骨囊肿 X 线表现为

138. 中央性颌骨癌 X 线表现为

139. 牙龈癌 X 线表现为

（140~141 题共用备选答案）

A. 神经鞘瘤

B. 牙源性钙化囊肿

C. 骨化纤维瘤

D. 腺泡细胞癌

E. 牙源性角化囊性瘤

140. X 线片上表现为颌骨局限性膨胀，病变内可见不等量和不规则的钙化阴影，有的呈毛玻璃状

141. 穿刺可抽出不凝结的褐色血样液体

（142~145 题共用备选答案）

A. 基本急诊保健

B. 社区牙周保健一级水平

C. 社区牙周保健二级水平

D. 社区牙周保健三级水平

E. 社区牙周保健四级水平

142. 根面平整和牙周手术属于

143. 切开引流，缓解疼痛属于

144. 用社区牙周指数（CPI）定期检查并筛选属于

145. 刷牙和使用含氯己定的牙膏，从而清除牙菌斑和牙结石属于

（146~150 题共用备选答案）

A. 上颌第一前磨牙

B. 上颌第二前磨牙

C. 上颌第一磨牙

D. 上颌第二磨牙

E. 下颌第一磨牙

146. 近中颊尖和远中舌尖高于𬌗平面约 1mm，远中颊尖高于𬌗平面约 1mm

147. 颊尖与𬌗平面接触，舌尖高于𬌗平面约 1mm

148. 近中舌尖高于𬌗平面 1mm，近中颊尖高于𬌗平面 2mm，远中颊尖高于𬌗平面 2mm

149. 颊、舌尖均与𬌗平面接触

150. 𬌗面与磨牙后垫高度的 1/2 平齐

第二单元参考答案与解析

【A_1型题】

1. D 【解析】保证呼吸道通畅的方法包括去除异物，俯卧位运送伤员等。包扎与呼吸道通畅无关。

2. D 【解析】釉柱在平滑面从釉牙本质界向牙齿表面呈放射状排列，故平滑面龋时，细菌和细菌产生的酸沿着釉柱间质逐渐向深层进展，形成了尖端向着釉牙本质界，基底部向着牙釉质表面的三角形。

3. D 【解析】龋病是引起牙髓感染的最常见原因。细菌在感染牙髓之前，其毒性产物可通过牙本质小管引发牙髓炎症反应。当细菌侵入牙本质的深度距牙髓<1.1mm 时，牙髓即可出现轻度的炎症反应；距牙髓<0.5mm 时，牙髓可发生明显的炎症反应；距牙髓≤0.2mm 时，牙髓内即可找到细菌。

4. D 【解析】基托组织面与软组织间食物嵌塞的原因是基托与黏膜组织不贴合。

5. C 【解析】牙周炎的发展是一个连续过程，分四期。①始发期：龈沟区的沟内上皮与结合上皮周围表现为急性渗出性炎症反应。②早期病变：结合上皮周围白细胞增多，上皮下结缔组织内出现大量淋巴细胞浸润，主要为 T 淋巴细胞。结合上皮开始增殖。③病损确立期：结合上皮及袋壁上皮内仍有较多的中性粒细胞，上皮下可见大量淋巴细胞浸润，主要为 B 淋巴细胞。结合上皮继续向根方增殖，形成牙周袋。此期并无明显的牙槽骨吸收破坏，是临床治疗的关键时期。④进展期：结合上皮继续加深，形成深牙周袋。牙槽骨吸收破坏明显，破骨细胞极为活跃。临床出现典型的牙周溢脓、牙齿松动等牙周炎症状。

6. C 【解析】牙的形态结构及功能特性与动物的各种食物相适应，其演化特点有 5 个方面：①牙的形态由单一同形向复杂异形演化。②牙数由多变少。③牙的替换次数由多牙列向双牙列演化。④牙根由无到有。⑤由端生牙向侧生牙、槽生牙演化。

7. B 【解析】典型的成釉细胞瘤 X 线表现为早期呈蜂房状，以后形成多房性囊肿样阴影。单房比较少，因其呈多房性及局部浸润性，故周围囊壁边缘常不整齐、呈半月形切迹，在囊内的牙根尖有不同程度吸收现象。

8. B 【解析】息止𬌗间隙：上下牙列之间从前向后有一 1~4mm 楔形间隙。

9. E 【解析】急性牙髓炎自觉症状：①阵发性的自发性痛。②温度刺激引起或加重疼痛。③疼痛不能定位（选项 A、选项 B、选项 C 错），有放射性痛（沿三叉神经分布区放射）（选项 D 错）。④疼痛常在夜间发作或加重。

10. C 【解析】乳牙龋以上颌乳切牙、下颌乳磨牙多见，其次是上颌乳磨牙、上颌乳尖牙、下颌乳尖牙和下颌乳切牙较少。乳磨牙冠部点隙裂沟多，易滞留菌斑及食物残渣，成为不洁区。上颌乳切牙易发生奶瓶龋。

11. C 【解析】牙周炎是由菌斑中的微生物引起的牙周组织炎症性破坏性疾病，主要病理变化为龈牙结合上皮破坏致使牙周袋形成、牙槽骨吸收。

12. D 【解析】牙周袋形成、附着丧失意味着牙周支持组织的丧失，即可为牙周炎。

13. A 【解析】不能清洁牙邻面菌斑的口腔保健用品是漱口液。其他选项都可以清洁牙邻面菌斑。橡胶按摩器主要是按摩牙龈，同时可以通过机械作用去除邻面牙颈部的牙菌斑。

14. B 【解析】乳牙龋的常见类型为急性龋、湿性龋；特殊类型为喂养龋，包括奶瓶龋、环状龋。

15. D 【解析】药物性牙龈肥大：增生起始于唇颊侧或舌腭侧龈乳头，呈小球状突起于牙龈表面（选项 A 错）。增生的牙龈还可将牙齿挤压移位，这种情况多见于上前牙（选项 D 对）。药物性牙龈肥大常发生于全口牙龈（选项 E 错），但以上、下前牙区为重（选项 B 错）。药物性牙龈肥大只发生于有牙区，拔牙后，增生的牙龈组织可自行消退（选项 C 错）。

16. C 【解析】口腔念珠菌病为念珠菌感染所引起的口腔黏膜疾病，是人类最常见的口腔真菌感染。明确诊断口腔念珠菌病，除依靠病史和临床表现外，还需要实验室检查结果证实损害组织中存在病原菌。一般来说，常用实验室检查为涂片法、培养法、免疫法。涂片法中的直接涂片简单，可在数分钟内提供念珠菌感染的证据，故为首选，选项 C 正确。选项 A 唾液培养需要收集非刺激性唾液接种于沙氏培养基，经 3~4 日后形成菌落镜检，用时较长，不作为首选。选项 B 唾液及血清念珠菌抗体测定因存在较强的免疫交叉反应性，假阳性率较高，也不作为首选。选项 E 用于慢性或肥厚性损害者，所以也不作为首选。选项 D 不作为口腔念珠菌病的实验室检查。

17. E 【解析】Atwood 根据无牙颌牙槽嵴的形态，将牙槽嵴吸收程度分为 4 级（选项 A 错）。一级：牙槽嵴吸收较少，有一定的高度和宽度，形态丰满者（选项 B 错）。二级：高度降低，尤其是宽度明显变窄，呈刀刃状的牙槽嵴（选项 C 错）。三级：高度明显降低，牙槽嵴大部分吸收而底平者（选项 D 错）。四级：牙槽嵴吸收达基骨，牙槽嵴后部形成凹陷者（选项 E 对）。

18. D 【解析】引起牙齿松动的原因包括牙槽骨吸收、创伤、牙周膜急性炎症、牙周翻瓣手术后及女性激素水平变化。牙周袋深部刮治不会引起牙齿松动。

19. E 【解析】混合牙列的年龄时期是 6~12 岁。

20. A 【解析】牙震荡是由于较轻外力，如在进食时骤然咀嚼硬物所致牙周膜的轻度损伤，通常不伴牙体组织的缺损。牙震荡仅损伤了牙周膜，未伤及其他任何组织。患牙可有伸长不适感，轻微松动和叩痛；龈缘还可有少量出血，说明牙周膜有损伤。若做牙髓活力测验，其反应不一。一些患牙就诊时，牙髓活力测验无反应，牙髓在外伤时血管和神经受损伤所引起的“休克”所致，但 6~8 周后可出现反应。

21. B 【解析】完整的乳牙𬌗在 2 岁半时建成，并形成稳定的乳牙𬌗关系。从 2 岁半至 6 岁左右第一颗恒牙萌出之前，都属于乳牙𬌗时期。

22. D 【解析】一次大量误服氟化物可造成急性氟中毒。急性氟中毒的主要症状是恶心、呕吐、腹泻甚至肠道出血、血钙平衡失调、肌肉痉挛、虚脱、呼吸困难；重者引起心、肝、肾器质性损害，甚至昏迷。急性氟中毒患者通常可在 4 小时内死亡或康复，这一关键时期是非常短的。急性氟中毒的急救处理原则：催吐、洗胃、口服或静脉注射钙剂、补糖、补液以及对症治疗。在社区预防工作中用氟防龋时，要严格掌握好剂量，并妥善保管氟化物，避免氟中毒。一旦接近或达到可能中毒剂量（PTD）要强制性采取急救措施，最简单易行的现场抢救措施之一是迅速给患者补充大量牛奶，使牛奶中的钙与氟部分结合，从而减轻氟对机体的毒性作用，但仍需要及时采取其他急救措施。

23. D 【解析】通过骨髓腔突破骨膜、黏膜或皮肤向外排脓，这是急性根尖周炎最常见的典型的自然发展过程。

24. D 【解析】乳牙拔除的适应证如下。①因咬合诱导需要拔除的乳牙：已处于脱落期的松动乳牙；已过脱落期的滞留乳牙；继承恒牙已萌出或萌出受阻，而相应位置的乳牙仍未脱落；因正畸需要拔除的牙。②因病变不能保留的乳牙：牙冠破坏严重，形成残冠或残根，已无法修复的乳牙；患慢性根尖周炎的乳牙，牙根已吸收 1/2 以上，松动明显，根分叉及根尖处骨质破坏明显；牙根因感染而影响吸收，使根尖露出于牙龈外，常致局部黏膜发生创伤性溃疡；乳牙因外伤，牙根于近颈部 1/2 区折断者，或在骨折线上不能治愈的乳牙；有病灶感染迹象而不能彻底治愈的乳牙，为消除感染源应拔除。

25. D 【解析】血链球菌：是最早在牙面定居的细菌之一（选项 C 错）。轻链球菌：是牙菌斑中最常分离到的细菌（选项 D 对）。乳杆菌参与龋病的发展。乳杆菌数量增加不是导致龋病发生的原因，而是龋病进展的结果（选项 A 错）。

26. D 【解析】单纯疱疹病毒（HSV）可以引起单纯疱疹。水痘-带状疱疹病毒引起带状疱疹。人类免疫缺陷病毒（HIV）引起获得性免疫缺陷综合征（AIDS）。

27. C 【解析】菌斑指数（PLI）记分标准：0=龈缘区无菌斑；1=龈缘区的牙面有薄的菌斑，但视诊不可见，用探针尖的侧面可刮出菌斑；2=在龈缘或邻面可见中等量菌斑；3=龈沟内或龈缘区及邻面有大量软垢。故选 C。

28. C 【解析】颊脂垫尖大开口时约位于下颌孔水平，是下牙槽神经阻滞麻醉的重要标志。

29. B 【解析】需要劈冠以解除邻牙阻力的阻生牙类型为近中阻生。牙齿萌出多数为由近中到远中，所以多为近中阻生。

30. D 【解析】对可复性关节盘前移位的患者主要以保守治疗为主，嘱以关节保护措施，如避免食用不易咀嚼的食物、局部热敷，还可以采用再定位咬合板（即殆垫）治疗，帮助关节盘复位以消除弹响。

31. C 【解析】可复性关节盘前移位的主要症状是开口初期弹响。

32. B 【解析】本题考查面神经不同部位损伤对应的症状和检查。

33. E 【解析】对腭咽闭合不全的患儿最常选择咽后壁组织瓣转移术。

34. B 【解析】牙源性角化囊肿已更名为牙源性角化囊性瘤，其有显著的复发性和癌变可能。

35. E 【解析】舌体丰富的淋巴管和血液循环，加之舌的机械运动频繁，都是促使舌癌转移的因素。

36. C 【解析】上唇癌的转移较下唇癌早，并较多见。

37. A 【解析】涎瘘是指唾液不经导管系统排入口腔而流向面颊皮肤表面。腮腺是最常见的部位，损伤是主要的原因。

38. B 【解析】乳牙牙髓切断术是在局部麻醉下去除冠方牙髓组织，用药物处理牙髓创面以保存根部健康牙髓组织的治疗方法。适应证：乳牙深龋露髓或外伤露髓者，不能进行直接盖髓者；乳牙部分冠髓牙髓炎。

39. A 【解析】急性化脓性腮腺炎常发生在儿童的说法错误。急性化脓性腮腺炎以前常见于腹部大手术后，原因是术后患者的抵抗力显著下降；现在常见于慢性腮腺炎急性发作或邻近组织急性炎症扩散。脓肿形成之后必须及时切开引流。

40. A 【解析】正确答案是急性化脓性腮腺炎。涎腺造影检查用于检查涎腺的慢性炎症、肿瘤、舍格伦综合征、涎瘘以及涎腺周围组织病变是否累及腺体与导管，并确定病变位置和性质。急性腮腺炎为造影检查的禁忌证，易引起感染扩散，同时造影操作会给患者增加痛苦。

41. C 【解析】勒福（Le Fort）Ⅲ型骨折又称上颌骨高位骨折或额弓上骨折。骨折线自鼻额缝向两侧横过鼻梁、眶部，经颧额缝向后达翼突，形成颅面分离，常使面中部凹陷、变长。此型骨折多伴有颅底骨折或颅脑损伤，出现耳、鼻出血或脑脊液漏。

42. A 【解析】舌下区位于舌和口底黏膜之下，舌骨舌肌和下颌舌骨肌之上，后部止于舌根，前界及两侧界为下颌体之内侧面。舌下区含舌下腺、下颌下腺管、舌神经、舌下神经及其伴行静脉、舌下动脉等结构。

43. E 【解析】颌面部血运丰富，外伤后初期缝合的时间限度较宽。

44. C 【解析】乳牙龋特点：患龋率高，发病时间早，在牙齿刚刚萌出不久就可发生龋坏；发展速度快，乳牙釉质牙本质薄，矿化程度低；自觉症状不明显，易忽略，乳牙龋进展快；龋病多发，龋坏范围广；修复性牙本质形成活跃。

45. B 【解析】乳牙萌出后不久即可患龋，临床上可见出生6个月的婴儿刚萌出的上颌乳中切牙已患龋。出生6个月的婴儿乳牙开始萌出。只有无牙颌期不会有龋病发生。

46. B 【解析】弥漫性骨破坏和局限性骨密度增高不符合牙源性边缘性颌骨骨髓炎的影像学变化。

47. C 【解析】儿童易患龋的因素如下。①形态解剖特点：乳牙牙列中存在生理间隙以及冠部的点隙与裂沟，均易滞留菌斑和食物残渣，成为不洁区。②组织结构特点：乳牙硬组织钙化程度低。③儿童饮食特点：儿童饮食习惯偏甜、软。④口腔自洁和清洁作用差：睡眠时间长，口腔处于静止时间长、分泌量少。乳牙体积和颜色不是易患龋因素。

48. B 【解析】一般情况下，乳牙的萌出顺序：乳中切牙（Ⅰ）→乳侧切牙（Ⅱ）→第一乳磨牙（Ⅳ）→乳尖牙（Ⅲ）→第二乳磨牙（Ⅴ）（B对）。

49. E 【解析】正确使用糖皮质激素治疗复发性口腔溃疡的方法是：泼尼松片，每片5mg，每日10~30mg，分3次口服，待溃疡控制后逐渐减量，每3~5日减量1次，每次按20%左右递减，维持量为每日5~10mg。

50. B 【解析】原发性疱疹性口炎以6岁以下儿童较多见，尤其是6个月至2岁更多见。

51. E 【解析】垂直距离恢复不够，咀嚼效率低，肌肉酸痛。其他选项都有可能导致基托受力过大或应力集中。

52. C 【解析】较严重的龈口炎和原发性疱疹性口炎在临床表现上相近。

53. C 【解析】三臂卡环𬌗支托位于远中，且无应力中断作用。基牙所受扭力最大。考生需要同时区别RPA卡环和RPI卡环。RPI卡环弹性好，固位好，美观。由近中𬌗支托、邻面板、I杆组成。近中𬌗支托可减少基牙扭力。邻面板可增强固位，稳定。义齿下沉可减轻基牙扭力，避免食物嵌塞，美观。I杆与牙接触面积小，损伤小，美观，固位好。临床应用时可根据基牙条件选择𬌗支托：基牙差→近中𬌗支托；牙槽嵴条件差→远中𬌗支托（谁差给谁）。RPA卡环由近中𬌗支托、邻面板、颊侧圆环卡环组成。若口腔前庭深度不足和/或基牙下存在软组织倒凹，可用RPA卡环组。

54. E 【解析】口腔单纯疱疹治疗药物不包括咪康唑，咪康唑是抗真菌药物。

55. B 【解析】唇系带区基托应该形成避让，选项A正确。当上颌两侧尖牙牙尖顶的连线应通过切牙乳突中点前后1mm范围，选项B不正确。患者发“啊”音时，软腭发生颤动，颤动线是用来标记软腭可动部分前缘的一条假想线，又称“啊”线，从一侧的翼上颌切迹延伸至对侧的翼上颌切迹。“啊”线又可称为后颤动线，大致位于软腭腱膜与软腭肌的结合部位。硬腭与软腭腱膜结合的部位，称为前颤动线，选项 C 正确。远中颊角区位于咀嚼肌前缘，选项 D 正确。磨牙后垫的中点是殆平面的参考标志，选项 E 正确。

56. B 【解析】铸造支架变形的原因是制作过程出现问题，与设计无关。

57. C 【解析】扁平苔藓的发病特点：中年女性多见，口腔病损大多左右对称，由粟粒大小的白色或灰白色丘疹组成的线状白色或灰白色花纹构成网状、环状、树枝状、斑块状病损，病变区域与正常黏膜之间无清晰界线。皮肤病损呈紫红色或暗红色多角形扁平丘疹，微高出皮肤表面，边界清楚，有的小丘疹可见到点或浅的网状白色条纹即为 Wickham 纹，以四肢屈侧多见。指甲病损多见于拇指，甲体萎缩变薄、无光泽，继发感染时可有疼痛，甚至溃疡坏死、脱落。

58. C 【解析】3/4 冠与全冠相比优点是磨除的牙体组织较少，更符合牙体组织保存修复原则。但因其边缘线较长，不适用于龋坏率高的患牙，且其固位力较全冠差。

59. C 【解析】上颌第一磨牙有三个牙根，牙根粗壮，牙周膜面积最大。

60. B 【解析】牙尖交错位是指上下牙弓殆面接触最广，牙尖相互交错咬合时下颌骨的位置。正中关系是指下颌适居正中，髁突处于关节窝的后位，在适当的垂直距离时，下颌骨对上颌骨的位置关系。在正中关系范围内有上下牙接触，称为正中关系殆。两者位置关系协调时，两者为同一位，或者由正中关系殆能自如地直向前滑动到牙尖交错殆，滑动距离称为长正中，0.5~1.0mm。

61. D 【解析】与口腔扁平苔藓鉴别诊断有关的疾病：盘状红斑狼疮、口腔白斑、口腔红斑、黏膜类天疱疮、天疱疮、剥脱性龈炎、苔藓样反应、多形性红斑及迷脂症。

62. B 【解析】丁香油糊剂对牙髓刺激性小，有安抚作用，且临时冠易摘除。

63. B 【解析】病史采集是通过问诊了解主诉、病史等情况。

64. A 【解析】上前牙的高度可根据唇高线来确定，唇高线至殆平面的距离为中切牙的 2/3 的高度。唇低线至殆平面的距离为下中切牙 1/2 的高度。

65. E 【解析】基牙的这种承担额外殆力的能力是固定桥修复的生理基础，即牙周储备力。

66. C 【解析】无牙颌患者全口义齿修复的排牙原则是将殆力最大处放在牙槽嵴最低处。

67. C 【解析】双侧后牙游离缺失，应采用蜡堤记录垂直距离和水平关系。

68. A 【解析】成人体内约 99% 氟沉积在钙化组织中。氟以氟磷灰石或羟基氟磷灰石的形式与骨晶体相结合。

69. C 【解析】医疗机构应当对传染病患者或者疑似传染病患者提供医疗救护、现场救援和接诊治疗，书写病历记录以及其他有关资料，并妥善保管。医疗机构应当实行传染病预检、分诊制度；对传染病患者、疑似传染病患者，应当引导至相对隔离的分诊点进行初诊。医疗机构不具备相应救治能力的，应当将患者及其病历记录复印件一并转至具备相应救治能力的医疗机构。

70. D 【解析】简化口腔卫生指数只检查 6 个牙面，即 16、11、26、31 的唇（颊）面，36、46 的舌面。

71. D 【解析】纠正不良习惯属于牙周病一级预防。

72. D 【解析】氟牙症多发生在恒牙，乳牙较少。釉质和牙本质变脆，耐磨性差，但对酸蚀的抵抗力较强。患氟牙症牙数的多少取决于牙发育矿化时期在高氟区生活时间的长短，其严重程度取决于过量摄入氟的程度。

73. B 【解析】氟化钠漱口液因价格便宜和味道易于接受最为常用。

74. B 【解析】对学校保健老师进行培训时，应发挥专业人员的优势指导，发挥学校的优势，发挥社会舆论与家庭教育的作用。

75. B 【解析】氯己定可使牙、修复体或舌背上发生染色，特别是树脂类修复体的周围和牙面龈 1/3 处，易染成棕黄色；染色沉积在牙表面，不透入牙内，可通过打磨、刷牙或其他机械方法去除。氯己定味苦，必须在其中加入调味剂。氯己定对口腔黏膜有轻度的刺激作用。除了抗菌斑与龈炎外，还可用于口内手术之后，预防根面龋及行龈下冲洗。

76. A 【解析】突发公共卫生事件包括发生或者可能发生传染病暴发、流行的，发生或者发现不明原因的群体性疾病的，发生传染病菌种、毒种丢失的，发生或者可能发生重大食物和职业中毒事件的。故选 A。

77. C 【解析】牙石检出平均区段数等级：0~1.5 很低、1.6~2.5 低、2.6~3.5 中、3.6~4.5 高、4.6~6.0 很高。

78. C 【解析】行为干预措施包括：针对经注射吸毒传播获得性免疫缺陷综合征的美沙酮维持治疗等措施；针对经性传播获得性免疫缺陷综合征的安全套推广使用措施，以及规范、方便的性传播疾病诊疗措施，针对母婴传播获得性免疫缺陷综合征的抗病毒药物预防和人工代乳品喂养等措施；早期发现感染者和有助于危险行为改变的自愿咨询检测措施；健康教育措施；提高个人规范意识以及减少危险行为的针对性同伴教育措施。

79. C 【解析】本题着重考查学生对龋病三级预防的掌握程度。龋病一级预防包括促进口腔健康及实行特殊防护措施。即在口腔专业医师的指导下，合理使用各种氟化物防龋措施，进行窝沟封闭，应用防龋涂料等。

80. A 【解析】牙拔除后半小时，吐出压迫的棉卷，如仍有明显出血时，即称为拔牙后出血。

【A_2型题】

81. C 【解析】由于患儿的牙槽嵴是完整的，所以应诊断为不完全性腭裂。

82. B 【解析】金属舌面板的设计适合上前牙咬合紧的患者。

83. C 【解析】患牙因外伤露髓，是非感染根管。一般在根管治疗后 1 周行桩冠修复。

84. D 【解析】《医疗纠纷预防和处理条例》明确，患者有权查阅、复制其门诊病历、住院志、体温单、医嘱单、化验单（检验报告）、医学影像检查资料、特殊检查同意书、手术同意书、手术及麻醉记录、病理资料、护理记录、医疗费用以及国务院卫生主管部门规定的其他属于病历的全部资料。死亡病例讨论记录属于主观性病历资料，不可复印。

85. E 【解析】乳牙浅龋不易制备洞形时可用药物治疗。氨硝酸银刺激性大，氟化双氨银对黏膜有刺激，哭闹儿童和恒牙禁用。氟化钠刺激性小，不合作患儿可用。

86. C 【解析】奶瓶龋主要由不良喂养习惯所致，如含奶瓶入睡、牙齿萌出后喂夜奶，延长母乳喂养时间或奶瓶喂养时间，过多饮用含糖饮料等。多表现为环状龋，乳前牙唇面、邻面龋较快发展成围绕牙冠的环形龋，呈卷脱状，多见于冠中 1/3 至颈 1/3 处。

87. D 【解析】组织病理学表现符合牙釉质龋特征。窝沟的龋损三角形底部向着牙釉质牙本质界，临床上常不易发现。

88. B 【解析】根尖诱导成形术：牙根未发育完成之前发生牙髓严重病变或根尖周病变的年轻恒牙，在控制感染的基础上，用药物及手术方法保存根尖部的牙髓或使根尖周硬组织沉积，促使牙根继续发育和根尖形成的治疗方法。年轻恒牙根尖周炎症应行根尖诱导成形术。

89. C 【解析】根尖周炎时，对周围组织破坏最小的引流通道是经根管，因此，治疗是不仅要打开髓腔，而且要拔髓以通畅引流通路，方可达到抗炎镇痛的目的。抗炎镇痛药只能是辅助治疗。而且，根尖周急性炎症期间，不宜做根管预备。

90. C 【解析】患牙根短而根尖病变范围大，Ⅲ度松动，牙周袋 5mm，已无法保留，建议拔除。

91. B 【解析】局限型侵袭性牙周炎的主要致病菌有伴放线聚集杆菌，为兼性厌氧菌，甲硝唑对其无抑制和杀菌作用，四环素类药物对其有效。米诺环素是四环素类药物中疗效较好的药物。

92. D 【解析】初戴时遇到就位困难，首先应明确就位困难的原因，再进行相应的修改。

93. C 【解析】过度角化、不全角化和过度正角化这 3 种角化改变均出现在上皮的表面，多见于上皮单纯增生。角化棘皮瘤为上皮增生形成角化栓塞的病变。角化不良指在上皮的棘层或基底层出现单个细胞或成群细胞的角化，多见于癌前病变。

94. C 【解析】后牙复面洞银汞合金充填后充填体上有亮点并有咬物酸痛和叩诊轻度不适，表明患牙有轻度的创伤性根周膜炎，医师首选的治疗应是调磨充填体高点，让轻度的创伤性根周膜炎恢复。其他治疗均不对症。

95. A 【解析】患牙 3 天前外伤，1| 牙冠完整，虽然发生了根折，但在根尖 1/3 处，因此第一次的处理是调殆，减轻患牙殆力负担，定期观察。患牙Ⅰ度松动不需要做固定结扎。牙髓治疗应该在观察发现有可复性牙髓炎时做盖髓治疗。牙髓坏死时做根管治疗。

96. D 【解析】鳃裂囊肿的内容物多样化，可为乳白色、灰色白、黄褐色，豆渣样，稀薄或黏稠，含或不含胆固醇结晶。如镜下见到鳞状上皮及其角化物或柱状上皮即可确诊。

97. E 【解析】患牙上次治疗开髓孔过小，引流不畅。现已是牙髓炎晚期，已经出现根尖周炎的症状，必须在麻醉下拔髓，方可达到控制根尖周炎的效果，其他处理会加速疾病发展或效果不显著。

98. D 【解析】血常规检查、尿常规检查、病理检查和血清学检查不用于检查真菌。

99. C 【解析】边缘性龈炎患者常因刷牙或咬硬物时出血，或者在咬过的食物上有血渍。患龈炎时轻触即出血，探诊也出血，探诊后出血是诊断牙龈有无炎症的重要依据。正常牙龈呈粉红色，患龈缘炎时游离龈和龈乳头变为深红或暗红色。牙周组织健康时，龈沟深度一般不超过 2mm，当牙龈有炎症性肿胀或增生时，龈沟可加深达 2mm 以上，形成假性牙周袋。

100. B 【解析】对三级医疗事故医生的处罚为卫生行政部门可以责令暂停 6 个月以上 1 年以下执业活动，情节严重的，吊销其执业证书。

101. B 【解析】根据题干给出的表现，患者发病年龄小，口腔卫生较好，病变进展快，且局限于切牙和第一磨牙，符合局限型侵袭性牙周炎的特征。

102. D 【解析】医师继续手术并切除双侧卵巢，并未获得患者和家属的知情同意。

103. D 【解析】排列人工前牙时，口微闭时上前牙切缘应暴露于上唇下 1mm。

104. A 【解析】强化疗法又称操作条件疗法，是指系统地应用强化手段去增加某些适应性行为，以减弱或消除某些不适应行为的心理治疗方法。强化是指通过施加或呈现一定刺激来加强对某种行为的刺激。强化疗法是以操作学习理论为基础的。即个体活动的结果直接影响其行为在以后发生的概率，如果行为的结果是积极的，就会形成条件反射，这种行为在以后还会发生；如果行为的结果是消极的就只会产生消退作用，个人在以后就不会再出现这种行为。心理医生可通过“操作”这种关系，改变患者的不良行为。

105. D【解析】此缺损不是龋损。在尖牙𬌗面上的龋损发病率极低，并且牙体颜色无异常。酸性腐蚀不可能只有局部缺损。刷牙损伤一般不发生在𬌗面，并不会在𬌗面上产生半圆形的缺损，只会造成牙龈萎缩和楔缺。外伤的缺损面一般不光滑。随年龄的增长和其他牙无异常的发现，可以推理出 $\underline{3|3}$ 的自然磨耗使原先的尖牙保护𬌗变成了组牙功能𬌗；而且缺损面光滑，颜色无异常，无疼痛都是自然磨耗的临床表现。所以考虑缺损的原因为自然磨耗。

106. A【解析】在采取治疗前，需要进行鉴别的主要疾病是慢性闭锁性牙髓炎。慢性闭锁性牙髓炎由于去腐净后亦无露髓孔。

107. C【解析】左下后牙遇冷、热、甜、酸痛，无自发痛。检查发现 $\overline{|7^{0}}$ 深龋，去腐时敏感，未穿髓，无叩痛。在治疗过程中合理的方法是可酌情保留少许软龋，用药物处理。年轻恒牙修复能力强，必要时考虑间接牙髓治疗术，可在最易露髓处留少许腐质，之后表面用生物相容性材料覆盖，进行过渡性充填。6~8 周后，因相应的修复性牙本质形成，可将残余的腐质去净，进行永久充填。

108. B【解析】塑料全冠强度低，抛光和稳定性差，一般只用作临时修复。

109. E【解析】牙面酸蚀后应用水彻底冲洗牙面 10~15 秒，边冲洗边用排唾器吸干，如用含磷酸的凝胶酸蚀，冲洗时间应加倍。

110. E【解析】患者已戴义齿 1 个月，除咀嚼时义齿松动外无其他问题，因此不可能是初戴不适应。全口义齿的固位不良可分为 3 种情况：①基托不密合，或边缘伸展不够，边缘封闭差，义齿固位力不足，在自然状态下义齿就容易脱落。②基托边缘伸展过长，在说话、大开口时周围组织的功能活动会导致义齿脱位。③咬合关系不平衡者，不咀嚼时义齿固位好，但在咀嚼时发生翘动而导致松动、脱落。

【A_3/A_4型题】

111. C【解析】急性疱疹性龈口炎，以 6 岁以下儿童较多见，6 个月至 2 岁儿童更多见。以成簇小水疱，疱破后可形成大片表浅溃疡为病损特征。

112. D【解析】急性疱疹性龈口炎是疱疹病毒感染。利巴韦林是抗病毒药物。

113. D【解析】此病和疱疹样复发性口腔溃疡的鉴别要点如表 1。

表 1 急性疱疹性龈口炎和疱疹样复发性口腔溃疡的鉴别

鉴别要点	急性疱疹性龈口炎	疱疹样复发性口腔溃疡
好发年龄	婴幼儿	成人
发病情况	急性，全身反应重	反复，全身反应轻
病损特点	1. 成簇小水疱，疱破后成为大片表浅溃疡 2. 损害遍及口腔黏膜 3. 可伴皮肤损害	1. 散在小溃疡，无发疱期 2. 仅限于无角化黏膜 3. 无皮肤损害

114. C【解析】$\overline{|6}$ 为中龋，不需要进行根管治疗。

115. A【解析】以 $\overline{|4}$ 和 $\overline{|6}$ 为基牙设计双端固定桥。

116. A【解析】改良鞍式是临床上最常用的桥体形式。

117. B 【解析】固定桥连接体内线角圆钝，减少应力集中。

118. D 【解析】桩末端距根尖至少 4mm，保留 4mm 根尖封闭。

119. A 【解析】固位尚好，但在咀嚼食物时，义齿容易脱位，是由于𬌗不平衡，牙尖有干扰，使义齿翘动，破坏边缘封闭。

120. D 【解析】进行选磨调𬌗，目的是消除牙齿过早接触和牙尖的干扰，减少翘动。

121. B 【解析】该患者开口受限时间长，既往有关节弹响史，提示曾有关节结构紊乱，现应行 CBCT 检查关节结构及骨质情况。

122. E 【解析】选项 E 为关节强直的表现，其他各项均为颞下颌关节紊乱综合征的表现。

123. E 【解析】颞下颌关节造影可通过关节上腔或下腔影像变化来检查关节盘移位、穿孔及关节盘各附着的改变等。

124. E 【解析】探诊深度属于牙周组织检查部分。

125. A 【解析】下颌横断𬌗片显示下颌体和牙弓的横断面影像，常用于检查下颌骨体骨部有无膨胀、下颌骨体骨折移位以及观察下颌下腺导管阳性结石等，不能用于牙周炎检查。

126. A 【解析】未探及釉质牙骨质界，探诊深度 3~4mm，是牙龈水肿导致的。诊断为菌斑性龈炎，牙槽骨无明显吸收。

127. B 【解析】皮样囊肿是由于胚胎发育时期遗留于组织内的上皮细胞发展而来的囊性肿物，好发于口腔颌面部，内含皮肤附件及乳白色豆渣样分泌物。

128. A 【解析】由于肿物位于颏下，需要将颏部垫高，故选择平卧垫肩后仰位。

129. D 【解析】手术切口应按照面部皮肤皱纹线及面部 Langer 皮肤裂线设计，应在颏下皮肤距下颌骨下缘 2cm 做与其平行的弧切口。

130. B 【解析】患牙大面积缺损，因此不能选择充填，应采用修复手段。患牙牙根粗长，是桩核冠的适应证。

131. A 【解析】牙髓健康，无去髓指征。因为颊舌侧剩余牙体硬组织较薄弱，抗力不足，因此需要全牙尖覆盖式修复体。金属全冠磨除牙体组织较少，故本题选 A。

132. C 【解析】桩核现在多不选用树脂核、银汞核，多选用铸造桩核。由于患牙近远中的根分叉较大，只能选择铸造分裂桩核冠才能满足要求。

【B 型题】

133. B 【解析】小的纸一样的白色不透明不规则地分布在牙齿上，但不超过牙面的 25%、诊断为很轻度氟斑牙，Dean 分类 1。

134. E 【解析】釉质表面严重受累，发育不全明显，以致可能影响牙齿的整体外形。有几颗缺损或磨损区，棕染广泛。牙齿常有侵蚀现象。诊断为重氟斑牙，Dean 分类 4。

135. C 【解析】釉质的白色不透明区更广泛，但不超过牙面 50%。诊断为轻度氟斑牙，Dean 分类 2。

136. B 【解析】典型的成釉细胞瘤 X 线表现：早期呈蜂房状，以后形成多房性囊肿样阴影，单房比较少，因其呈多房性及局部浸润性，故周围囊壁边缘常不整齐，呈半月形切迹，在囊内的牙根尖有不同程度吸收现象。

137. E 【解析】颌骨囊肿为单房阴影，周围可见骨白线。

138. C 【解析】中央性颌骨癌 X 线早期表现为病损局限于根尖区骨松质内，呈不规则虫蚀状破坏，无死骨形成。

139. D 【解析】牙龈癌 X 线表现为下颌骨呈扇形骨质破坏，边缘虫蚀状，口大底小。

140. C 【解析】骨化纤维瘤 X 线片表现为颌骨局限性膨胀，病变向四周发展，界线清楚，圆形或卵圆形，密度减低，病变内可见不等量和不规则的钙化阴影，有的呈毛玻璃状。

141. A 【解析】神经鞘瘤好发于头部、面部和舌部，生长缓慢，包膜完整，属良性肿瘤，也可有恶性者，质地坚韧，来自感觉神经者常有压痛或放射样痛，可沿神经轴侧向两侧移动，但不易沿神经长轴活动，穿刺可抽出褐色血样液体，但不凝结。

142~145 E、A、D、C 【解析】该题考查社区牙周保健发展模式。基本急诊保健的主要目的是缓解疼痛，常用的措施是龈下刮治、切开引流、药物治疗与拔牙。社区一级水平是开展以增强牙周健康意识、提高自我保健信息为目的的社区教育项目。实施时应很好地计划，所供信息应清楚、无矛盾；定期强化，所用媒体应能覆盖大多数人群；应协调社区各有关部门参与，包括促进自我评估与自我保健。自我保健是建立在个人能对自己的口腔组织状态作出自我评估的基础上，如牙龈组织出血的原因及消除的方法。口腔健康教育的主要目的是通过控制牙菌斑水平来减少牙龈出血，降低破坏性牙周炎的患病率与严重程度。社区二级水平是帮助自我保健，即帮助个人达到清洁口腔的目的。用机械方法（刷牙）和化学方法（含氯己定牙膏等）清除牙菌斑和牙结石。社区三级水平是中度牙周问题的保健，包括一级、二级水平加监督、筛选与治疗。监督：建立和采用监督体制，监测健康与疾病的趋势，这是 WHO 口腔保健的目标之一。筛选：确定需要进一步检查和专业干预的个人与特殊人群。筛选可增强意识，强化自我评估与自我保健项目。牙周筛选方法是用 CPI 定期检查。治疗：去除龈下菌斑与牙结石，是进一步治疗的基础。社区四级水平是复杂牙周保健，包括一级、二级、三级水平加复杂牙周治疗。复杂牙周治疗的指征是牙周袋达 6mm 或 6mm 以上。复杂牙周治疗包括根面平整的各种牙周手术。

146. C 【解析】上颌第一磨牙近中颊尖和远中舌尖高于㓓平面约 1mm，远中颊尖高于㓓平面约 1mm。

147. A 【解析】上颌第一前磨牙颊尖与㓓平面接触，舌尖高于㓓平面约 1mm。

148. D 【解析】上颌第二磨牙近中舌尖高于㓓平面 1mm，近中颊尖高于㓓平面 2mm，远中颊尖高于㓓平面 2mm。

149. B 【解析】上颌第二前磨牙颊尖、舌尖均与㓓平面接触。

150. E 【解析】下颌第一磨牙㓓面与磨牙后垫高度的 1/2 平齐。

2024 全国口腔执业助理医师资格考试模拟试卷与解析（二）

第二单元

中国协和医科大学出版社
北　京

【A_1 型题】

答题说明

每一道考试题下面有 A、B、C、D、E 五个备选答案，请从中选择一个最佳答案。

1. 不做初期缝合的创口是
   A. 无菌创口
   B. 污染创口
   C. 切开拔牙创口
   D. 感染创口
   E. 有组织缺损的无菌创口
2. 特殊黏膜是
   A. 舌腹黏膜
   B. 舌背黏膜
   C. 软腭黏膜
   D. 牙龈黏膜
   E. 硬腭黏膜
3. 涎腺的篮细胞是
   A. 浆液细胞
   B. 黏液细胞
   C. 闰管细胞
   D. 分泌管细胞
   E. 肌上皮细胞
4. 龈上边缘适用于
   A. 老年患者牙龈退缩明显
   B. 前牙烤瓷冠的唇侧
   C. 夜磨牙者
   D. 牙冠短小者
   E. 牙体缺损至龈下者
5. 牙周膜的主要成分是
   A. 成牙骨质细胞
   B. 上皮剩余
   C. 成骨细胞
   D. 破骨细胞
   E. 胶原纤维
6. 正常覆盖时，上颌切牙切缘到下颌切牙唇面的距离是
   A. 4mm 左右
   B. 3mm 以内
   C. 5mm 左右
   D. 6mm 左右
   E. 7mm 以上
7. 拔除 7|7 的最佳麻醉方法是
   A. 颊、腭侧局部浸润
   B. 颊侧近中局部浸润加上颌结节麻醉，腭侧行腭大孔麻醉
   C. 颊侧行上颌结节阻滞麻醉，腭侧行切牙孔麻醉
   D. 颊侧行上颌结节阻滞麻醉，腭侧行腭大孔麻醉
   E. 颊侧行眶下孔阻滞麻醉，腭侧行腭大孔麻醉
8. 杆形卡环不具备的优点是
   A. 弹性好
   B. 固位作用好
   C. 对基牙损伤小
   D. 与基牙接触面积小
   E. 不易存积食物
9. 腮腺组织中不含有
   A. 浆液细胞
   B. 黏液细胞
   C. 闰管细胞
   D. 分泌管细胞
   E. 肌上皮细胞
10. 局部用药治疗乳牙龋病的常见适应证是
    A. 大而浅的乳牙龋
    B. 小而浅的乳牙龋
    C. 大而深的乳牙龋
    D. 乳前牙邻面龋

E. 乳磨牙邻面龋

11. 关于附着龈的描述，错误的是
A. 位于游离龈的根方
B. 紧密附着在牙及牙槽嵴表面
C. 表面有许多点状凹陷称“点彩”
D. 颜色暗红
E. 质坚韧

12. 检查口腔卫生状况临床常用的主要指标是
A. 探诊出血指数
B. 牙石指数
C. 龈炎指数
D. 龈沟出血指数
E. 菌斑指数

13. 下列哪种牙髓炎表面有食物残屑、炎症性渗出物及坏死组织覆盖，深部为肉芽组织
A. 急性浆液性牙髓炎
B. 慢性溃疡性牙髓炎
C. 急性化脓性牙髓炎
D. 慢性闭锁性牙髓炎
E. 慢性增生性牙髓炎

14. 侧支根管的形成是由于
A. 上皮根鞘过度增殖
B. 上皮隔过度增殖
C. 成牙本质细胞过度增殖
D. 上皮根鞘连续性破坏
E. 成牙釉质细胞过度增殖

15. 牙槽骨垂直型吸收的特点，除了
A. 常见于创伤引起的骨吸收
B. 牙槽嵴高度可明显降低
C. 与牙根面形成角形的骨缺损
D. 牙槽骨发生垂直或斜型方向的吸收
E. 垂直吸收多形成骨下袋

16. 原发性疱疹性口炎的发病过程在临床上可分为
A. 前驱期、水疱期、糜烂期、愈合期
B. 前驱期、水疱期、糜烂期、静止期
C. 充血期、水疱期、糜烂期、愈合期
D. 前驱期、水疱期、静止期、愈合期
E. 前驱期、充血水肿期、糜烂期、愈合期

17. 侵袭性牙周炎松动、移位最为明显的牙是
A. 下颌前磨牙
B. 下颌前牙
C. 下颌磨牙
D. 上颌磨牙
E. 上颌前牙

18. 牙周治疗中，菌斑基本被控制的指标是必须达
A. 40%以下
B. 35%以下
C. 30%以下
D. 25%以下
E. 20%以下

19. 为保证恒牙的正常萌出和排列，乳牙列中最重要的牙位是
A. 下颌乳尖牙和第一乳磨牙
B. 上颌乳尖牙和第二乳磨牙
C. 上颌乳中切牙和上颌第二乳磨牙
D. 下颌乳中切牙和下颌第二乳磨牙
E. 上颌乳尖牙和下颌乳磨牙

20. 牙周炎与龈炎的最根本的区别之一是
A. 牙龈炎症程度
B. 患者的发病年龄
C. 有无牙槽骨吸收
D. X 线片示牙周膜增宽
E. 探诊深度是否>3mm

21. 自然闭口时牙尖斜面引导下颌进入
A. 前伸𬌗位
B. 牙尖交错位
C. 侧𬌗位
D. 后退位
E. 平衡𬌗位

22. Kappa 值可靠度优的范围是
A. 0.4~0.5
B. 0.51~0.60

C. 0.61~0.80
D. 0.51~0.70
E. 0.71~0.80

23. 牙周创伤的表现不包括
A. 与受力方向有关的牙移位
B. 牙周间隙加宽
C. 牙槽骨常出现水平吸收
D. 牙松动
E. 牙根一侧常形成窄而深的骨下袋

24. 牙周脓肿的表现，下面哪一项是确切的
A. 疼痛明显
B. 一般来说应该有龋坏的存在
C. 牙髓失去活力
D. 牙槽骨有破坏，可有骨下袋
E. 根尖周一般有骨质破坏

25. 早期牙釉质龋脱矿最轻的病变位于
A. 表层
B. 病损体部
C. 暗层
D. 色素沉着层
E. 透明层

26. 口服雷公藤适用于
A. 复发性口腔溃疡
B. 药物过敏性口炎
C. 接触性口炎
D. 口腔白斑
E. 口腔扁平苔藓

27. 可作为判断牙周组织炎症的临床指标
A. 牙龈退缩
B. 牙齿松动
C. 探诊深度
D. 探诊出血
E. 附着丧失

28. 在拔除下颌低位阻生第三磨牙时，最易损伤的神经为
A. 下牙槽神经
B. 颊神经
C. 舌神经
D. 颏神经
E. 下颌神经

29. 阻生牙最常发生于
A. 上颌第三磨牙
B. 上颌尖牙
C. 上颌中切牙
D. 下颌第三磨牙
E. 下颌尖牙

30. 应先治疗后拔牙的情况是
A. 血压 120/80mmHg
B. 血压 130/85mmHg
C. 血压 140/85mmHg
D. 血压 160/90mmHg
E. 血压 180/100mmHg

31. 下列拔牙后易引起感染的患者是
A. 血友病患者
B. 高血压患者
C. 糖尿病患者
D. 心绞痛患者
E. 肝炎患者

32. 通常所说的颞下颌关节强直指的不是
A. 关节内骨性粘连
B. 关节内纤维性粘连
C. 关节内强直
D. 真性关节强直
E. 颌间瘢痕挛缩

33. 关于三叉神经的疼痛特点，描述不正确的是
A. 疼痛具有间歇期
B. 剧烈的、短暂的深部疼痛
C. 阵发性疼痛
D. 常伴有颊面部疼痛等症状
E. 刺激“扳机点”可引发疼痛

34. 隐性唇裂是指
A. 红唇完全裂开
B. 红唇及白唇完全裂开，但底未裂
C. 红唇、白唇及鼻底完全裂开
D. 红唇、白唇、鼻底、牙槽突及腭部

全部裂开

E. 红唇、白唇皮肤、黏膜虽完整，但肌肉层连续性中断

35. 眶下神经阻滞麻醉进针方向为

A. 注射针与皮肤成45°，向下、后、外进针

B. 注射针与皮肤成60°，向上、后、外进针

C. 注射针与皮肤成45°，向上、后、内进针

D. 注射针与皮肤成45°，向上、后、外进针

E. 注射针与皮肤成60°，向上、后、内进针

36. 关于黏液腺囊肿治疗的叙述，不正确的是

A. 也可采用非手术治疗

B. 一般采用手术治疗

C. 暴露在创口内的黏液腺应予保留

D. 彻底分离，完整摘除囊肿

E. 如与周围粘连，需要将粘连组织一并切除

37. 颌间牵引常用于复位

A. 上颌骨水平骨折

B. 上颌骨锥行骨折

C. 上颌骨横行骨折

D. 下颌骨骨折

E. 牙槽突骨折

38. 乳牙早失后是否需要做功能性间隙保持器主要应考虑

A. 患儿年龄和牙列拥挤情况

B. 牙齿萌出的先后顺序

C. 继承恒牙的发育情况

D. 乳磨牙缺失的数目和部位

E. 继承恒牙胚是否先天缺失

39. 与下颌骨骨折移位无关的因素是

A. 骨折部位

B. 外力大小和方向

C. 骨折线方向和倾斜度

D. 出血、肿胀及颌骨本身的重量

E. 咀嚼肌牵引的力量

40. 临床区别下颌下腺肿块与颌下淋巴结的主要方法是

A. 望诊

B. 听诊

C. 探诊

D. 叩诊

E. 口内外双合诊

41. 以下关于结核性颈淋巴结炎的叙述，错误的是

A. 常见于儿童和青年，轻者仅有淋巴结肿大而无全身症状

B. 同时有肺、肾、肠、骨等组织器官的结核病变或病史

C. 淋巴结较硬，可单个或多个成串或彼此粘连成团

D. 皮肤表面常有红、热及明显压痛，触之可有波动感

E. 形成脓肿破溃后，瘘管常经久不愈

42. 下颌下腺炎常见的原因是

A. 牙槽脓肿

B. 冠周炎

C. 淋巴结炎

D. 结石阻塞导管

E. 血源性感染

43. 双侧颞下颌关节强直最好做一次手术，如必须分两次手术，相隔时间不宜超过

A. 3天

B. 1周

C. 2周

D. 1个月

E. 3个月

44. 乳牙完全萌出的平均年龄是

A. 3岁

B. 2岁

C. 1.5岁

D. 2.5岁

E. 3.5 岁

45. 关于乳牙早萌的说法，错误的是

A. 松动的早萌乳牙影响婴儿吮乳，也容易脱落，有被婴儿吸入气管的危险

B. 早萌乳牙牙冠基本正常，但釉质、牙本质菲薄，矿化不良

C. 如果早萌乳牙极度松动，影响哺乳，引起牙龈出血，有脱落造成误吸危险时，应尽早拔除

D. 牙根尚未发育或根发育很少

E. 前磨牙多见，下颌多于上颌

46. 最容易发生囊肿的涎腺是

A. 下颌下腺

B. 腮腺

C. 舌下腺

D. 唇腺

E. 腭腺

47. 乳牙充填后，继发龋是常见的并发症，常见的原因是

A. 乳牙牙龈乳头位置低，容易食物嵌塞

B. 乳牙釉质无机物含量高，儿童易食甜食，故易产酸脱矿

C. 软化牙本质去除过多

D. 乳牙牙髓血运少，抵抗力低

E. 乳牙备洞时不易达到抗力形和固位形，充填体易松动

48. 有关乳牙龋病的预防，正确的是

A. 龋病的预防工作，应完全由家长完成

B. 出生 6 个月后，即应诱导幼儿刷牙

C. 饮食管理主要是进黏软甜食后要刷牙

D. 对乳磨牙窝沟较深处可做窝沟封闭以防龋

E. 氟化亚锡和氟化氨银可作为预防药物使用

49. 与口腔扁平苔藓发病无关的因素为

A. 神经精神因素

B. 病毒感染

C. 免疫学因素

D. 过度吸烟、饮酒

E. 可能的遗传因素

50. 非糜烂型扁平苔藓的主要自觉症状是

A. 剧烈自发痛

B. 轻度刺激痛

C. 咬合痛

D. 持续性钝痛

E. 放射痛

51. 粘固修复体前，预备体表面需要做的处理不包括

A. 清洁

B. 干燥

C. 涂分离剂

D. 去油污

E. 酸蚀

52. 复发性口腔溃疡的临床特征不包括

A. 好发于中青年

B. 反复发作的溃疡为圆形或椭圆形，表面有黄色假膜，周围有红晕

C. 病变可影响到口周皮肤

D. 多见于唇、颊、舌等非角化黏膜

E. 病程 7~14 天，有自限性

53. 为了防止义齿下沉对游离龈组织造成压迫，舌杆应距离下前牙舌侧龈缘

A. 1~3mm

B. 3~4mm

C. 4~6mm

D. 6~8mmn

E. 8mm 以上

54. 对急性大面积或多灶性糜烂型口腔扁平台藓的肾上腺皮质激素治疗应采用

A. 大剂量，短疗程

B. 大剂量，长疗程

C. 小剂量，长疗程

D. 小剂量，短疗程

E. 以上均不是

55. 下牙列缺失后，对于下颌骨改变规律，

描述正确的是

A. 颌弓后段向上、向外吸收

B. 颌弓前段向下、向前吸收

C. 下颌弓逐渐变小

D. 腭穹隆变低、变浅

E. 牙槽嵴变低、变宽

56. 以下关于桩冠的说法，错误的是

A. 桩越长固位越好

B. 固位力与桩的密合度有关

C. 修复前必须行完善的根充

D. 桩冠修复后可减少根尖周病的发生

E. 可作固定桥的固位体

57. 颗粒状白斑的常见部位是

A. 舌背

B. 颊部

C. 口角区

D. 口底

E. 牙龈

58. 下述影响到侧方殆平衡的因素中不正确的是

A. 牙尖斜度

B. 工作侧的前伸与侧方髁导斜度

C. 非工作侧的前伸与侧方髁导斜度

D. 工作侧的切导斜度

E. 横殆曲线曲度

59. 二次印模法的优点是

A. 初学者容易掌握

B. 印模边缘完整

C. 印模比较准确

D. 印模组织面光滑

E. 以上均选

60. 咬合调整的目的是通过对牙的选磨

A. 消除早接触

B. 殆关系协调

C. 使殆力分布均匀

D. 消除殆干扰

E. 以上均对

61. 下列哪项不是口腔白斑的分型

A. 斑块状

B. 萎缩状

C. 颗粒状

D. 疣状

E. 溃疡状

62. 关于施佩（Spee）曲线的说法错误的是

A. 是下颌牙列的纵殆曲线

B. 形成一条凹向上的曲线

C. 连接下颌切牙嵴、尖牙牙尖及前磨牙、磨牙的颊尖

D. 不同患者 Spee 曲线的曲度不同

E. 自尖牙起向后逐渐降低，到第二磨牙远中颊尖处最低

63. 全冠粘固后出现龈炎，其可能的原因不包括

A. 轴壁突度不良

B. 咬合早接触

C. 冠边缘不密合

D. 龈沟内粘固剂残留

E. 冠边缘过长

64. 可摘局部义齿咬合高的原因不包括

A. 填塞塑料过多

B. 填塞塑料过硬

C. 装盒的方法选择不当

D. 型盒未压紧

E. 型盒内石膏强度不够

65. Ⅱ度松动牙的松动方向不是

A. 近远中向及垂直向均有松动

B. 仅有唇（颊）舌向松动

C. 唇（颊）舌向及垂直向均有松动

D. 唇（颊）舌向及近远中向松动，并伴有垂直向松动

E. 以上都不对

66. 下列不属于间接固位体的是

A. 舌支托

B. 连续卡环

C. 殆支托

D. 邻间钩

E. 舌杆

67. 嵌体与银汞合金充填洞形预备原则不相同的是
A. 做预防性扩展
B. 利用辅助固位形
C. 点、线、角清楚
D. 洞形无倒凹
E. 底平、壁直

68. 具有突出的公共卫生特征的全身氟防龋措施是
A. 食盐加氟
B. 含氟牙膏
C. 牛奶加氟
D. 口服氟片
E. 饮水氟化

69. 氟化物的防龋机制不包括
A. 降低釉质溶解度
B. 改变牙本质性状
C. 促进釉质再矿化
D. 抑制细菌酶
E. 影响牙体外形

70. 窝沟封闭剂脱落的最主要原因是
A. 清洁不彻底
B. 酸蚀后冲洗不彻底
C. 酸蚀后唾液污染
D. 固化后有气泡
E. 封闭剂太厚

71. 属于学校预防保健基本工作的是
A. 监测学生口腔健康情况
B. 培养良好的卫生习惯
C. 预防和治疗常见口腔疾病
D. 口腔健康教育
E. 身体意外事故的预防

72. 慢性龈炎发病的主要原因是
A. 口呼吸
B. 不良修复体
C. 食物嵌塞
D. 菌斑
E. 早接触

73. 关于酚类消毒剂的描述，正确的是
A. 能杀灭芽孢
B. 不能用作表面消毒
C. 需要每周配制
D. 浸泡消毒需要 30 分钟接触时间
E. 能损坏塑料和橡皮

74. 心理应激的生理反应主要涉及
A. 神经与循环系统
B. 呼吸与循环系统
C. 内分泌系统
D. 神经、内分泌与免疫系统
E. 消化与泌尿系统

75. Dean 分类依据不包括
A. 牙釉质的光泽
B. 牙釉质的颜色
C. 牙釉质缺损的面积
D. 牙釉质的硬度
E. 牙釉质的透明度

76. 临床诊疗的医学道德原则不应包括
A. 最优化原则
B. 整体性原则
C. 消灭差错事故原则
D. 知情同意原则
E. 协同一致原则

77. 关于改良社区牙周指数（CPI）的说法，错误的是
A. 检查全部存留牙
B. 15 岁以下者需要检查牙周袋深度
C. 检查器械为 CPI 牙周探针
D. 检查内容为牙龈出血、牙周袋深度
E. CPI 探针使用时所用的力不超过 20g

78. 个体对识记的内容和数量会随时间发生变化，遗忘具有一定的规律，即
A. 先快后慢形式，之后维持在一定水平
B. 先慢后快形式，之后维持在一定水平

C. 均衡形式遗忘，之后维持在一定水平

D. 均衡形式增加，之后维持一定水平

E. 断续形式遗忘，之后维持一定水平

79. 根据牙龈的颜色、质地、出血情况记分，评价牙龈状况的指标是

A. 个人简化口腔卫生指数

B. 龈炎指数

C. 菌斑指数

D. 龈沟出血指数

E. 改良社区牙周指数

80. 上颌骨骨折出现脑脊液鼻漏或耳漏时，下列做法错误的是

A. 用消毒棉球填塞鼻腔和外耳道

B. 姿势引流

C. 用磺胺嘧啶或氯霉素预防感染

D. 耳鼻应该消毒并保持干净

E. 防止咳嗽和打喷嚏

【A_2 型题】

答 题 说 明

每一道考题是以一个小案例出现的，其下面都有 A、B、C、D、E 五个备选答案，请从中选择一个最佳答案。

81. 患者，女性，64 岁。有原发性高血压史 10 年。牙科建议拔除|6，拔除时麻醉药剂量适合选用

A. 2%含肾上腺素普鲁卡因

B. 2%利多卡因

C. 2%丁卡因

D. 2%布比卡因

E. 2%普鲁卡因

82. 某肝癌患者病情已到晚期，处于极度痛苦之中，自认为是肝硬化，寄希望于治疗，病情进展和疼痛发作时，多次要求医生给以明确说法和治疗措施。此时，医生最佳的伦理选择应该是

A. 正确对待保密与讲真话的关系，经家属同意后告知实情，重点减轻患者病痛

B. 依据知情同意原则，应该告知患者所有信息

C. 遵循患者自主原则，全面满足患者要求

D. 恪守保密原则，继续隐瞒病情，直至患者病死

E. 依据有利原则，劝导患者试用一些民间土方

83. 患者，男性，68 岁。全口义齿修复，戴入 3 周后诉咀嚼无力。检查：患者鼻唇沟加深，咬合关系良好。后牙解剖形态良好，可能的原因是

A. 牙槽嵴吸收过少

B. 牙槽嵴吸收过多

C. 上、下颌弓关系异常

D. 垂直距离过低

E. 垂直距离过高

84. 患者，男性，53 岁。因左小腿丹毒复发到某医院就诊，医师给他开了价格较昂贵的新抗生素，患者要求改用上次发病时有效且便宜的青霉素。但是医师却不耐烦地说："是你说了算，还是我说了算？难道我会害你！"患者无奈，只好百思不解地离去，到另一家医院就诊。从医学伦理的角度分析，医师的行为违背了下列原则中的

A. 有利原则
B. 公正原则
C. 尊重原则
D. 公益原则
E. 生命价值原则

85. 患儿，6岁。左下后牙有洞，进食时疼痛4天，昨晚加重，不能入眠。最可能的诊断是
A. 深龋嵌塞食物
B. 急性牙髓炎
C. 急性根尖周炎
D. 慢性牙髓炎急性发作
E. 慢性根尖周炎急性发作

86. 患儿，8岁。乳牙多数龋坏。下颌第一磨牙远中龈瓣覆盖，近中殆面深龋洞，近髓，龋坏未去尽。最佳的处理方法是
A. 备Ⅰ类洞银汞充填
B. 光敏树脂充填
C. 玻璃离子水门汀充填
D. 保留软化牙本质，二次去腐
E. 氧化锌丁香油水门汀安抚

87. 某患者以颞下颌关节开口末、闭口初单音弹响就诊。X线片显示髁突开口位时超过关节结节，你认为该患者所患疾病是
A. 翼外肌痉挛
B. 翼外肌功能亢进
C. 颞肌痉挛
D. 咬肌痉挛
E. 关节盘移位

88. 患儿，男，10岁。右下后牙疼痛多日。检查：右下第一磨牙龋，已穿髓，探痛明显，叩诊（±），温度测验敏感，牙根未见瘘管。临床治疗宜采用
A. 塑化术
B. 干髓术
C. 盖髓术
D. 活髓切断术
E. 牙髓摘除术

89. 患者，男性，60岁。左上后牙咀嚼时敏感。检查：26殆面磨耗明显，叩诊（-），探诊敏感，冷测验正常，无松动。应诊断为
A. 浅龋
B. 中龋
C. 牙本质过敏症
D. 逆行性牙髓炎
E. 可复性牙髓炎

90. 患者，女性，16岁。右下后牙形态异常。检查：5|中央窝处有2mm高的圆锥形突起，探硬，叩痛（-），不松动，冷测验同对照牙，拟诊断为
A. 特纳牙
B. 畸形中央尖
C. 畸形舌侧尖
D. 牙釉质发育异常
E. 牙本质发育异常

91. 患者，女性，44岁。已经明确诊断为慢性牙周炎并经基础治疗4周后，6牙周袋探诊深度仍然为6mm，可探入颊侧根分叉区，牙龈无退缩，X线检查见根分叉处牙槽骨密度略有减低。该患者最适宜做
A. 袋内壁刮治术
B. 翻瓣术
C. 隧道成形术
D. 截根术
E. 引导性组织再生术

92. 患者，40岁。2|缺失，以下情况不适合以3|为基牙行单端固定桥修复的是
A. 前牙浅覆殆
B. 前牙开殆
C. 缺牙间隙宽
D. 缺牙间隙窄
E. 3|有邻面浅龋

93. 患者，男性，55岁。左舌缘红白色斑块半年不消失，擦不掉。活检见异常增生的上皮细胞突破基底膜向间质浸润性生

长，病变细胞具有形成细胞间桥和不同程度角化的特点，应诊断为

A. 腺癌

B. 原位癌

C. 鳞状细胞癌

D. 基底细胞癌

E. 中度上皮异常增生

94. 患者，男性，31 岁。因近来牙齿冷、热、酸、甜敏感不适就诊。患者在酿酒厂工作 30 年。检查：牙列唇颊面、船面等有不同程度牙体硬组织缺损，探诊敏感，温度测验敏感。最可能的诊断为

A. 牙隐裂

B. 釉质发育不全

C. 酸蚀症

D. 氟牙症

E. 龋病

95. 患者，男性，26 岁。患牙船面有深的龋洞，平时没有疼痛，有食物嵌入后剧烈疼痛，探诊可探及穿髓孔引起剧烈的疼痛，叩诊患牙有不适感，表明患牙牙髓为

A. 牙髓正常

B. 慢性闭锁性牙髓炎

C. 可复性牙髓炎

D. 慢性溃疡性牙髓炎

E. 慢性增生性牙髓炎

96. 某患者左侧舌背小圆形血管瘤，边界清，约 1.0cm×1.0cm 大小。拟行手术切除，手术时应注意

A. 采用粗针细线，以减小瘢痕

B. 尽量保持舌的长度

C. 最好不用褥式缝合

D. 进针点距创缘近些，缝得浅些

E. 尽量保持舌的宽度

97. 患者，女性，38 岁。发现上前牙变色 2 年，无疼痛。检查：右上中切牙色暗黄，无光泽，无缺损，叩诊（-），电活力测试（-），X 线片上根尖周未见异常。患牙有外伤史。右上中切牙可能的诊断为

A. 牙髓钙化

B. 牙内吸收

C. 牙髓坏死

D. 慢性根尖周炎

E. 氟牙症

98. 患者，女性，50 岁。近口角处颊黏膜白色斑块近 1 年，不能擦去。组织学见上皮增生，内有中性粒细胞浸润和散在微脓肿，角化层有垂直于上皮的过碘酸希夫染色（PAS）阳性菌丝，结缔组织内慢性炎症细胞浸润。最可能的病理诊断是

A. 口腔白斑

B. 口腔红斑

C. 口腔结核

D. 慢性盘状红斑狼疮

E. 口腔念珠菌病

99. 患者，女性，22 岁。刷牙出血 3 个月。检查见牙龈红肿，PD 为 2~4mm，无牙龈退缩。为明确检查应进一步行

A. 上颌前部片

B. 曲面体层片

C. 船翼片

D. CT

E. 上颌后部片

100. 患者，女性，26 岁。妊娠 8 个月，前来口腔诊所进行产前咨询教育时，牙医给她提供的建议不包括

A. 清洁婴儿口腔的方法

B. 婴儿出生后半年内，拍摄 X 线片检查牙胚的情况

C. 婴儿第一颗牙齿萌出到萌出后半年之内，进行口腔检查

D. 清洁婴儿牙齿的方法

E. 不要让婴儿含着奶瓶入睡

101. 受检查某颗指数牙的龈上牙石覆盖面积为牙面的 1/3~2/3，根据简化牙石

指数，应记为

A. 0

B. 1

C. 2

D. 3

E. 4

102. 为了研究窝沟封闭的临床效果，研究人员采用自身半口对照的方法对某小学150名儿童进行窝沟封闭。3年后发现封闭组中有10颗牙患龋，140颗牙无龋，对照组中患龋牙45颗，105颗牙无龋。龋齿降低率为

A. 22%

B. 50%

C. 64%

D. 70%

E. 77%

103. 患者，女性，69岁。$\overline{6|}$牙体缺损已行完善根管治疗，$\overline{6|}$与$\overline{7|}$之间有水平型食物嵌塞，设计时应考虑

A. 食物流向及邻接的控制

B. 修复体边缘位置的选择

C. 修复体边缘形态的选择

D. 材料的选择

E. 控制就位道

104. 某社区准备进行饮水加氟防龋措施，资料显示该地区饮水氟浓度为0.1~0.3mg/kg，氟牙症指数低于0.6。经过仔细论证，专家小组认为还应该补充考虑的指标是

A. 6岁儿童龋均

B. 12岁儿童龋均

C. 15岁儿童龋均

D. 18岁儿童龋均

E. 35~44岁组龋均

105. 急性根尖周炎脓肿切开的主要临床依据是

A. 触诊有波动感

B. 根尖肿大、压痛

C. 剧烈疼痛

D. 体温38℃以上

E. 患牙叩痛明显

106. 患者，女性，52岁。左上后牙半年前曾出现自发痛、夜间痛，现已缓解，现因左上后牙咬物痛3天，来诊。检查：左上第一磨牙远中邻面深龋近髓，探诊，略松动。该患者左上第一磨牙最可能的诊断为

A. 深龋

B. 可复性牙髓炎

C. 急性牙髓炎

D. 慢性闭锁性牙髓炎

E. 慢性根尖周炎

107. 患者上前牙龋充填后3天出现自发痛，不敢咬合。检查：$\underline{|1}$远中充填体，叩诊（++），Ⅰ度松动，牙龈轻微红肿，冷、热测验无反应。该牙3天前处理中的问题最可能是

A. 牙髓情况误判

B. 材料选择不当

C. 充填时未垫底

D. 洞形制备不当

E. 腐质没有去尽

108. 某患者戴用全口义齿2周，主诉咬合疼痛，定位不明确。检查：黏膜未见红肿或溃疡部位，基托边缘伸展合适，做牙尖交错𬌗咬合时，上颌义齿有明显扭转，问题是

A. 正中关系有误

B. 基托翘动

C. 前伸𬌗干扰

D. 侧方𬌗早接触

E. 基托不密合

109. 患者，女性，24岁。因左上第三磨牙颊向高位阻生。要求拔除。拔除该牙应麻醉的神经是

A. 上牙槽后神经+鼻腭神经
B. 上牙槽中神经+腭前神经
C. 上牙槽后神经+腭后神经
D. 上牙槽后神经+腭前神经
E. 上牙槽中神经+上牙槽后神经+腭前神经

110. 患者，15 岁。$\underline{|1}$ 缺失后 3 个月。检查：余留牙正常，牙槽嵴正常，选用什么修复
A. 塑料冠
B. 可摘局部义齿
C. 双端固定桥
D. 烤瓷冠
E. 桩核冠

【A_3/A_4 型题】

答 题 说 明

以下提供若干个案例，每个案例下设若干道考题。请根据答案所提供的信息，在每一道考题下面的 A、B、C、D、E 五个备选答案中选择一个最佳答案。

（111～112 题共用题干）

患者，女性，50 岁。自觉右颊黏膜粗糙感 2 个月。检查：双颊黏膜有白色条纹，呈树枝状。

111. 下列哪项可作为本病诊断的依据
A. 眼结膜充血
B. 鼻黏膜充血
C. 生殖器溃疡史
D. 皮损有 Wickham 纹
E. 月经紊乱

112. 下列哪项检查对诊断最为重要
A. 间接免疫荧光检查
B. 病损组织细胞培养
C. 组织病理学检查
D. 脱落细胞学检查
E. 甲苯胺蓝染色检查

（113～115 题共用题干）

某患者因受外力击打受伤，无昏迷病史，上颌牙龈肿胀、上颌前牙松动。

113. 临床检查发现摇动上颌中切牙区牙齿时，可见邻近前牙及骨折片随之移动，诊断为
A. 上颌骨低位骨折
B. 下颌骨骨折
C. 牙槽突骨折
D. 颧骨颧弓骨折
E. 上颌骨纵行骨折

114. 关于治疗方法的叙述，错误的是
A. 局部麻醉下将牙槽突及牙复位到正常解剖位置
B. 以与对颌建立正常的咬合关系为标准
C. 选用对颌牙作固位体
D. 正畸托槽方丝弓等方法固定
E. 固定时应至少跨过骨折线 3 个正常牙位

115. 牙槽骨骨折结扎固定的时间是
A. 1 周
B. 2 周
C. 4 周
D. 6 周
E. 8 周

（116～120 题共用题干）

患者，女性，72 岁。$\overline{8765|567}$ 缺失，$\overline{|8}$ 殆面浅龋、近中舌向倾斜、不松动，余留牙牙石（++），左侧下倾隆凸明显、倒

凹大，上颌牙基本正常。

116. 患者在开始修复治疗前需要进行的口腔处理是

A. 拔除⌈8

B. 拔除⌈8，牙周洁治剩余牙

C. 充填⌈8 殆面龋坏，牙周洁治剩余牙

D. 拔除⌈8，牙周洁治剩余牙，手术去除左侧下颌隆凸

E. 充填⌈8 牙龋坏，牙周洁治余留牙，手术去除左侧下倾隆凸

117. 可摘局部义齿的支持类型为

A. 牙支持式

B. 牙槽骨支持式

C. 黏膜支持式

D. 混合支持式

E. 游离端支持式

118. ⌈8 如果设计铸造圈形卡环，卡臂尖位于

A. 颊面远中

B. 颊面近中

C. 远中面

D. 舌面远中

E. 舌面近中

119. 如4⌉牙槽骨吸收 1/3，Ⅰ度松动，为了减小4⌉所受的扭力，可设计

A. RPI 卡环

B. 对半卡环

C. 圈形卡环

D. 延伸卡环

E. 联合卡环

120. 如果4⌉颊侧有组织倒凹，可采用

A. Ⅱ型导线卡环

B. 圈形卡环

C. RPA 卡环

D. RBI 卡环

E. RPI 卡环

（121~123 题共用题干）

患儿，男，7 岁。多数乳牙已行充填，充填体完好。右下第一乳磨牙窝沟龋。

121. 若备洞时意外露髓，露髓点直径小于1mm，治疗首选

A. 牙髓摘除术

B. 根尖诱导成形术

C. 直接盖髓术

D. 活髓切断术

E. 氧化锌丁香油糊剂充填

122. 若隐匿龋去腐露髓，选择活髓切断术，治疗过程中最重要的是

A. 无菌操作

B. 彻底止血

C. 制备洞型

D. 严密垫底

E. 严格掌握适应证

123. 该牙行活髓切断术后，理想的修复方式是

A. 玻璃离子充填

B. 复合树脂充填

C. 玻璃离子垫底+复合树脂充填

D. 预成冠修复

E. 玻璃离子垫底+预成冠修复

（124~126 题共用题干）

患者，男性，72 岁。1 周前左下后牙疼痛未予治疗，逐渐发展为口底肿胀、高热和呼吸困难。检查：体温 39℃，急性病容，呼吸急促，口底广泛水肿、充血、质硬、压痛明显，存在明显的凹陷性水肿和捻发音，开口受限，舌体抬高，言语不清，吞咽困难。

124. 切开引流的切口设计应为

A. 距下颌骨下缘 2cm 做长约 5cm 的弧形切口

B. 下颌支后缘绕过下颌角，距下颌下缘 2cm 处切开，切口长 3~5cm

C. 下颌支前缘稍内侧，即翼下颌皱襞稍外侧，纵行切开 2~3cm

D. 双侧下颌下、颏下做与下颌骨相平行的衣领形或倒“T”形切口

E. 在颊部下颌前庭沟之上做牙槽骨平行切口

125. 行广泛切开引流时，切开后有大量液体流出，颜色是

A. 黄色

B. 棕黄色

C. 咖啡色

D. 红色

E. 黄绿色

126. 行广泛切开引流时，结缔组织呈现的颜色是

A. 灰白色

B. 棕黑色

C. 肉红色

D. 青紫色

E. 黄绿色

（127～129 题共用题干）

患者，男性，53 岁。牙龈肿痛 4 天。检查见左上第一磨牙牙体完整，未见明显龋坏，颊侧牙龈肿胀，局限性隆起，有波动感。为了鉴别诊断，对患牙进行了温度测验，测验结果为迟钝。

127. 此时应进行的进一步检查是

A. 牙周探诊检查

B. 热测验

C. 牙髓活力电测验

D. X 线检查

E. 叩诊

128. 如果进一步检查发现牙Ⅱ度松动，探诊深度普遍 8～10mm，最可能的诊断是

A. 急性牙槽脓肿

B. 急性牙髓炎

C. 牙周牙髓联合病变

D. 牙周脓肿

E. 牙龈脓肿

129. 患牙是否保留主要取决于

A. 牙髓病变的程度

B. 根管治疗的预后

C. 牙周病变的程度和牙周治疗的预后

D. 是否有根分叉病变

E. 牙槽骨吸收程度

（130～132 题共用题干）

患者，男性，47 岁。患慢性牙周炎多年。昨日起右下后牙自发性阵发性疼痛，夜间加重，手持冷水瓶就诊。检查：右下第一磨牙Ⅱ度松动，叩痛（+），颊侧牙周袋 6mm。

130. 为了进一步确诊，还需要进行的检查是

A. 冷测验

B. 麻醉测验

C. 热测验

D. 染色法测验

E. 咬诊法测验

131. 右下第一磨牙的诊断应该为

A. 慢性根尖周脓肿

B. 慢性根尖周囊肿

C. 急性牙髓炎

D. 逆行性牙髓炎

E. 慢性根尖周肉芽肿

132. 主诉进行温度测验的结果为

A. 无反应

B. 短暂的轻度或中度不适

C. 出现疼痛，但刺激去除后即刻消失

D. 出现疼痛，刺激去除后持续一段时间

E. 出现剧烈疼痛

（133～135 题共用题干）

患者，女性，20 岁。1 天前外伤，咬合不痛。否认头晕、呕吐等。口腔检查：右上中切牙牙体完整，伸长，较邻牙长出，前伸咬合干扰，叩痛（++），松动Ⅰ度。

133. 应进一步进行的检查是

A. 冷测验

B. 牙髓活力电测试

C. 牙周探诊

D. X线检查
E. 牙龈状况

134. 关于该牙的治疗原则，叙述不正确的是
A. 局部麻醉下复位
B. 弹性固定2周
C. 定期复查
D. 复位2周后一定行根管治疗
E. 若出现牙髓坏死则行根管治疗

135. 复查时最重要的检查项目是
A. 松动度
B. 牙髓活力测验
C. X线检查
D. 叩诊
E. 牙周状况

【B型题】

答题说明

以下提供若干组考题，每组考题共用在考题前列出的A、B、C、D、E五个备选答案，请从中选择一个与问题关系最密切的答案。某个备选答案可能被选择一次、多次或不被选择。

（136~141题共用备选答案）
A. 上牙槽前神经
B. 上牙槽中神经
C. 上牙槽后神经
D. 鼻腭神经
E. 腭前神经

136. 分布于上前牙腭侧牙龈及黏骨膜的神经是
137. 分布于 8—3|3—8 腭侧牙龈及黏骨膜的神经是
138. 87|78 的牙髓及 6|6 腭根及远中颊根、牙周膜、牙槽骨、颊侧牙龈受哪一神经支配
139. 321|123 的牙周膜、牙槽骨及唇侧牙龈受哪一神经支配
140. 54|45 及 6|6 的近中颊根、牙周膜、牙槽骨及颊侧牙龈受哪一神经支配
141. 有时 3|3 腭侧牙龈为鼻腭神经与哪一神经共同分布

（142~145题共用备选答案）
A. 普查
B. 抽样调查
C. 预调查
D. 捷径调查
E. 问卷调查

142. 在某小学进行牙病防治时用
143. 了解社区口腔健康状况时用
144. 开展全国口腔健康调查时用
145. 开展省、市口腔健康调查时用

（146~150题共用备选答案）
A. 0.3~0.4mm
B. 3~4mm
C. 4~6mm
D. 6mm
E. 7mm以下

146. 口底到龈缘的距离为多少时常用舌板
147. 侧腭杆应离开腭侧龈缘
148. 前腭杆应离开上前牙腭侧龈缘
149. 舌杆到龈缘的距离
150. 斜坡型者舌杆应离开黏膜

第二单元参考答案与解析

【A_1型题】

1. D 【解析】感染创口一般不做初期缝合，应在感染控制，或进行手术清除病灶后考虑缝合。

2. B 【解析】咀嚼黏膜包括牙龈和硬腭黏膜，特殊黏膜即舌背黏膜，口腔黏膜中除咀嚼黏膜和舌背黏膜以外均为被覆黏膜。

3. E 【解析】肌上皮细胞主要位于腺泡及闰管的外表面、腺泡和小导管的腺上皮与基膜之间。细胞体积小，形态扁平，4~5 支突起呈放射状包绕于腺泡表面，形似篮子，又称篮细胞。

4. A 【解析】前牙烤瓷冠的唇侧美观需要所以不选，夜磨牙者和牙冠短小者，应该使用龈下边缘，增加固位力。牙体缺损至龈下者当然使用龈下边缘。

5. E 【解析】在牙周膜的组织结构中，最多的成分是胶原纤维。其他备选答案均为牙周膜中的细胞，从成分上讲数量较胶原纤维少。

6. B 【解析】正常覆盖应是小于 3mm，超过 3mm 者称为深覆盖，Ⅰ度深覆盖为 3~5mm，Ⅱ度深覆盖为 5~8mm，Ⅲ度深覆盖为 8mm 以上。

7. D 【解析】由于拔牙的位置不一样，拔牙的麻醉方法也不同，具体如下。①上颌前牙拔除术的麻醉选择：上颌中切牙、侧切牙拔除时多选用唇、腭侧局部浸润麻醉，也可选择眶下孔和切牙孔等阻滞麻醉。上颌尖牙拔除时，因上牙槽前神经与上牙槽中神经、鼻腭神经与腭前神经多在此交叉，故最好选择唇、腭侧局部浸润麻醉。②上颌前磨牙拔除术的麻醉：上颌前磨牙拔除时一般采用颊侧局部浸润麻醉，腭侧局部浸润或腭大孔麻醉。③上颌磨牙拔牙术的麻醉：上颌磨牙拔除主要选择上颌结节及腭大孔麻醉，但在上颌第一磨牙的近中颊根处，上牙槽后神经与上牙槽中神经有交叉。因此，拔除上颌第一磨牙时还应在其颊侧近中行浸润麻醉。④下颌前牙拔除术的麻醉：下颌前牙的拔除可选择下牙槽神经阻滞麻醉加舌神经阻滞麻醉，或唇、舌侧浸润麻醉。因两侧神经在中线有交叉，故下颌中切牙拔除应采用局部浸润麻醉。⑤下颌前磨牙、磨牙拔除术的麻醉：下颌前磨牙、磨牙拔除术应同时使用下牙槽神经阻滞麻醉、舌神经阻滞麻醉和颊神经麻醉。

8. E 【解析】本题考查杆形卡环的特点。杆形卡环与基牙接触面积小，因此容易积存食物。

9. B 【解析】腮腺全部由浆液腺泡组成，属于纯浆液腺，不含有黏液细胞。

10. A 【解析】药物治疗的药物主要是氟化物。以涂药方法治疗龋病主要适用于龋损面广泛的浅龋或剥脱状的环状龋，不易制备洞型的乳牙。主要用于龋易感儿童治疗后的预防和正常儿童龋病的预防。一般多用于距离替换期较近的乳切牙等。初期龋及龋坏广泛的牙本质龋，釉质大面积剥脱，不易形成固位洞型，多见于乳前牙邻面及唇面。

11. D 【解析】附着龈在游离龈的根方，紧密附着在牙及牙槽嵴表面。附着龈色粉红，质坚韧，表面呈橘皮状，有许多点状凹陷称“点彩”。点彩可增强牙龈对机械摩擦力的抵抗，但在炎症水肿时，表面点彩可消失而变得光亮。

12. E 【解析】口腔卫生状况与牙周组织的健康密切相关，菌斑指数主要体现口腔卫生状况，检查患者自我菌斑控制的措施是否有效以及临床观察某些抗菌斑剂的效果，应用比较方便。

13. B 【解析】慢性溃疡性牙髓炎发生在有较大穿髓孔的病例，使发炎的牙髓组织暴露于口腔。镜下观察，溃疡表面有食物残屑、炎性渗出物及坏死组织覆盖，有时可见钙化物沉积，其下方为炎性肉芽组织和一些新生的胶原纤维。深部存活牙髓组织有散在的淋巴细胞、浆细胞浸润。

14. D 【解析】侧支根管的形成是由于上皮根鞘连续性破坏。

15. B 【解析】牙槽骨垂直型吸收又称角形吸收，指牙槽骨发生垂直方向或斜行的吸收，与牙根面之间形成一定角度的骨缺损，牙槽嵴的高度降低不多，而牙根周围的骨吸收较多。

16. A 【解析】原发性疱疹性口炎的发病过程在临床上可分为前驱期、水疱期、糜烂期、愈合期。

17. E 【解析】侵袭性牙周炎的切牙和第一磨牙可出现松动，切牙常出现移位，以上切牙最为多见和明显，呈扇形排列。

18. E 【解析】关于菌斑控制的指标，如能达到20%以下，就属基本被控制。

19. B 【解析】乳尖牙及第一、第二乳磨牙的牙冠宽的总和比替换后的尖牙和第一、第二前磨牙大，称为“替牙间隙”。由于这些间隙的出现，在乳磨牙脱落后，上、下第一磨牙均向近中移动，能够建立恒磨牙的中性关系。因此，乳磨牙脱落后，第一磨牙有前移的可能，所以保持乳磨牙脱落前的牙列距离是有意义的。

20. C 【解析】龈炎病损只累及游离龈和龈乳头，但由于牙龈的炎症水肿，探诊深度也可>3mm，但无附着丧失，牙周炎的病损累及深层牙周组织，发生附着丧失，并发生牙槽骨吸收。

21. B 【解析】当双侧咀嚼肌、颞肌、翼内肌收缩，下颌由颊尖舌斜面引导到达这一位置。牙尖交错位是由牙所决定的下颌向上运动的边缘位。

22. C 【解析】Kappa 值的大小与可靠度的关系：0.40 以下可靠度不合格，0.41～0.60 可靠度中等，0.61～0.80 可靠度优，0.81～1.00 完全可靠。

23. C 【解析】牙周创伤的表现不包括牙槽骨常出现水平吸收。牙周创伤常在牙根一侧形成窄而深的牙周袋。

24. D 【解析】急性牙周脓肿发病突然，在患牙的唇颊侧或舌腭侧牙龈形成椭圆形或半球状的肿胀突起。牙龈发红、水肿，表面光亮疼痛较明显，可有搏动性疼痛。急性牙周脓肿患者一般无明显的全身症状，可有局部淋巴结肿大或白细胞轻度增多。X 线片牙槽骨嵴有破坏，可有骨下袋。

25. E 【解析】早期牙釉质龋的透明层位于病变最深层、最前沿，靠近正常牙釉质，是脱矿最轻的病变。透明层脱矿后的孔隙约占牙釉质容积的 1%，而暗层脱矿后的孔隙占牙釉质容积的 2%～4%，在病损体部和表层这个数字分别为 5%～25%和 5%。

26. E 【解析】口腔扁平苔藓可服用昆明山海棠和雷公藤。

27. D 【解析】龈沟出血是龈炎活动期的表现。探诊出血可作为判断牙周组织炎症的临床指标。

28. A 【解析】在拔除下颌低位阻生第三磨牙时，最易损伤下牙槽神经。

29. D 【解析】阻生牙好发于下颌第三磨牙、上颌第三磨牙和上颌尖牙，其中以下颌第三磨牙阻生最为常见。

30. E 【解析】根据WHO的血压界定，收缩压<120mmHg和舒张压<80mmHg为正常血压；收缩压≥140mmHg和/或舒张压≥90mmHg为异常血压。当收缩压>160mmHg或舒张压>100mmHg，应先治疗高血压再拔牙。

31. C 【解析】糖尿病患者易引起拔牙后感染的原因之一是免疫功能降低，高血糖状态可导致机体抵抗力降低，使白细胞、单核细胞和巨核细胞的移动性、趋化性、吞噬性、黏附性及杀菌能力下降。

32. E 【解析】颌间挛缩也引起开口困难或完全不能开口，由关节外上下颌间皮肤、黏膜或深层组织的瘢痕粘连导致，关节本身可伴有或不伴有关节结构的改变，所以我们通常说的颞下颌关节强直主要指关节内强直，即真性关节强直。

33. A 【解析】三叉神经疼痛部位：右侧多于左侧，疼痛由面部、口腔或下颌的某一点开始扩散到三叉神经某一支或多支，以第二支、第三支发病最为常见，第一支发病少见。其疼痛范围绝对不超越面部中线，亦不超过三叉神经分布区域。偶尔有双侧三叉神经痛者，占3%。疼痛性质：刀割、针刺、撕裂、烧灼或电击样剧烈难忍的疼痛，甚至痛不欲生。疼痛的规律：发作常无预兆，而疼痛发作一般有规律。每次疼痛发作时间由仅持续数秒到1～2分钟骤然停止。初期起病时发作次数较少，间歇期亦长，数分钟、数小时不等，随病情发展，发作逐渐频繁，间歇期逐渐缩短，疼痛亦逐渐加重而剧烈。夜晚疼痛发作减少。间歇期无任何不适。疼痛诱发因素：说话、吃饭、洗脸、剃须、刷牙、风吹等均可诱发疼痛发作，以致患者精神萎靡不振，行动谨小慎微，甚至不敢洗脸、刷牙、进食，说话也小心，唯恐引起发作。疼痛“扳机点”：“扳机点”亦称“触发点”，常位于上唇、鼻翼、齿龈、口角、舌、眉等处。轻触或刺激“扳机点”可激发疼痛发作。

34. E 【解析】临床上把唇裂分为Ⅰ度、Ⅱ度、Ⅲ度，还有隐性唇裂，现在临床上称为微小型唇裂。一般来讲，隐性唇裂是相对于完全裂开的软组织，即针对上唇完全裂开的患者而言的。隐性唇裂的软组织裂隙并不是特别明显，甚至临床上只表现在唇裂部位的皮肤有凹痕，红唇不连续，两侧唇峰不连续，还有红唇在裂隙处形成凹痕。另外，隐性唇裂也会引起同侧鼻翼畸形，出现两侧鼻孔并不对称。因此，隐性唇裂虽然上唇裂隙并不明显，但是其的成因为软皮肤和黏膜下肌肉连续性出现问题。因此，在治疗过程当中，核心是要恢复上唇口轮匝肌的正常连续性，这样才能够很好地矫正隐形唇裂。

35. D 【解析】眶下神经阻滞麻醉口内注射法：牵引上唇向前向上，注射针与上颌中线成45°，于侧切牙根尖相应部位的口腔前庭沟顶刺入，向上、后、外进针，即可到达眶下孔，但不易进入眶下管。

36. C 【解析】暴露在创口内的黏液腺都应摘除，而不是保留。黏液腺囊肿为一种良性病变，最常见病因为各种原因所致涎腺导管阻塞、唾液潴留。所以本病的预防主要是避免损伤，保持口腔卫生。本病的治疗以手术治疗效果较好，手术应将发病之腺体同时摘除，因其发病原因就是腺体导管的损伤或阻塞，如果手术后遗留有受损腺体，则难免再次出现唾液潴留，囊肿复发。

37. D 【解析】颌间牵引是上下颌牙列分别安置带钩的牙弓夹板，然后根据骨折的复位方向，在上下颌弓夹板的挂钩上挂橡皮圈牵引，使其恢复正常的咬合，既有牵引作用，又有固定作用；适用于有牙颌，主要用于下颌骨骨折。

38. D 【解析】间隙保持器可分为三类：半固定式、固定式、可摘式功能性保持器。其中可摘式功能性保持器的适应证如下：乳磨牙缺失两个以上者，或两侧磨牙缺失，或伴有前牙缺失。

39. D 【解析】影响下颌骨骨折后骨折段移位的因素：骨折的部位、外力的大小和方向、骨折线方向和倾斜度、骨折段是否有牙以及附着肌肉的牵拉作用等，其中各咀嚼肌的牵拉作用又是主要因素。

40. E 【解析】下颌下淋巴结的位置表浅，很容易触及并有触痛。口内外双合诊是检查口底结构的重要方法。

41. D 【解析】本病多发生于儿童和青少年，偶见于中青年。好发部位是颌下、颏下淋巴结、颈深上淋巴结和颈浅淋巴结，其他部位如腮腺淋巴结亦可发生。轻者仅有淋巴结肿大而无全身症状；重者可伴体质虚弱、贫血或低热、盗汗、乏力等症状。局部淋巴结缓慢肿大、数目增多、大小不等、质硬，一般无痛，病程较长，可单个或多个成串，与周围组织无粘连。病变继续发展，淋巴结中心呈干酪样坏死，逐渐液化而破溃。病变波及包膜及周围组织，则淋巴结活动受限，并形成境界不甚清楚的片状或带状，相邻的淋巴结可以互融成结节状硬块。可波及表面皮肤，使皮肤呈暗红色，变薄，以致形成结核性寒性脓肿。局部变软，波动，并穿破皮肤形成窦道，溢出稀薄脓液，可含黄色的或灰白色的干酪样物，伤口经久不愈。

42. D 【解析】涎石常使唾液排出受阻，并继发感染，造成腺体急性或反复发作的炎症。

43. C 【解析】双侧颞下颌关节强直最好做一次手术，以便术后能及时行开口训练。如必须分两次手术，相隔时间不应超过 2 周，以免第一次手术处发生瘢痕挛缩。

44. D 【解析】牙齿萌出时间存在着很大的个体差异，产生这些差异的原因有遗传因素的影响（如种族、性别），也有环境因素的影响（如气温、营养、疾病）。据统计，乳牙萌出时最后一颗乳牙（即下颌第二乳磨牙）萌出时间为 30 月龄，即 2.5 岁。

45. E 【解析】乳牙早萌多见于下颌中切牙，偶见上颌切牙及第一乳磨牙。恒牙早萌以前磨牙多见，下颌多于上颌。

46. D 【解析】唇腺是最好发囊肿的涎腺。

47. E 【解析】乳牙易产生继发龋的原因：乳牙矿化低，虽无机物多，但有机质含量高，易患龋，故排除选项 B。乳牙牙龈乳头高，故排除选项 A。制备洞型时儿童不合作，感染的软化牙本质不容易去净，故排除选项 C。乳牙牙髓细胞丰富，故排除选项 D。乳牙备洞时不易达到抗力形和固位形，充填体易松动。

48. D 【解析】乳牙龋的预防工作应由儿童和家长共同完成，以家长为主，故选项 A

错误。孩子约3岁时可以开始使用牙膏，刷牙主要还是靠父母来完成，故选项B错误。乳牙龋病的预防需要平衡饮食，科学进甜食与糖。适当控制间食的次数。乳牙萌出，应天天清洁牙面，而不仅仅是在进黏软甜食后清洁牙面，故选项C不正确。氟化氨银毒性较大，不可作预防药物使用，故选项E错误。对龋病有易感倾向的年轻恒牙和乳磨牙可对其窄深的窝沟早期使用窝沟封闭剂。

49. D 【解析】口腔扁平苔藓的病因：心理因素、内分泌因素、免疫因素、感染因素、微循环障碍因素、遗传因素。

50. B 【解析】非糜烂型口腔扁平苔藓患者多无症状或偶有刺激痛。充血糜烂型口腔扁平苔藓患者有刺激痛、自发痛。

51. C 【解析】涂分离剂会减弱粘接的效果。

52. C 【解析】复发性口腔溃疡很少发生在皮肤，多见于唇、颊、舌等非角化黏膜。

53. B 【解析】舌杆位于下颌舌侧龈缘与舌系带、黏膜皱褶之间，距龈缘3~4mm。

54. D 【解析】对急性大面积或多灶性糜烂型口腔扁平苔藓的肾上腺皮质激素治疗可慎重考虑采用小剂量、短疗程方案。成人可选用口服泼尼松15~30mg/d，服用1~3周。

55. B 【解析】下牙列缺失后，下颌骨改变规律是下颌牙槽骨舌侧骨板较唇颊侧薄而疏松，吸收快而多。在颌弓前段向下、向前，在颌弓后段向下、向外吸收。

56. D 【解析】桩冠修复与根尖周病的发生没有关系，在桩冠修复前，根尖周情况和根充必须良好。

57. C 【解析】颗粒状白斑亦称颗粒-结节状白斑，颊黏膜口角区多见。

58. B 【解析】侧方运动时，工作侧的髁突在关节窝主要做原地旋转运动，并不沿着关节结节后斜面向前滑行。

59. E 【解析】二次印模法可以取得精确度高的终印模，此种方法虽然操作复杂，但易掌握，所取的印模与模型比较准确，在临床应用普遍。

60. E 【解析】以上均是咬合调整的目的。

61. B 【解析】口腔白斑分为均质型与非均质型两大类：斑块状、皱纹纸状属于前者，而颗粒状、疣状及溃疡状等属于后者。

62. E 【解析】施佩曲线为连接下颌切牙的切缘、尖牙的牙尖、前磨牙的颊尖以及磨牙的近、远中颊尖的连线。该曲线从前向后是一条凹向上的曲线。该曲线的切牙段较平直，从尖牙向后经前磨牙至第一磨牙的远颊尖逐渐降低，然后第二、第三磨牙的颊尖又逐渐升高。

63. B 【解析】轴壁突度不良，冠边缘过长，冠边缘不密合，龈沟内粘固剂残留都会刺激牙龈，导致龈炎。而咬合早接触会造成创伤殆，出现咬合痛。

64. C 【解析】咬合升高的原因：①填塞塑料过多或过硬。②型盒未压紧。③型盒内石膏强度不够。

65. E 【解析】临床上常用的牙松动度测量和记录的方法有两种。其中以牙松动方向计算的牙松动度具体如下：Ⅰ度松动为仅有唇（颊）舌向松动。Ⅱ度松动为唇（颊）舌向及近远中向均有松动。Ⅲ度松动为唇（颊）舌向及近远中向松动，并伴有垂直向松动。

66. E 【解析】间接固位体的种类：常用的有殆支托、舌支托、连续卡环（连续杆）。而金属舌/腭板、附加卡环、邻间钩、延伸基托等，除发挥本身特有作用外，根据设计需要，也可起到间接固位作用。

67. D 【解析】嵌体洞形要求无倒凹，洞形外展不超过 6°；银汞充填洞形要底平壁直，可做倒凹固位。

68. E 【解析】氟防龋主要措施是公共饮水氟化，其次是含氟牙膏及氟片、氟凝胶、含氟漱口剂、含氟食品的使用。饮水氟化是将饮用水的氟浓度调整到最适宜的水氟浓度，以达到既能防止龋病的发生，又不引起氟牙症的流行。饮水氟化有自来水氟化、学校饮水氟化和家庭饮水氟化。

69. B 【解析】氟化物的防龋机制：①影响牙体外形。②降低牙釉质的溶解度，加速初始龋损的再矿化。③阻止菌斑中的细菌产生足够使牙齿表面脱矿的有机酸。

70. C 【解析】该题备选答案是窝沟封闭剂脱落的各种原因，包括清洁不彻底、酸蚀后冲洗不彻底、酸蚀后唾液污染等。其中，酸蚀后唾液污染是窝沟封闭剂脱落的最主要原因。

71. D 【解析】学校是口腔保健的重要场所，学校口腔保健工作中，学校、学校行政领导的重视与组织和口腔专业人员的指导与服务是做好学校口腔保健工作的前提。口腔健康教育是学校口腔预防保健的基本工作。

72. D 【解析】慢性龈炎发病的主要原因是菌斑。

73. E 【解析】酚类消毒剂对细菌、病毒都有杀灭作用，但对芽孢无此作用。酚类消毒剂可作为表面和浸泡消毒剂，需要 10 分钟接触时间，应每日新鲜配制，无臭，但可能损坏塑料和橡皮。

74. D 【解析】研究认为，应激的神经内分泌免疫调节是一种整体反应，并以此说明心理社会因素的影响导致躯体疾病的机制。

75. D 【解析】氟牙症的评价采用 Dean 分类法，根据牙釉质颜色、光泽、透明度和缺损的面积来确定损害的程度。

76. C 【解析】临床诊疗的医学道德原则包括整体性原则、最优化原则、知情同意原则、协同一致原则。

77. B 【解析】除选项 B 外，其他选项均为正确的关于改良 CPI 的描述。

78. A 【解析】个体对识记的内容和数量会随时间发生变化，遗忘具有先快后慢形式，之后保持在一定水平。这种变化趋势可得出如下结论：①遗忘的数量随时间的推移而增加。②变化的速度是先快后慢，在识记后的第一个小时内遗忘最快，遗忘的数量最多；随后逐渐减慢，遗忘数量也随之减少。③以后虽然时间间隔很长，但所剩的记忆内容基本上不再有明显减少而趋于稳定。

79. B 【解析】龈炎指数（GI）是指只检查牙龈情况，观察牙龈颜色和质地改变，有无出血倾向，不考虑牙周袋的深度及牙槽骨丧失的程度。

80. A 【解析】上颌骨骨折出现脑脊液鼻漏或耳漏，严禁填塞。

【A_2型题】

81. B 【解析】利多卡因是目前临床最常用、副作用相对较少的麻醉药。运用 2%利多卡因 3.6ml 加 1∶8000 的肾上腺素，或者注射 3%的丙胺卡因 3.6ml 加 0.03U/ml 苯赖加压素，在原发性高血压患者拔牙期间可以预防血压急速升高，安全有效。

82. A 【解析】此题考查医患沟通的伦理准则，主要涉及尊重、不伤害和有利原则。

83. D 【解析】全口义齿咀嚼功能不好的原因常为上下颌牙齿接触面积小；或在调磨咬合过程中，磨去了应有的尖凹解剖形态；或由于垂直距离低，患者感到在吃饭时用不上力，吃饭慢。

84. C 【解析】没有理由说该医师违背了有利原则、生命价值原则，也没有理由说该医师违背了公正原则、公益原则。但是，该医师存在着家长主义和权威心理，违背了尊重原则中的知情同意与知情选择，即医师既没有告知用昂贵的新抗生素的原因，又没有取得患者的同意。

85. D 【解析】深龋只有激发痛，无自发痛。急性牙髓炎多是在牙髓受到急剧的物理损伤、化学刺激以及感染的情况下发生的。龋源性牙髓炎多是慢性牙髓炎，出现急性症状时（夜间自发痛）多数是慢性牙髓炎急性发作。该患儿无咬合痛，不符合急性根尖周炎症状。

86. D 【解析】现代的去龋观点：近髓时，可保留软化牙本质，二次去腐，避免露髓。

87. B 【解析】X 线片显示髁突开口位时超过关节结节，提示过度开口。

88. E 【解析】深龋穿髓根管治疗是必要的，前三项不适用或已经被淘汰。活髓切断术适用于根尖未完全发育的恒牙，10 岁第一磨牙基本根尖已经发育形成。

89. C 【解析】后牙𬌗面釉质磨损可引起牙本质过敏，临床症状的特点是激发痛，以机械刺激最为显著；临床检查可用探针探及敏感点或敏感区，可引起患者特殊的“酸”“软”“痛”症状。该患者临床检查未发现明显龋洞，因此排除选项 A 浅龋、选项 B 中龋；叩诊（-）、冷测验（-），因此排除选项 E 可复性牙髓炎；牙齿无松动，无明显牙周炎，排除选项 D 逆行性牙髓炎。

90. B 【解析】中央窝处有 2mm 高的圆锥形突起和牙位，强烈提示畸形中央尖。

91. E 【解析】根据临床表现，该牙患有Ⅱ度根分叉病变，经过牙周基础治疗后仍有深袋和病变，对这种病变的最佳手术治疗方案是再生治疗。

92. C 【解析】缺牙间隙宽增加单端固定桥的力臂，不利于单端固定桥的受力。

93. C 【解析】鳞状细胞癌的主要病理变化是异常增生的上皮细胞突破基底膜向间质浸润性生长，具有形成细胞间桥和不同程度角化的特点。根据肿瘤的恶性程度，将口腔鳞癌分为高、中、低分化三级。

94. C 【解析】酸蚀症是因长期接触酸或酸酐造成牙体硬组织丧失的疾病，最初只有牙齿感觉敏感，以后逐渐出现实质缺损。研究发现制酸、汽车电池、电镀材料、化肥、酿酒行业有关人员是酸蚀症高危人群。

95. D 【解析】慢性溃疡性牙髓炎的患牙有深龋洞，探诊时有穿髓孔，探诊疼痛，说明牙髓是感染的，同时食物嵌入窝洞中压迫牙髓引起剧烈疼痛，慢性牙髓炎感染可引起牙根尖部的炎症性渗出，从而患牙叩诊时有不适感。慢性闭锁性牙髓炎探不到穿髓孔，慢性增生性牙髓窝洞中有增生的牙髓息肉。

96. B 【解析】舌体组织脆、活动度大，故应采用粗针粗线进行缝合，进针距创缘要大，深度要深，最好加用褥式缝合，缝合时尽量保持舌的长度。

97. C 【解析】患牙有外伤史，现存在牙体变色，且电活力测试阴性，说明牙髓已经坏死；X 线片显示根尖周未见异常，排除慢性根尖周炎，故诊断为牙髓坏死。若 X 线片上根尖周呈低密度影像，则为慢性根尖周炎。

98. E 【解析】确诊检查为 PAS 染色阳性菌丝，即 PAS 染色可见红色孢子和蓝色假菌丝，可确定病损部位有念珠菌，结合组织学可见上皮增生，中性粒细胞浸润和散在微脓肿，最可能的病理诊断即念珠菌病。选项 A、选项 B、选项 C、选项 E 这 4 种病中不会有 PAS 染色阳性菌丝。口腔白斑主要的病理变化是上皮增生；口腔红斑的主要病理表现是上皮不全角化或混合角化；口腔结核性炎症最主要特征性变化是结缔组织中形成多个结节；慢性红斑狼疮的主要病理表现是上皮过度角化或不全角化，角化层可有剥脱，粒层明显。

99. C 【解析】殆翼片可较清晰地显示牙槽嵴顶，用于观察牙槽嵴顶有无骨质破坏，故选项 C 正确。上颌前部片用于观察上颌前部炎症、外伤、肿瘤等病变引起的骨质改变及乳牙、恒牙情况，选项 A 错误。曲面体层摄影片常用于观察上、下颌骨肿瘤，外伤，炎症，畸形等病变及其与周围组织的关系，选项 B 错误。CT 主要用于口腔颌面部肿瘤、炎症、外伤、涎腺及颞下颌关节疾病的检查和诊断，选项 D 错误。上颌后部片显示被检查侧上颌骨后部的影像。常用于观察一侧上颌后部骨质变化的情况，选项 E 错误。

100. B 【解析】儿童的第一次口腔健康检查应在第一颗乳牙萌出后 6 个月内，也就是儿童 1 岁内进行，主要是检查儿童乳牙萌出情况并评估其患龋病的风险，提供有针对性的口腔卫生指导并建立儿童的口腔健康档案。儿童 1 岁以后应每半年进行一次常规的口腔健康检查。

101. C 【解析】简化牙石指数（CI-S）记分标准：0=龈上、龈下无牙石；1=龈上牙石覆盖面积占牙面 1/3 以下；2=龈上牙石覆盖面积占牙面 1/3 与 2/3 之间，或牙颈部有散在龈下牙石；3=龈上牙石覆盖面积占牙面 2/3 以上，或牙颈部有连续而厚的龈下牙石。

102. E 【解析】降低率计算：$1-35\div150\approx77\%$。

103. A 【解析】邻接控制决定食物嵌塞程度。

104. C 【解析】这是一道自来水氟化原则方面的题目，刘大维等认为自来水加氟应在 Dean 规定的 3 条原则基础上遵循 6 条补充原则。当饮水含氟量在 0.5mg/kg 以下，氟牙症指数低于 0.6 时，应以 15 岁儿童的龋均为标准。

105. A 【解析】当急性根尖周炎已达到骨膜或黏膜下脓肿阶段时，通过根管引流已不能控制炎症的扩散，此时需要切开脓肿，建立引流。脓肿切开的时机应为在局部可触及脓肿的波动感。

106. E 【解析】患者的自发痛和夜间痛已缓解，现在有咬合痛，加上患者的近髓龋洞探诊（-），叩诊（+），可诊断为慢性根尖周炎。如有 X 线片可帮助确诊。

107. A 【解析】牙髓活力出现了判断失误，应该是不可复性牙髓炎。

108. B 【解析】基托翘动是最常见的问题，做牙尖交错殆咬合时才出现，所以排除选项 C 和选项 D。基托不密合影响固位。

109. D 【解析】上颌第三磨牙需要麻醉上牙槽后神经+腭前神经。

110. B 【解析】患者年龄未满 18 岁，不建议永久修复。塑料冠类似暂冠，但是需要备牙，不建议使用。

【A_3/A_4 型题】

111. D 【解析】依据女性、自觉黏膜粗糙感，检查双颊树枝状白色条纹，可推测该病为口腔扁平苔藓。其中皮损有 Wickham 纹为扁平苔藓在皮肤的病损表现。

112. C 【解析】口腔扁平苔藓可依据临床表现和活检确诊。

113. C 【解析】临床上牙槽突骨折常伴有唇和牙龈的肿胀、撕裂、牙松动、牙折或牙脱落。摇动损伤区某牙时，可见邻近数牙及骨折片随之移动。骨折片可移位，引起咬合错乱。

114. C 【解析】牙槽突骨折应尽早在局部麻醉下将牙槽突及牙复位到正常解剖位置，与对颌建立正常的咬合关系，然后选用两侧稳固的邻牙作固位体，用牙弓夹板、金属丝和正畸托槽方丝弓等固定。固定时应至少跨过骨折线 3 个正常牙位，才能使固定稳固可靠。

115. C 【解析】牙槽突骨折的治疗原则是早期复位与固定。固定时间一般为 4~6 周。结扎固定时，固定时间一般为 4 周。故选 C。

116. E 【解析】根据提示的每一句话，作出相应的修复治疗前口腔处理。

117. D 【解析】可摘局部义齿的支持方式可摘局部义齿按义齿的支持组织不同，可分为以下三种类型。①牙支持式义齿：义齿承受的㓌力，主要通过位于缺隙两端基牙上的㓌支托，传递至基牙，主要由天然牙承担。适用于少数牙缺失，或缺牙间隙小，缺隙两端均有基牙，且基牙稳固者。义齿的支持、固位和稳定均好，修复效果最佳。②牙与黏膜混合支持式义齿：义齿承受的㓌力一部分通过基牙上的㓌支托传递至基牙，另一部分通过义齿基托传递至承托区黏膜和牙槽骨，由基牙和黏膜（牙槽骨）共同承担㓌力。适用于缺失牙数目多，缺隙长，尤其是有游离端缺失者。混合支持式义齿易出现义齿的翘动等不稳定现象，末端基牙易受扭力。③黏膜支持式义齿：仅由基托和人工牙及无㓌支托的卡环组成。㓌力通过基托直接传递到黏膜和牙槽骨上。适用于多数牙缺失，余留牙松动，或因咬合过紧无法磨出㓌支托位置者。黏膜支持式义齿的支持作用差，修复效果不佳。

118. E 【解析】圈形卡环：多用于远中孤立的磨牙上，上颌磨牙向近中颊侧倾斜、下颌磨牙向近中舌侧倾斜者。每环臂的尖端在上颌磨牙的颊侧和下颌磨牙的舌侧。铸造的圈形卡有近、远中两个支托。锻造圈形卡只放近中支托，非倒凹区卡环臂与高基托相连，起对抗臂及加固作用，临床较多用。

119. A 【解析】本题考查 RPI 卡环组的应用。RPI 卡环属于杆形卡环，由近中㓌支托、远中邻面板、I 杆三部分组成，常用于远中游离端义齿。

120. C 【解析】本题考查 RPI 卡环组的适应证。颊侧有组织倒凹时可改用 RPA 卡环。RPA 卡环是 Eliason（1983）在 RPI 卡环的基础上提出来的，其组成包括近中㓌支托、远中邻面板和简单圆环形卡环（即 Aker 卡环）。RPA 卡环与 RPI 卡环的不同点是以圆环形卡环的固位臂代替 I 杆。RPA 卡环适用于患者口腔前庭的深度不足，或基牙颊侧存在明显的组织倒凹不宜使用 RPI 卡环者。

121. C 【解析】直接盖髓术应用于备洞时的意外穿髓，露髓孔直径小于 1mm 患牙；冠折露髓的外伤患牙露髓孔小于 1mm 且外伤时间短（1~2 小时）。

122. A 【解析】活髓切断术中最重要的是无菌操作。

123. E 【解析】活髓切断术后应严密垫底，常规充填。首选预成冠修复。

124. D 【解析】患路德维希咽峡炎时，如肿胀已波及整个颌周，或已有呼吸困难现象，应做广泛性切开，可在双侧下颌下、颏下做与下颌骨相平行的衣领形或倒“T”形切口。

125. C 【解析】切开后有大量咖啡色、稀薄、恶臭、混有气泡的液体。

126. A 【解析】切开后结缔组织呈灰白色，肌肉组织呈棕黑色，无明显出血。

127. A 【解析】根据临床检查患牙温度测验迟钝可知患牙牙髓慢性炎症，可能为深牙周袋导致的逆行性感染，须进一步探诊牙周袋深度确定感染来源。

128. C 【解析】牙周探诊检查出深牙周袋，患牙松动Ⅱ度，牙髓慢性炎症状态，最可能是牙周病变引发牙髓逆行性感染，即牙髓-牙周联合病变。

129. C 【解析】逆行性牙髓炎的患牙能否保留，主要取决于该牙牙周病变的程度和牙周治疗的预后。如果牙周袋能消除或变浅，病变能得到控制，则可先做牙髓治疗，同时开始牙周炎的一系列治疗。如果多根牙只有一个牙根有深牙周袋引起的牙髓炎，且患牙不太松动，则可在根管治疗和牙周炎症控制后，将患根截除，保留患牙。如牙周病变已十分严重，不易彻底控制炎症，或者患牙过于松动，则可直接拔牙镇痛。

130. C 【解析】热测验可判断牙髓状态。

131. E 【解析】该患者患右下后牙牙周炎多年，探诊深度 6mm，牙Ⅱ度松动，叩痛（+），怀疑为慢性根尖周肉芽肿。

132. D 【解析】慢性根尖周肉芽肿的牙髓活力温度测验应为出现疼痛，刺激去除后持续一段时间。

133. D 【解析】牙脱位短期内牙髓活力测验结果不准确，应先行 X 线检查确认是否存在根折根裂。

134. D 【解析】对于牙脱位的患牙，应局部麻醉下复位，弹性固定 2 周。于外伤后 6~8 周、6 个月、1 年定期复查，一旦出现牙髓坏死或炎症性根外吸收，须尽快根管治疗。

135. B 【解析】对于脱位的患牙，可能发生牙髓坏死或牙根外吸收，此时牙髓活力不正常，因此复查时须特别关注牙髓活力情况。

【B 型题】

136~141 D、E、C、A、B、E 【解析】考生需要熟记上、下颌神经在口腔的分布，具体见表 2。

表 2　上、下颌神经在口腔的分布

神经名称		分布部位
上颌神经	鼻腭神经	$\underline{1\|1}$ 的牙髓和 $\underline{321\|123}$ 的腭侧黏骨膜及牙龈
	腭前神经	$\underline{8-3\|3-8}$ 的腭侧黏骨膜及牙龈
	上牙槽后神经	$\underline{87\|78}$ 的牙髓及 $\underline{6\|6}$ 的腭及远中颊根髓、牙周膜、牙槽骨、颊侧牙龈
	上牙槽中神经	$\underline{54\|45}$ 的牙髓及 $\underline{6\|6}$ 的近中颊根髓、牙周膜、牙槽骨、颊侧牙龈
	上牙槽前神经	$\underline{321\|123}$ 的牙髓及其牙周膜、牙槽骨、唇侧牙龈
下颌神经	颊神经	$\overline{8-5\|5-8}$ 的颊侧牙龈、颊部的皮肤和黏膜
	舌神经	$\overline{8-1\|1-8}$ 的舌侧牙龈、口底及舌前 2/3 的黏膜、舌下腺和下颌下腺
	下牙槽神经	$\overline{8-1\|1-8}$ 的牙髓及其牙周膜、牙槽骨
	颏神经	$\overline{4-1\|1-4}$ 的唇颊侧牙龈及下唇黏膜、皮肤及颏部皮肤

142. A【解析】普查是指一个国家或者一个地区为详细调查某项重要的国情、国力，专门组织的一次性大规模的全面调查，主要用来调查不能够或不适宜用定期全面的调查报表来收集的资料，以搞清重要的国情、国力。普查是为了某种特定的目的而专门组织的一次性的全面调查。普查一般是调查属于一定时点上的社会经济现象的总量，但也可以调查某些时期现象的总量，乃至调查一些并非总量的指标。普查涉及面广、指标多、工作量大、时间性强。为了取得准确的统计资料，普查对集中领导和统一行动的要求最高。小学人数相对可控，可采用普查。

143. D【解析】捷径调查是 WHO 推荐的调查方法。其目的是在较短时间内了解某群体口腔健康状况，并估计在该群体中开展口腔保健工作所需人力和物力。由于这种方法只查有代表性的指数年龄组的人群（5 岁、12 岁、15 岁、35~44 岁、65~74 岁），经济实用，节省时间和人力，故称为捷径调查。社区人口众多且杂乱，可采用捷径调查。

144. B【解析】抽样调查是指从研究对象的全部单位中抽取一部分单位进行考查和分析，并用这部分单位的数量特征去推断总体的数量特征的一种调查方法。其中，被研究对象的全部单位称为“总体”；从总体中抽取出来，实际进行调查研究的那部分对象所构成的群体称为“样本”。在抽样调查中，样本数的确定是一个关键问题。

145. B【解析】省、市调查和全国调查都属人群较多的调查，因此适合抽样调查。

146. E【解析】口底到龈缘的距离在 7mm 以下时常用舌板。

147. C【解析】侧腭杆应离开腭侧龈缘 4~6mm。

148. C【解析】前腭杆应离开上前牙腭侧龈缘 4~6mm。

149. B【解析】舌杆到龈缘距离应为 3~4mm。

150. A【解析】斜坡型者舌杆应离开黏膜 0. 3~0. 4mm。

2024全国口腔执业助理医师资格考试 模拟试卷与解析（三）

第一单元

中国协和医科大学出版社
北　京

【A_1 型题】

答 题 说 明

每一道考试题下面有 A、B、C、D、E 五个备选答案，请从中选择一个最佳答案。

1. 临床创口分类包括
   A. 无菌创口、污染创口和化脓创口
   B. 无菌创口、感染创口和化脓创口
   C. 无菌创口、污染创口和感染创口
   D. 污染创口、感染创口和化脓创口
   E. 无菌创口、可疑创口和感染创口
2. 主诉是
   A. 患者本次就诊的主要原因
   B. 常是患者的感受
   C. 可以是功能障碍
   D. 患者迫切要求解决的主要问题
   E. 以上内容都是
3. 上颌结节阻滞麻醉容易发生的并发症是
   A. 注射区疼痛和水肿
   B. 恶心、呕吐
   C. 暂时性面瘫
   D. 注射针折断
   E. 血肿
4. 支气管哮喘中起主要作用的 Ig 是
   A. IgG
   B. IgM
   C. sIgA
   D. IgE
   E. IgD
5. 下列属于口腔健康教育方法的是
   A. 强化社区行动
   B. 调整卫生服务方向
   C. 创建支持性环境
   D. 制定公共政策
   E. 组织社区活动
6. 家长督促儿童开始早晚自己刷牙的年龄是
   A. 4 岁
   B. 6 岁
   C. 8 岁
   D. 10 岁
   E. 12 岁
7. 下列描述中，不是急性疱疹性龈口炎与疱疹样复发性口腔溃疡区别的是
   A. 两种疾病患者性别存在差异性
   B. 好发年龄不同
   C. 前者为急性发作、全身反应较重，后者为反复发作、全身反应较轻
   D. 前者病损表现为成簇小水疱，疱破后可形成大片浅溃疡；后者病损表现为散在小溃疡，无发疱期
   E. 前者病损可伴皮肤损害；后者病损无皮肤损害
8. 在 X 线片上看不到根尖周骨质改变的是
   A. 慢性根尖周脓肿
   B. 急性浆液性根尖周炎
   C. 根尖周囊肿
   D. 根尖周肉芽肿
   E. 致密性骨炎
9. 在 I 型变态反应中起负反馈调节作用的细胞是
   A. 肥大细胞
   B. 嗜酸性粒细胞
   C. Th2 细胞
   D. 中性粒细胞

E. 嗜碱性粒细胞

10. 颞下颌关节紊乱综合征关节间隙改变常见的X线表现是
A. 以下均为常见表现
B. 前间隙增宽，后间隙变窄
C. 前间隙变窄，后间隙增宽
D. 整个关节间隙变窄
E. 整个关节间隙增宽

11. 无釉柱的牙釉质存在于
A. 牙釉质的最内层
B. 牙釉质的表面
C. 牙本质的最外层
D. 牙本质的最内层
E. 近釉牙本质界和牙表面的釉质中

12. 不属于黏膜相关淋巴组织的是
A. 扁桃体
B. 支气管相关淋巴组织
C. M细胞
D. 脾
E. 小肠派尔集合淋巴结

13. 口腔癌预防的含义不包括
A. 预防口腔癌的转移
B. 预防口腔癌对邻近组织的损害
C. 预防因口腔癌而丧失生命
D. 预防口腔癌的传染
E. 预防口腔癌的发生

14. 两牙之间都以近中面相接触的是
A. 中切牙与中切牙
B. 中切牙与侧切牙
C. 侧切牙与尖牙
D. 尖牙与前磨牙
E. 前磨牙与前磨牙

15. 牙本质钙化过程中，钙化团之间遗留的钙化区是
A. 原发性牙本质
B. 罩牙本质
C. 前期牙本质
D. 硬化牙本质
E. 球间牙本质

16. 已知某双链DNA的一条链中A=30%，G=24%，其互补链的碱基组成，正确的是
A. T和C占46%
B. A和T占46%
C. A和G占54%
D. T和G占46%
E. T和C占54%

17. 对于特别不配合的儿童，乳牙龋坏治疗可酌情采用的药物治疗，但不包括
A. 2%氟化钠
B. 8%氟化亚锡
C. 1.23%酸性氟磷酸钠
D. 38%氟化氨银
E. 75%氟化钠甘油糊剂

18. 关于脊髓灰质炎病毒，叙述错误的是
A. 主要经粪-口途径传播
B. 为无包膜DNA病毒，分为Ⅰ型、Ⅱ型、Ⅲ型
C. 各型病毒的中和抗体无交叉保护反应
D. 主要感染脊髓前角运动神经细胞
E. 口服减毒活疫苗可进行预防

19. 在心理治疗中，患者发掘自己的内部资源，积极配合治疗，这主要体现了心理治疗的
A. 学习性
B. 自主性
C. 实效性
D. 积极性
E. 主观性

20. 成牙本质细胞突伸入釉质所形成的结构是

A. 釉丛
B. 釉柱
C. 釉板
D. 釉梭
E. 釉牙本质界
21. 酸蚀症的预防方法有
A. 多吃水果
B. 嚼服酸性药物
C. 进食酸性食物
D. 咀嚼口香糖
E. 减少喝碳酸饮料
22. 牙髓中的主要细胞成分是
A. 成牙本质细胞
B. 成纤维细胞
C. 未分化的间充质细胞
D. 组织细胞
E. 淋巴细胞
23. HLA-B27 阳性相关的疾病是
A. 类风湿关节炎
B. 系统性红斑狼疮
C. 强直性脊柱炎
D. 肺出血肾炎综合征
E. 胰岛素依赖型糖尿病
24. X 线片上 3 类慢性根尖周炎的区别主要是 X 线
A. 透射区的大小
B. 阻射区的大小
C. 透射区的形状
D. 透射区边界情况
E. 透射区致密度
25. 医疗机构出售无偿献血的血液所承担的法律责任是
A. 予以取缔并处 10 万元以上罚款
B. 给予医疗机构负责人行政处分
C. 没收违反所得并处 15 万元以下罚款
D. 处 10 万元以上的罚款
E. 构成犯罪的，依法追究刑事责任
26. 涎腺结石最多见于
A. 腮腺
B. 舌下腺
C. 下颌下腺
D. 唇腺
E. 颊腺
27. 关于氟牙症的描述，错误的是
A. 饮用水含氟量过高所致
B. 钙氟磷灰石取代羟基磷灰石
C. 成釉细胞受到损害
D. 釉质单纯过度矿化
E. 表现为牙釉质上出现着色的斑块和缺损
28. 心理治疗适用于许多临床和心理疾病与问题，但不用在
A. 神经症
B. 中毒昏迷
C. 儿童行为障碍
D. 性心理障碍
E. 个性问题
29. 固有牙槽骨是
A. 含有穿通纤维的骨密质
B. 含有穿通纤维的骨松质
C. 不含穿通纤维的骨密质
D. 不含穿通纤维的骨松质
E. 不含骨单位的骨密质
30. 牙龈的组织学特征是
A. 没有角化层
B. 血管丰富
C. 无黏膜下层
D. 缺乏颗粒层
E. 固有层为疏松结缔组织
31. 不能通过垂直传播的病原体为
A. 人类免疫缺陷病毒（HIV）
B. 乙型肝炎病毒（HBV）

C. 梅毒螺旋体

D. 乙型脑炎病毒

E. 风疹病毒

32. 口腔癌危险度为6.0的每天吸烟量是

A. 10~19支

B. 40~49支

C. 1~9支

D. 20~29支

E. 30~39支

33. 最大𬌗力是指

A. 咀嚼肌所能发挥的最大力

B. 咀嚼中咀嚼肌实际发出之力

C. 𬌗力计测得的上下牙间𬌗力

D. 牙周膜的最大耐受力

E. 粉碎食物所需的力

34. 𬌗力（指每一对上下牙对咬时测得的力值）大小顺序为

A. 第三磨牙>第二磨牙>第一磨牙>第二前磨牙>第一前磨牙

B. 第一磨牙>第二磨牙>第三磨牙>第一前磨牙>第二前磨牙

C. 第一磨牙>第二磨牙>第二前磨牙>第一前磨牙>第三磨牙

D. 第一磨牙>第二磨牙>第三磨牙>第二前磨牙>第一前磨牙

E. 第一磨牙>第二磨牙>第一前磨牙>第三磨牙>第二前磨牙

35. 正中关系𬌗滑向正中𬌗的长正中距离约为

A. 0.4mm

B. 1.2mm

C. 1.0mm

D. 1.5mm

E. 1.8mm

36. 铰链运动开始的位置是

A. 牙尖交错位

B. 下颌姿势位

C. 后退接触位

D. 前伸𬌗位

E. 肌接触位

37. Spee曲线最低点位于

A. 下颌第二磨牙的近中颊尖

B. 下颌第一磨牙的近中颊尖

C. 下颌第一磨牙的远中颊尖

D. 下颌第二磨牙的远中颊尖

E. 下颌第二前磨牙的颊尖

38. 杆形卡环与圆环形卡环相比较，主要不足之处是

A. 稳定作用差

B. 固位作用差

C. 美观作用差

D. 弹性作用差

E. 对基牙损伤大

39. 下列有关RNA的叙述，不正确的是

A. RNA分子也有双螺旋结构

B. tRNA是分子量最小的RNA

C. 胸腺嘧啶是RNA的特有碱基

D. tRNA参与核蛋白体的组成

E. mRNA是生物合成多肽链的直接模板

40. 有关胆色素的叙述，正确的是

A. 可转变成细胞色素

B. 在血液中主要与球蛋白结合而运输

C. 胆汁酸是其代谢终产物

D. 其主要成分是血红素

E. 铁卟啉化合物的分解代谢产物

41. 肌肉中最主要的脱氨基方式是

A. 嘌呤核苷酸循环

B. 加水脱氨基作用

C. 氨基移换作用

D. D-氨基酸氧化脱氨基作用

E. L-谷氨酸氧化脱氨基作用

42. 牙尖交错位又称
A. 牙位
B. 肌位
C. 姿势位
D. 铰链位
E. 正中关系位
43. 多根牙的牙周膜附着面积最大的部位是
A. 牙颈部
B. 根颈 1/3
C. 根分叉处
D. 根中 1/3
E. 根尖 1/3
44. 以下哪项不是慢性牙周炎的局部治疗
A. 彻底清除牙石，平整根面
B. 牙周袋及根面需要做药物处理
C. 根管治疗
D. 牙周手术
E. 建立平衡殆
45. 肾功能不良的患者禁用
A. 青霉素
B. 耐酶青霉素类
C. 广谱青霉素
D. 第一代头孢菌素
E. 第三代头孢菌素
46. 牙周翻瓣术中，颊舌侧龈缘高度差别很大，应采用的缝合方式为
A. 悬吊缝合
B. 锚式缝合
C. 水平褥式缝合
D. 冠向复位缝合
E. 牙间间断缝合
47. 某地区欲找出对患者的生命威胁最大的疾病，以便制定防治对策，需要计算和评价的统计指标为
A. 某病病死率
B. 某病患病率
C. 某病死亡率
D. 某病患病构成比
E. 某病发病率
48. 许多心理治疗方法中强调成功治疗的最为关键的因素是
A. 良好的医患关系
B. 针对性原则
C. 保密性原则
D. 灵活性原则
E. 完善的治疗计划
49. 医学心理学研究任务不包括
A. 研究心理因素对人体健康的影响及其机制
B. 研究个性的形成和发展
C. 研究自我调节对防病、治病和康复的作用
D. 研究心理因素在疾病发展过程中的作用
E. 研究疾病过程中的心理反应
50. Ⅲ型变态反应的启动因素是
A. 细胞因子
B. 免疫球蛋白
C. 免疫复合物
D. 单核-吞噬细胞
E. 淋巴毒素
51. 第三代头孢菌素的特点是
A. 主要用于轻、中度呼吸道和尿路感染
B. 对革兰阴性菌有较强的作用
C. 对 β-内酰胺酶的稳定性较第一代、第二代头孢菌素低
D. 对肾脏毒性较第一代、第二代头孢菌素大
E. 对组织穿透力弱
52. 人格核心是
A. 气质

B. 动机
C. 性格
D. 需要
E. 能力

53. 牙槽骨吸收处豪希普陷窝内的细胞是
A. 破骨细胞
B. 成牙骨质细胞
C. 成纤维细胞
D. 间质细胞
E. 未分化的间充质

54. 关于种植体周围组织疾病，叙述错误的是
A. 包括种植体周黏膜炎和种植体周炎
B. 种植体周黏膜炎是导致种植体失败的主要原因之一
C. 种植体周炎病变已突破黏膜屏障累及骨组织，类似牙周炎
D. 种植体周一旦出现骨吸收，即不易逆转，目前尚无特效的治疗方法
E. 由于钛种植体表面易磨损，传统的金属刮治器不能用于种植体，它们会损伤铁表面

55. 按照需要起源，可把需要分为
A. 生理性需要和社会性需要
B. 物质需要和精神需要
C. 自然需要和精神需要
D. 生理性需要和心理性需要
E. 物质需要和心理性需要

56. 心理过程包括
A. 气质、性格和能力
B. 动力、活动和评价
C. 认识、情感和意志
D. 动力、情绪和意志
E. 认识、人格和活动

57. 已获得的知识、技能和方法对解决新问题会产生影响的心理现象称为
A. 暗示
B. 迁移
C. 保持
D. 创造
E. 功能因素

58. 在尖牙保护𬌗时，尖牙的作用是
A. 尖牙萌出最晚
B. 尖牙能抵御较大的咀嚼力
C. 尖牙在恒牙列中存留到最后
D. 尖牙的位置适中
E. 尖牙不太重要

59. 在流行病学的病例对照研究中，选择对照的最佳条件是
A. 产生病例人群中的非患者，其他非研究因素和特征与病例组有可比性
B. 产生病例人群中非病例的一个非随机样本
C. 产生病例人群中的非患者，其他非研究因素与病例组相同
D. 未患所研究疾病的人
E. 未患所研究疾病的人，其他非研究因素与病例组有可比性

60. 以下哪种不是单克隆抗体的特点
A. 识别一种抗原表位
B. 制备成本高
C. 纯度高
D. 效价高
E. 特异性强

61. 12 岁儿童从饮水含氟量 0.3ppm 地区迁居饮水含氟量 1.2ppm 地区，氟牙症发生的可能性为
A. 0
B. 25%
C. 50%
D. 75%
E. 100%

62. 下列关于艾滋病防治工作原则的表述，不正确的是
A. 采取行为干预和关怀救助等措施
B. 建立政府组织领导、部门各负其责、全社会共同参与的机制
C. 加强宣传教育
D. 坚持预防为主、防治结合的方针
E. 坚持预防为主、治疗为辅的方针

63. 某医疗机构未经批准擅自变更放射诊疗项目，造成严重后果，卫生行政部门应给予
A. 刑事处罚
B. 罚款 4000 元
C. 吊销“医疗机构执业许可证”
D. 责令限期整改
E. 严重警告

64. 关于医疗损害责任的赔偿主体的说法，正确的是
A. 患者在诊疗活动中受到损害，医务人员有过错的，由医务人员承担赔偿责任
B. 患者在诊疗活动中受到损害，医疗机构无过错的，也应适当承担民事赔偿比例
C. 患者在诊疗活动中受到损害，医疗机构及其医务人员有过错的，由医疗机构和医务人员承担连带赔偿责任
D. 患者在诊疗活动中受到损害，医务人员无过错的，也应适当承担民事赔偿比例
E. 患者在诊疗活动中受到损害，医疗机构及其医务人员有过错的，由医疗机构承担赔偿责任

65. 患者有损害，医疗机构不承担赔偿责任的情形，不是法律明文规定的是
A. 医务人员在抢救生命垂危的患者等紧急情况下已经尽到合理诊疗义务
B. 患者的近亲属不配合医疗机构进行符合诊疗规范的诊疗
C. 患者不配合医疗机构进行符合诊疗规范的诊疗
D. 医务人员无明显医疗过错
E. 限于当时的医疗水平难以诊疗

66. 关于患者享有平等医疗权利的表述，错误的是
A. 公民享有生命健康权
B. 对所有患者都应一视同仁
C. 患者的需求应得到完全满足
D. 应满足患者的合理需求
E. 患者享有的医疗保健权在实现时是受条件限制的

67. 相关系数反映事物间的
A. 依存关系
B. 函数关系
C. 比例关系
D. 因果关系
E. 相关关系

68. 有 5 个不同职业人群的冠心病患病率资料，欲比较职业不同患病率是否相同。若图示对比不同职业人群的冠心病患病率的高低，应绘制
A. 普通线图
B. 直条图
C. 直方图
D. 圆图
E. 散点图

69. 肝素抗凝作用的主要机制是
A. 直接灭活凝血因子
B. 激活血浆中的抗凝血酶
C. 与血浆中 Ca^{2+} 结合
D. 激活纤溶酶原活性

E. 抑制肝脏合成凝血因子

70. 确定口腔流行病学调查样本含量的依据是
A. 分组情况
B. 患病率大小
C. 能否双盲
D. 干预实验因素
E. 受教育程度

71. 流行病学调查的资料在分析时一般不用
A. 标准差
B. 中位数
C. 标准误
D. 平均数
E. 可信区间

72. 息止𬌗间隙的范围是
A. 1~5mm
B. 1~4mm
C. 1~6mm
D. 1~7mm
E. 1~8mm

73. DNA 变性时其结构变化表现为
A. 磷酸二酯键断裂
B. N—C 糖苷键断裂
C. 戊糖内 C—C 键断裂
D. 碱基内 C—C 键断裂
E. 对应碱基间氢键断裂

74. 贝内特（Bennett）运动是指
A. 下颌的前伸运动
B. 下颌的侧方运动
C. 下颌的边缘运动
D. 下颌的开闭运动
E. 下颌的功能运动

75. 对苯海拉明的说法，错误的是
A. 可用于失眠的患者
B. 可用于治疗荨麻疹
C. 是 H_1 受体阻断药
D. 可治疗胃和十二指肠溃疡
E. 可治疗变应性鼻炎

76. 治疗地高辛引起的室性期前收缩的首选药物是
A. 奎尼丁
B. 苯妥英钠
C. 利多卡因
D. 胺碘酮
E. 普鲁卡因胺

77. 吗啡的适应证是
A. 肺源性心脏病（肺心病）
B. 支气管哮喘
C. 心源性哮喘
D. 分娩镇痛
E. 颅脑损伤颅内高压

78. 咀嚼肌收缩所发挥的最大力是
A. 咀嚼压力
B. 最大𬌗力
C. 咀嚼肌力
D. 𬌗力
E. 牙周潜力

79. 乳牙龋病充填治疗中不能用的垫底材料是
A. 磷酸锌水门汀
B. 聚羧酸锌粘固剂
C. 玻璃离子水门汀
D. 丁香油粘固剂
E. 硬性氢氧化钙

80. 磨耗多发生在牙冠的
A. 唇面、颊面和𬌗面
B. 舌面、𬌗面和邻面
C. 切缘、邻面和轴面
D. 轴面、𬌗面和切缘
E. 切缘、𬌗面和邻面

【A_2型题】

答题说明

每一道考题是以一个小案例出现的，其下面都有 A、B、C、D、E 五个备选答案，请从中选择一个最佳答案。

81. 患者，女性，48 岁。$\overline{6|}$因龋坏缺损，轴壁短、位于龈上，殆面与对颌牙无接触，殆龈距小，X 线显示已行完善的根管治疗，最佳的修复方式为
    A. 铸造全冠
    B. 银汞充填
    C. 烤瓷全冠
    D. 树脂充填
    E. 高嵌体
82. 患者，女性，41 岁。$\overline{6|}$有一烤瓷全冠，探查边缘存在悬突，周围龈缘红肿。治疗方法为
    A. 磨除悬突加局部处理
    B. 药物治疗
    C. 牙周治疗
    D. 边缘抛光
    E. 局部处理
83. 患儿，4 岁。因外伤致左上乳中切牙内陷移位，牙龈无明显撕裂伤，牙槽突无折断。X 线片显示恒牙胚未受波及。正确的处理是
    A. 立即复位固定
    B. 立即拔除
    C. 不做处理
    D. 牵引复位
    E. 定期复诊观察
84. 患者，女性，53 岁。$\overline{654|}$为残根。风湿性心脏病病史 10 余年，二尖瓣狭窄，心功能Ⅱ级。此患者拔牙应慎重，否则易发生
    A. 眶下间隙感染
    B. 颊间隙感染
    C. 干槽症
    D. 亚急性感染性心内膜炎
    E. 败血症
85. 某患者曾有颏部受力外伤史，后出现进行性开口困难，逐渐发展到完全不能开口，下颌发育不足，左侧髁突无动度。还可能出现的其他表现是
    A. 左侧下颌体、下颌支长，外观丰满
    B. 左侧下颌体、下颌支短小，外观丰满
    C. 颇部偏向右侧，右侧面部扁平、狭长
    D. 颏部偏向左侧，左侧面部扁平、狭长
    E. 颇部偏向右侧，右侧面部外观丰满
86. 患儿，男，7 个月。出生时唇部裂开，查体见左侧红唇至鼻底裂开，右侧裂隙未至鼻底。根据以上资料，可诊断为
    A. 左侧不全唇裂，右侧完全唇裂
    B. 双侧不全唇裂
    C. 左Ⅱ度唇裂，右Ⅲ度唇裂
    D. 左Ⅲ度唇裂，右Ⅰ度唇裂
    E. 左侧完全唇裂，右侧不全唇裂
87. 患儿，男，1 岁半。口腔检查发现，上下颌乳中切牙和侧切牙萌出，按照一般乳牙萌出顺序在其口内萌出的下一颗

牙为

A. 下颌乳尖牙

B. 上颌乳尖牙

C. 下颌第一乳磨牙

D. 上颌第一乳磨牙

E. 下颌第二乳磨牙

88. 患者，男性，25 岁。左上后牙有洞，酸甜食物敏感，冷水敏感，要求治疗。检查：⌊6 殆面龋洞，内有食物残渣，去腐后至牙本质深层。医师最可能的诊断是

A. 浅龋

B. 中龋

C. 深龋

D. 急性龋

E. 慢性龋

89. 患者，女性，39 岁。右下后牙进食嵌塞痛 2 周，偶有喝冷水疼痛。无自发痛。检查发现右下第一磨牙殆面深龋洞，冷测验反应正常，冷刺激入洞出现一过性敏感，叩痛（-），去净腐质后洞底无穿髓孔。该患牙应做的治疗是

A. 双层垫底后充填

B. 安抚治疗以消除症状

C. 活髓切断

D. 直接盖髓

E. 根管治疗

90. 患者，男性，26 岁。上大学前一直在河北沧州居住，因上前牙有黄黑斑块要求治疗。检查：$\underline{21|12}$ 唇面有黄褐色斑块，无缺损，表面光滑，质硬，叩诊（-），冷测验（-），乡亲中亦有相似情况。医师最可能的诊断是

A. 浅龋

B. 氟牙症

C. 四环素牙

D. 釉质发育不全

E. 静止龋

91. 患者，女性，15 岁。左侧下颌骨逐渐膨大 8 年。检查：下颌骨体部膨大，面不对称，质硬。X 线片示左侧下颌骨磨牙区颌骨膨胀，呈边界清楚、高低密度混合影。可能的诊断为

A. 骨化纤维瘤

B. 巨颌症

C. 颌骨血管瘤

D. 骨纤维异常增殖症

E. 牙源性纤维瘤

92. 患者，男性，23 岁。左下后牙进食嵌塞 2 个月，遇冷刺激敏感，无明显自发痛。检查：⌈4 深龋洞，探诊腐多、软，洞底不敏感，无露髓孔。冷测验冰棒置于牙冠颊面，反应与对照牙相同，但冰水滴入洞内出现敏感。叩痛（-），牙龈无异常。该患牙的临床诊断是

A. 牙本质过敏

B. 中龋

C. 深龋

D. 可复性牙髓炎

E. 慢性牙髓炎

93. 患儿，女，11 岁。因右上尖牙未萌就诊。拍摄 CBCT 后发现右上前牙区牙瘤、尖牙埋伏阻生，遂行牙瘤摘除术等治疗。如做病理检查，瘤内可见

A. 牙釉质

B. 黏液细胞

C. 无上皮衬里

D. 巨细胞

E. 颗粒细胞

94. 舌癌患者颈部淋巴结转移需要行放射治疗（放疗），放疗后可能发生的口腔改变是

A. 口腔黏膜炎症
B. 牙齿龋坏
C. 口干
D. 皮肤发红、变黑
E. 以上均是

95. 患者，女性，50 岁。上颌牙列缺损，下颌牙列缺失。就诊期间焦虑多话，情绪波动较大，暴躁易怒。该患者可能出现的情况是
A. 骨质疏松
B. 牙槽骨吸收较快
C. 口干、烧灼感
D. 适应力差
E. 以上皆有可能出现

96. 患者，女性，70 岁。上下颌牙列缺失，要求全口义齿修复。患者端坐于治疗椅上，全身放松，头颈部直立，两眼平视，口唇轻闭，下颌处于生理休息状态。测得鼻底至颏底距离为 71mm。颌位关系记录的咬合垂直距离应为
A. 64mm
B. 69mm
C. 71mm
D. 73mm
E. 76mm

97. 患者，男性，30 岁。开口受限 1 周，下颌前伸时左侧颞下区疼痛，开口型偏右。诊断为咀嚼肌痉挛。该患者是哪一种咀嚼肌痉挛
A. 左侧颞肌
B. 右翼内肌
C. 左翼内肌
D. 右翼外肌
E. 左翼外肌

98. 患者，39 岁。21|12 缺失，间隙正常，前牙覆𬌗覆盖正常，X 线片示 3|3 牙根粗大，牙周组织健康。行固定义齿修复的最佳设计为
A. 3|3 做基牙的双端固定桥
B. 43|34 做基牙的双端固定桥
C. 43|3 做基牙的双端固定桥
D. 3|34 做基牙的双端固定桥
E. 543|34 做基牙的双端固定桥

99. 患者，男性，70 岁。全口义齿修复后 2 周，固位情况良好，咀嚼时上颌义齿容易脱落。是因为
A. 后堤区封闭不良
B. 基托边缘过长
C. 唇系带附丽过高
D. 硬腭区无缓冲
E. 咬合不平衡

100. 患者，49 岁。54| 缺失，缺牙间隙小。6| 近中倾斜约 20°，余留牙牙周健康。行固定义齿修复时，应考虑
A. 设计单端固定桥
B. 设计复合固定桥
C. 设计活动连接体
D. 增加基牙数目
E. 6| 根管治疗后桩核冠修复

101. 患者，男性，31 岁。邻𬌗嵌体戴入 2 个月后，出现冷热刺激痛，最有可能出现的原因是
A. 冠周炎
B. 急性牙髓炎
C. 继发龋
D. 急性根尖周炎
E. 急性牙周炎

102. 患者，男性，39 岁。7| 有一铸造全冠，探查冠边缘悬突，邻接不良，周围龈缘红肿。如何进行治疗
A. 牙周治疗
B. 边缘抛光

C. 拆除重做
D. 药物治疗
E. 局部处理

103. 患者，56 岁。8765| 缺失，拟行可摘局部义齿修复。为了减小义齿游离端鞍基的水平向移动，以下设计错误的是
A. 扩大基托面积
B. 选用牙尖斜度大的人工牙
C. 左上颌牙弓放置间接固位体
D. 设计稳固的大连接体
E. 应用双侧联合设计

104. 患者，女性，27 岁。上前牙冠修复 2 周，一直感牙龈胀痛不适。检查：1|1 烤瓷全冠，唇侧颈缘位于龈沟内 1mm，龈缘充血。引起胀痛最可能的原因是
A. 冠边缘不密合
B. 冠边缘过短
C. 戴冠时损伤了牙龈
D. 粘固剂残留在龈沟内
E. 食物刺激牙龈

105. 患者，女性，51 岁。|1 牙体缺损已行完善根管治疗，选择烤瓷全冠修复，唇侧边缘位置的最佳选择是
A. 龈上 0~1mm
B. 平齐龈缘
C. 龈沟底
D. 龈下 1~2mm
E. 龈下 0.5~1.0mm

106. 患者上前牙残根，进行完善的根管治疗后要进行桩核冠修复，在根管预备完毕、完成蜡型至最后粘固前，患者的根管应
A. 放 95%乙醇棉球，以氧化锌暂封
B. 放丁香油棉球，以氧化锌暂封
C. 放 75%乙醇棉球，以氧化锌暂封
D. 放干棉球，以氧化锌暂封
E. 放 FC 棉球，以氧化锌暂封

107. 患者，女性，52 岁。|6 远中邻殆面深龋，已充填。局部麻醉下进行全冠牙体预备。戴冠时因摩擦产生酸痛。为避免牙髓受刺激，应采用的永久粘固剂是
A. 丁香油氧化锌
B. 磷酸锌粘固剂
C. 玻璃离子粘固剂
D. 牙釉质粘结剂
E. 牙本质粘结剂

108. 某获得性免疫缺陷综合征女性患者，出现严重的肺炎，痰涂片发现有孢子存在，试问最有可能的病原体是
A. 曲霉菌
B. 新型隐球菌
C. 毛霉菌
D. 卡氏肺孢子菌
E. 小孢子癣菌

109. 某患者，有输血史，近日体检发现血液 HCV RNA（+）和抗-HCV IgM（+），最积极有效的处置方法是
A. 卧床休息
B. 注射抗生素
C. 注射丙种球蛋白
D. 注射干扰素
E. 接种疫苗

110. 某患者，突然出现高热、乏力，伴有腓肠肌疼痛，眼结膜出血以及淋巴结肿大。初步诊断是钩端螺旋体病。该病原体的主要传染源和储存宿主是
A. 鼠和犬
B. 猪和犬
C. 鼠和猪

D. 牛和马

E. 羊和牛

【A_3/A_4 型题】

答题说明

以下提供若干个案例，每个案例下设若干道考题。请根据答案所提供的信息，在每一道考题下面的 A、B、C、D、E 五个备选答案中选择一个最佳答案。

（111～112 题共用题干）

患儿，男，4 岁。口腔卫生情况不佳，患者左下第一乳磨牙深龋，去腐过程中露髓。

111. 为了消除病痛，恢复健康，首先采取的措施是
   A. 树脂充填
   B. 玻璃离子水门汀充填
   C. 间接盖髓术
   D. 活髓切断术
   E. 根管治疗

112. 上述治疗措施属于
   A. 口腔健康教育
   B. 特殊防护措施
   C. 一级预防
   D. 二级预防
   E. 三级预防

（113～114 题共用题干）

研究人员对某北方工业城市进行肺癌监测，结果显示在该市人口中，当年有 410 人新确诊为肺癌，其中男性为 260 人、女性为 150 人。当年肺癌患者中有 180 人死亡，假定该城区当年人口数为 10 万，男性、女性人口数大致相当。

113. 该城市当年男性的肺癌发病率为
   A. 300/10 万
   B. 360/10 万
   C. 520/10 万
   D. 260/10 万
   E. 410/10 万

114. 该城市当年肺癌死亡率为
   A. 150/10 万
   B. 180/10 万
   C. 260/10 万
   D. 280/10 万
   E. 410/10 万

（115～116 题共用题干）

患者，女性，66 岁。可摘局部义齿戴用 1 周，诉咀嚼时压痛。检查显示 $\overline{8—4|678}$ 缺失，缺牙区牙槽嵴低窄。义齿基托密合，固位稳定性良好，咬合接触紧密。人工牙颊舌径宽度大，对殆为天然牙。黏膜无明显红肿溃疡

115. 根据 Kennedy 牙列缺损的分类法，患者属于
   A. 第一类
   B. 第二类第一亚类
   C. 第二类第二亚类
   D. 第三类
   E. 第四类

116. 造成压痛的原因
   A. 患者不适应
   B. 基托组织面有小结节
   C. 义齿咀嚼时撬动
   D. 后牙覆盖过大

E. 牙槽嵴负担过重

（117~118 题共用题干）

某职业学院在校师生约 3000 人，在过去 1 周内，近 200 名在校师生相继出现发热、乏力、食欲缺乏、尿黄、皮肤巩膜黄染等临床表现，被校医院确诊为甲型病毒性肝炎。

117. 该病的流行强度为
A. 散发
B. 流行
C. 暴发
D. 大流行
E. 聚集

118. 为抑制该起甲型病毒性肝炎疫情，需要采取的必要措施不包括
A. 发现并及时隔离治疗患者
B. 开展甲型病毒性肝炎的健康教育
C. 药物预防
D. 粪便无害化处理
E. 餐具消毒

（119~123 题共用题干）

患者，男性，33 岁。右侧腮腺区反复肿胀、疼痛，进食加重，按摩后有“咸”味液体流出，约半年发作一次。检查：右侧颊部可触及右侧腮腺导管呈条索状，轻压腺体导管口有少量液体流出。

119. 患者最可能的诊断是
A. 舍格伦综合征
B. 急性化脓性腮腺炎
C. 慢性复发性腮腺炎
D. 慢性阻塞性腮腺炎
E. 涎石病

120. 挤压腺体时导管口流出的液体是
A. 一定含黏液栓子
B. 血性液体
C. 蛋清样液体
D. 黄色清亮液体
E. 棕褐色清亮液

121. 作为首选检查的是
A. 腮腺造影
B. 侧位片
C. X 线检查
D. 曲面断层片
E. 下颌横断殆片

122. 影像学检查最有可能是
A. 末端导管点球状扩张
B. 腮腺导管“腊肠样”改变
C. 圆形、卵圆形充盈缺损
D. 梭形充盈缺损
E. 以上不都是

123. 关于本病的治疗原则，错误的是
A. 以去除病因为主
B. 向导管中注入消炎抗菌药物
C. 自前向后按摩导管促进分泌物排出
D. 服用维生素 C 片促进唾液分泌
E. 保守疗法无效者考虑手术

（124~126 题共用题干）

患者，男性，67 岁。无牙颌，上下颌弓关系异常，下颌弓前部稍前突，下颌弓后部明显宽于上颌弓。

124. 全口义齿修复时前牙应排成
A. 正常殆
B. 对刃殆
C. 反殆
D. 深覆盖
E. 深覆殆

125. 全口义齿修复时后牙应排成
A. 正常殆
B. 反殆
C. 对刃殆
D. 加大覆盖
E. 浅反覆殆

126. 如果后牙排成反𬌗关系，排牙时正确的方法是
A. 牙列式由 $\frac{A|B}{C|D}$ 换成 $\frac{D|C}{B|A}$
B. 牙列式由 $\frac{A|B}{C|D}$ 换成 $\frac{B|A}{D|C}$
C. 牙列式由 $\frac{A|B}{C|D}$ 换成 $\frac{C|D}{A|B}$
D. 上颌后牙舌尖与下颌后牙中央窝接触
E. 下颌后牙颊尖与上颌后牙中央窝

（127～129 题共用题干）

患者，男性，38 岁。上唇右侧剧烈肿痛 6 天，开口受限，影响进食及言语 3 天，头痛，畏寒，体温 39℃。检查：右侧上唇有 1 个直径 2cm 的紫红色炎症性浸润块，可见有多个黄白色脓头，并可见脓血性分泌物溢出，中央区见多个蜂窝状腔洞。血常规检查可见白细胞计数和中性粒细胞比例明显升高，并可见核左移。

127. 可诊断为
A. 唇部疖
B. 糜烂型唇炎
C. 唇痈
D. 糜烂型唇扁平苔藓
E. 唇部盘状红斑狼疮

128. 最应预防发生的并发症是
A. 败血症
B. 脑膜炎
C. 脓毒血症
D. 中毒性休克
E. 颅内海绵窦静脉炎

129. 下列治疗措施中，严禁进行的是
A. 2%的碘酊局部外涂
B. 足量应用抗生素
C. 早期可用苯酚烧灼
D. 炎症控制、肿胀局限后做保守性切开引流
E. 用高渗盐水或含抗生素的盐水纱布局部持续湿敷

（130～132 题共用题干）

患者，女性，40 岁。双颊黏膜粗糙感 1 个月，有时伴刺激痛。检查：双颊黏膜有网状白色条纹，右颊黏膜轻度充血。

130. 本病应考虑为
A. 口腔白斑
B. 口腔白角化症
C. 白色水肿
D. 口腔扁平苔藓
E. 盘状红斑狼疮

131. 以下对作出诊断最为重要的是
A. 直接免疫荧光检查
B. 脱落细胞涂片检查
C. 组织病理检查
D. 病损组织细胞培养
E. 甲苯胺蓝染色

132. 与该病的发病因素无关的是
A. 精神因素
B. 内分泌因素
C. 免疫因素
D. 吸烟
E. 遗传

（133～135 题共用题干）

患者，女性，21 岁。左下后牙遇冷水酸痛 1 周。检查：⌈6 𬌗面龋洞深，探诊质软，敏感，冰棒置于颊面结果同对照牙，冷水入洞一过性疼痛，去除刺激后立即消失，叩痛（-），不松动。X 线片示龋坏累及牙本质中层，根尖周未见明显异常。⌊6 近中边缘嵴见可疑裂纹，牙尖陡锐，冷测验同对照牙，叩痛（-）。

133. 主诉牙的诊断是

A. 中龋

B. 深龋

C. 牙隐裂

D. 可复性牙髓炎

E. 慢性牙髓炎

134. 主诉牙的治疗方案是

A. 拔除术

B. 复合树脂粘结修复

C. 直接盖髓术

D. 活髓切断术

E. 根管治疗术

135. 非主诉牙的治疗方案是

A. 调𬌗观察

B. 脱敏治疗

C. 充填治疗

D. 根管治疗

E. 全冠修复

【B 型题】

答 题 说 明

以下提供若干组考题，每组考题共用在考题前列出的 A、B、C、D、E 五个备选答案，请从中选择一个与问题关系最密切的答案。某个备选答案可能被选择一次、多次或不被选择。

（136~137 题共用备选答案）

A. 食物种类

B. 硬食习惯

C. 咀嚼

D. 患者年龄

E. 日常刷牙

136. 牙齿磨耗主要由于

137. 牙齿磨损可能由于

（138~141 题共用备选答案）

A. 前磨牙

B. 上颌第一磨牙

C. 下颌第一磨牙

D. 中切牙

E. 下颌第三磨牙

138. 隐裂好发于

139. 牙根纵裂好发于

140. 楔形缺损好发于

141. 冠周炎好发于

（142~143 题共用备选答案）

A. 戊二醛

B. 合成酚

C. 聚维酮碘

D. 乙醇

E. 次氯酸钠

142. 世界卫生组织肝炎小组推荐的乙型肝炎病毒（HBV）污染物消毒剂是

143. 常用于外科手术前的皮肤、黏膜的消毒剂是

（144~147 题共用备选答案）

A. 微静脉畸形、葡萄酒色斑

B. 静脉畸形、海绵状血管瘤

C. 动静脉畸形、蔓状血管瘤

D. 淋巴管畸形大囊型、囊性水瘤

E. 淋巴管畸形微囊型、海绵型淋巴管瘤

144. 发生于舌部呈“巨舌症”的是

145. 常发生于颞浅动脉所在的颞部或头皮下组织中的是

146. 好发于颈部锁骨上区，亦可发生于下颌下区和上颈部的是

147. 常沿三叉神经分布区分布的是

（148～150 题共用备选答案）

A. 牙菌斑

B. 服用药物

C. 全身疾病

D. 遗传因素

E. 内分泌导致的激素变化

148. 慢性龈炎的直接病因是

149. 增生性龈炎的直接病因是

150. 妊娠期龈炎的直接病因是

第一单元参考答案与解析

【A_1型题】

1. C 【解析】临床上将创口分为3类：无菌创口（Ⅰ类）、污染创口（Ⅱ类）、感染创口（Ⅲ类）。

2. E 【解析】主诉就是患者本次就诊需要解决的最主要问题，也是本次就诊的主要原因，常是患者的感受，也可以是功能障碍，其定义应是促使患者本次就诊的主要症状（体征）、性质、持续时间或医疗保健需求。

3. E 【解析】上牙槽后神经阻滞麻醉将局部麻醉药液注射于上颌结节处，因此又称上颌结节注射法。麻醉针尖刺入过深，容易刺破上颌结节后方的翼静脉丛引起血肿。

4. D 【解析】引起支气管哮喘的免疫球蛋白是IgE。

5. E 【解析】口腔健康教育方法包括大众传媒、社区活动、小型讨论会及个别交谈。

6. B 【解析】6岁以上学龄儿童已经可以掌握刷牙的方法，但是缺乏自律性，应在家长的督促下每天早晚刷牙。

7. A 【解析】急性疱疹性龈口炎与疱疹样复发性口腔溃疡的区别：①前者好发于婴幼儿，后者好发于成人。②前者为急性发作、全身反应较重，后者为反复发作、全身反应较轻。③前者病损表现为成簇小水疱，疱破后可形成大片表浅溃疡；后者病损表现为散在小溃疡，无发疱期。④前者病损可伴皮肤损害，后者病损无皮肤损害。

8. B 【解析】根尖周炎早期X线检查不能显示根尖周骨质改变。

9. B 【解析】嗜酸性粒细胞释放组胺酶和芳基硫酸酯酶，可以灭活肥大细胞释放的组胺和白三烯（LT），对Ⅰ型变态反应起到抑制作用。

10. A 【解析】颞下颌关节紊乱综合征关节间隙改变常用检查方法为许勒位片、关节侧位体层片或锥形束CT片。常见的关节间隙改变：①前间隙增宽，后间隙变窄。②前间隙变窄，后间隙增宽。③整个关节间隙变窄。④整个关节间隙增宽。

11. E 【解析】在近釉牙本质界最先形成的牙釉质和多数乳牙及恒牙表层，20~100mm厚的牙釉质看不到釉柱结构。近釉牙本质界处的无釉柱釉质，是成釉细胞在最初分泌釉质时，成牙本质细胞突尚未形成；而外层是成釉细胞分泌活动停止以及成牙本质细胞突退缩所致。

12. D 【解析】黏膜相关淋巴组织又称黏膜免疫系统，主要指呼吸道、胃肠道（M细胞）及泌尿生殖道黏膜固有层和上皮细胞下散在的淋巴组织，以及有生发中心的淋巴组织，如扁桃体、小肠派尔集合淋巴结及阑尾，是发生黏膜免疫应答的主要部位。

13. D 【解析】口腔癌预防的含义包括预防口腔癌的发生、预防口腔癌对邻近组织的损害、预防口腔癌的转移、预防因口腔癌丧失生命，不包括预防口腔癌的传染。

14. A 【解析】牙冠的两个邻面中，接近中线的一面，称为近中面，中切牙与中切牙相接触的面都是近中面。故选 A。

15. E 【解析】牙本质的钙化主要是球形钙化，以钙质小球为中心最后再融合而成，在牙本质钙化不良时，钙化团之间遗留一些未被钙化的间质，称为球间牙本质。原发性牙本质是指牙根发育完成以前形成的牙本质，排除选项 A；罩牙本质是指紧邻釉牙本质界的最先形成的原发性牙本质，排除选项 B；前期牙本质是指刚刚形成尚未矿化的牙本质，排除选项 C；硬化牙本质是指病理刺激下，牙本质小管封闭的牙本质，排除选项 D。

16. E 【解析】根据夏格夫（Chargaff）规则：A 和 T 的摩尔数相等，C 和 G 的摩尔数相等。

17. D 【解析】氟化氨银涂布时，形成氟化钙和磷酸银，增加牙齿的抗酸能力。此外，氟化氨银中的银离子与有机质中的蛋白质作用，形成蛋白银而起作用。但是，氟化氨银对软组织有腐蚀作用，使牙齿局部着色变黑，影响美观。

18. B 【解析】脊髓灰质炎病毒为小 RNA 肠道病毒。

19. B 【解析】自主性是帮助患者改变自己，患者从一开始就发挥主动的作用，并对自己的情感和行为越来越负责任。实效性是指心理治疗是一项有实效的工作。学习性是指心理治疗的过程就是一个学习的过程。主观性、积极性不是心理治疗的特点。

20. D 【解析】釉质中的釉梭位于釉质靠近牙本质的部分，是起始于釉牙本质界伸向釉质的纺锤状结构。釉梭形成于釉质发生的早期，此时成牙本质细胞的突起穿过基底膜，伸向前成釉细胞之间。釉质形成时此末端膨大的突起即留在釉质内而形成釉梭。

21. E 【解析】酸蚀症的预防方法包括加强口腔健康教育、治疗可引起牙酸蚀症的疾病、减少饮食中的酸对牙的侵蚀（如减少喝碳酸饮料）、避免酸性环境中与酶的接触、增强牙对酶的抵抗力、改变不良的饮食习惯及口腔卫生习惯。

22. B 【解析】成纤维细胞是牙髓中的主要细胞，故又称为牙髓细胞。

23. C 【解析】带有某些特定 HLA 等位基因或单体型个体易患某一疾病（阳性关联）或对该疾病有较强抵抗力（阴性关联）称为 HLA 和疾病的关联。强直性脊柱炎患者 HLA-B27 抗原阳性率 58%~97%，健康人仅为 1%~8%，即带有 B27 等位基因的个体易患强直性脊柱炎。

24. D 【解析】X 线片上 3 类慢性根尖周炎的区别主要是 X 线透射区边界情况：根尖脓肿无明确的边界；根尖肉芽肿有明确的边界；根尖周囊肿边界明确，且可见皮质骨白线。二者均可见骨密度减低区。

25. E 【解析】医疗机构出售无偿血的血液者由县级以上地方人民政府卫生行政部门予以取缔，没收违法所得，可以并处 10 万元以下的罚款；构成犯罪的，依法追究刑事责任。

26. C 【解析】涎腺结石最多见于下颌下腺，阳性结石用 X 线平片即可查出。

27. D 【解析】氟牙症是指牙发育期间经常饮用含氟量较高的水或食物所致的一种特殊的釉质发育不全，表现为牙釉质上出现着色的斑块和缺损。而非釉质单纯过度矿化不是氟牙症的表现。

28. B 【解析】心理治疗可以广泛地应用于临床与心理的许多疾病与问题，但无法用于中毒昏迷的患者。

29. A 【解析】固有牙槽骨属于骨密质，其中含有大量牙周膜纤维（穿通纤维）。在紧靠牙周膜一侧的固有牙槽骨由平行骨板和来自牙周膜的穿通纤维组成，这些含穿通纤维的骨板称束状骨。

30. C 【解析】牙龈是口腔黏膜的一部分，由上皮和固有层组成，无黏膜下层。牙龈上皮暴露于口腔的部分，为复层鳞状上皮，表面有角化或不全角化。

31. D 【解析】流行性乙型脑炎不可垂直传播。流行性乙型脑炎简称乙脑，是由乙型脑炎病毒感染引起的中枢神经系统急性传染病，其可在群体之间进行水平传播，传播途径为经蚊虫叮咬传播。

32. A 【解析】口腔癌的危险度与吸烟量、吸烟时间的长短呈正相关。假设不吸烟的危险度是 1，每天吸 10~19 支，危险度上升为 6.0，每天吸 20 支以上危险度为 7.0，每天吸 40 支以上危险度高达 12.4。

33. D 【解析】最大殆力主要由牙周膜的最大耐受力决定。殆力刺激牙周膜本体感受器，感觉传入反馈调节咀嚼肌力的大小，使产生的殆力不超出牙周膜的最大耐受力范围。咀嚼肌所能发挥的最大力，称为咀嚼肌力或咀嚼力。这一力量的大小是根据肌肉在生理状态下的横断面积大小和肌纤维附着部位与方向计算出的。咀嚼肌力较最大殆力大。殆力值是通过将殆力计的咬头置于牙齿殆面或切嵴进行咬合测出的数值。

34. D 【解析】殆力次序不受性别、年龄的影响，殆力大小顺序：第一磨牙>第二磨牙>第三磨牙>第二前磨牙>第一前磨牙>尖牙>中切牙>侧切牙，其中第一、第二磨牙差别有时不明显。

35. C 【解析】牙尖交错位是指上下牙弓殆面接触最广、牙尖相互交错咬合时，下颌骨的位置。正中关系是指下颌适居正中，髁突处于关节窝的后位，在适当的垂直距离时，下颌骨对上颌骨的位置关系。在正中关系范围内有上下牙接触，称为正中关系殆。两者位置关系协调时，两者为同一位，或者由正中关系殆能自如地直向前滑动到正中殆，滑动距离称为长正中，0.5~1.0mm。

36. C 【解析】在正中关系范围内，尽管下颌可以做一定范围的铰链开闭运动，髁突只在原位转动而无滑动。而后退接触位（正中关系殆）则是指下颌处在正中关系时，下牙列与上牙列有咬合接触。因此铰链运动起始于后退接触位。

37. C 【解析】连接下颌切牙的切缘、尖牙的牙尖、前磨牙的颊尖、磨牙的近远中颊尖构成一条相对平滑的曲线，为下颌的纵殆曲线，或称 Spee 曲线。纵殆曲线从前向后略呈凹形。前牙切缘几乎在同一平面上，自尖牙的牙尖向后经前磨牙的颊尖到第一磨牙的远中颊尖逐渐降低，再向后经过第二、第三磨牙颊尖又行上升。

38. A 【解析】本题考查杆形卡环的特点。杆形卡环与基牙接触面积小，弹性好，对基牙损伤小。卡环的固位作用依靠卡环固位臂尖进入基牙倒凹区，因此杆形卡环固位作用也好。其主要不足之处是固位臂与基牙接触面积小；对抗作用一般较圆环形卡环弱，因此稳定作用差。

39. C 【解析】胸腺嘧啶（T）是构成 DNA 的碱基，U 是 RNA 特有的碱基。

40. E 【解析】胆色素在体内不能转变成细胞色素。胆色素在血液中主要与清蛋白结合而运输。胆色素是铁卟啉类化合物的主要分解代谢产物，包括胆红素、胆绿素、胆素原和胆素。血红蛋白的主要成分是血红素，胆色素是胆汁的成分之一。合成胆汁酸的底物是胆固醇。

41. A 【解析】肌肉（骨骼肌和心肌）主要通过嘌呤核苷酸循环脱去氨基：氨基酸经过转氨基作用（一次或多次）把氨基交给草酰乙酸，生成天冬氨酸；后者与肌苷-磷酸（IMP）反应生成腺嘌呤代琥珀酸，再裂解出延胡索酸和腺苷-磷酸（AMP）。肌肉中 AMP 脱氨酶则催化 AMP 脱氨恢复为 IMP，而原先氨基酸的氨基经这个嘌呤核苷酸循环而被脱下。这是因为肌肉不像肝、肾等组织，L-谷氨酸脱氢酶活性极弱，难以通过联合脱氨基作用脱氨基。

42. A 【解析】牙尖交错位是上下颌牙接触最广、牙尖交错的位置，又称牙位。肌位是指下颌自然闭合至上下颌牙刚刚接触时的位置。姿势位是人直立或坐正时，不说话、不咀嚼、不吞咽的时候下颌所处的位置；铰链位和正中关系位，下颌后退接触位是一个张力性边缘位置，正中关系是在髁突在关节窝最上、最前位时做铰链运动时下颌对上颌位置关系的范围，所以下颌后退接触位是正中关系的最上位。后退接触位又称铰链位。

43. B 【解析】牙根颈 1/3 段的周径大，又包括根分叉部位，此段牙周膜附着面积最大，而根中和根尖部位周径逐渐减小，牙周膜附着面积相应减小。牙周膜附着在牙根表面，而不是在牙颈部。

44. C 【解析】慢性牙周炎的局部治疗：彻底清除牙石，平整根面；牙周袋及根面做药物处理；必要时行牙周手术；通过松牙固定术、牙周夹板等建立平衡的𬌗关系；尽早拔除不能保留的患牙，以利于邻牙的治疗和组织修复。

45. D 【解析】第一代头孢菌素大量使用时可损害肾小球近曲小管细胞而出现肾脏毒性。故肾功能不全患者禁用第一代头孢菌素。

46. A 【解析】悬吊缝合是利用术区的牙齿来悬吊固定龈瓣，适用于颊、舌两侧龈瓣高度不一致时，使每侧龈瓣分别在所复位的水平紧密地贴合于牙与骨面，不易发生松脱或过大张力。

47. A 【解析】病死率表示一定时期内，某病的全部患者中因该病死亡者所占的比例。病死率表示确诊疾病的死亡概率，因此可反映疾病的严重程度。

48. A 【解析】良好的医患关系是心理治疗成功的关键因素。保密原则、针对性原则、灵活原则、制订完善的治疗计划都是心理治疗的原则，但不是治疗成功最关键的因素。

49. B 【解析】医学心理学的研究对象是人，是研究在人类健康和疾病相互转化过程中所涉及的各种心理行为问题以及解决这些问题的方法。

50. C 【解析】Ⅲ型变态反应的启动因素是由抗原抗体结合形成的免疫复合物。该复合物沉积于毛细血管基膜，激活补体，引起组织损伤和炎症反应。

51. B 【解析】第三代头孢菌素的特点是抗菌谱广、杀菌力强、对β-内酰胺酶较稳定，过敏反应少。对革兰阴性菌作用强。

52. C 【解析】人格包括需要、动机与挫折、能力、气质与性格等。其中，性格是个体在生活过程中形成，对客观现实稳固的态度以及与之相适应的习惯了的行为方式。性格是一个人的心理面貌本质属性的独特结合，是人与人相互区别的主要方面，是人格中最重要的心理特征，具有核心的意义。

53. A 【解析】在骨吸收区，骨表面有蚕食状凹陷，称吸收陷窝，又称豪希普陷窝(Howship's lacuna)。凹陷处可见多核巨细胞即破骨细胞。

54. B 【解析】种植体周炎不可逆，是导致种植体失败的主要原因之一。

55. A 【解析】需要是个体对生理的和社会的客观需求在人脑的反映，是个体的心理活动与行为的基本动力。按其起源，一般把需要分为生理性需要和社会性需要。当然也可根据需要的对象，把需要分为物质的需要和精神的需要。

56. C 【解析】心理过程是指心理活动发生、发展的过程，也就是人脑对现实的反映过程。整个心理过程包括认识过程、情感过程和意志过程，这三个过程既互相区别又互相联系。

57. D 【解析】医学心理学的基本观点：①心身统一的观点。②社会对个体影响的观点。③认知评价的观点。④主动适应与调节的观点。⑤情绪因素作用的观点。⑥个性特征的观点。

58. B 【解析】尖牙做支撑的有利条件：①尖牙具有适合作为制导的舌面窝，可导致𬌗力趋于轴向。②根长且粗大、支持力强。③尖牙位居牙弓前部，在咀嚼时构成Ⅲ类杠杆，能抵御较大的咀嚼力。④牙周韧带感受器丰富，对刺激敏感，能及时作出调整反应。尖牙保护𬌗是指在侧方咬合运动时，以尖牙做支撑，对其他牙起到保护作用。

59. A 【解析】在流行病学的病例对照研究中，选择对照的最佳条件是产生病例人群中的非患者，其他非研究因素和特征与病例组有可比性。

60. B 【解析】单克隆抗体是人工制备的抗体，是由单一杂交瘤细胞产生，针对单一抗原表位的特异性抗体。特点是结构均一、纯度高、特异性强、少或无血清交叉反应、制备成本低。

61. A 【解析】氟牙症是牙形成和矿化期摄入过量氟引起的一种釉质矿化不全。当地饮用水氟浓度在 0.5ppm 以下为低氟地区（没有其他氟污染的情况下）。故可以判断出，这个 12 岁男孩虽然迁居高氟区（1.2ppm），但也不会产生氟牙症。

62. E 【解析】艾滋病防治工作坚持预防为主、防治结合的方针，建立政府组织领导、部门各负其责、全社会共同参与的机制，加强宣传教育，采取行为干预和关怀救助等措施，实行综合防治。

63. 【解析】根据《放射诊疗管理规定》，医疗机构有下列情形之一的，由县级以上卫生行政部门给予警告、责令限期整改，并可以根据情节处以 3000 元以下的罚款；情节严重的，吊销其“医疗机构执业许可证”。①未取得放射诊疗许可从事放射诊疗工作的。②未办理诊疗科目登记或未按照规定进行校验的。③未经批准擅自变更放射诊疗项目或者超出批准范围从事放射诊疗工作的。

64. E 【解析】行为人因过错侵害他人民事权益，应当承担侵权责任。根据法律规定推定行为人有过错，行为人不能证明自己没有过错的，应当承担侵权责任。患者在诊疗活动中受到损害，医疗机构及其医务人员有过错的，由医疗机构承担赔偿责任。

65. D 【解析】患者有损害，因下列情形之一的，医疗机构不承担赔偿责任：患者或者其近亲属不配合医疗机构进行符合诊疗规范的诊疗。医务人员在抢救生命垂危的患者等紧急情况下已经尽到合理诊疗义务。限于当时的医疗水平难以诊疗。

66. C 【解析】平等医疗权：要求医务人员平等待患，对待不同患者一视同仁、普同一等；在分配医疗卫生资源时，要坚持公平公正。平等医疗权应当为患者所享有，必须得到尊重和保障。

67. E 【解析】相关系数是研究变量之间线性相关程度的量，可以反映事物间的线性关系。

68. B 【解析】本题通过5个不同职业人群的冠心病患病率资料，比较职业不同患病率之间的关系，属于相互独立的统计指标之间数值大小和对比关系的比较，应绘制直条图（选项B对）。线图（选项A错）是用线段的升降来表示指标（变量）的连续变化情况，适用于描述一个变量随另一个变量变化趋势。直方图（选项C错）用直条矩形面积代表各组频数，各矩形面积总和代表频数的总和，主要用于表示连续变量频数分布情况。圆图（选项D错）中把圆的总面积作为100%，表示事物的全部，而圆内各扇形面积用来表示全体中各部分所占的比例。散点图（选项E错）用点的密度和变化趋势表示两指标之间的直线和曲线关系。

69. B 【解析】肝素是带有大量阴电荷的大分子物质，在体内体外均具有强大的抗凝作用。其抗凝作用依赖于激活血浆中的抗凝血酶（AT）。肝素的其他作用有促进血管内皮细胞释放脂蛋白酯酶，水解血中的乳糜微粒和极低密度脂蛋白（VLDL）发挥调血脂作用；抑制炎症介质活性和炎症细胞活动，呈现抗炎作用；抑制血管平滑肌细胞增生，抗血管内皮增生；抑制血小板聚集等。

70. B 【解析】样本含量的确定随采用流行病学方法类型不同而不同，依据调查对象的变异情况、患病率大小、要求的精度和把握度大小而定。

71. B 【解析】流行病学调查的资料在分析时常用到平均数、标准差、标准误、可信区间、率和构成比，一般不用中位数。

72. B 【解析】息止𬌗间隙：上下牙列之间从前向后有一1～4mm楔形间隙。

73. E 【解析】DNA的变性是双链解离为单链的过程，是某些理化因素导致DNA双链互补碱基对之间的氢键发生了断裂。

74. B 【解析】Bennett运动指下颌的整体侧方运动。

75. D 【解析】苯海拉明也是第一代 H_1 受体阻断药，具有中枢抑制作用，可用于失眠、荨麻疹和变应性鼻炎治疗，不能抑制胃酸分泌，对胃及十二指肠溃疡没有作用。

76. B 【解析】地高辛属于强心苷类药物，中毒引起的心律失常以室性心律失常为主。苯妥英钠能够与强心苷竞争 Na^+，K^+-ATP 酶，抑制强心苷中毒所致的迟后除极。

77. C 【解析】吗啡的适应证如下。①镇痛：短期用于其他镇痛药无效的急性剧痛，如手术、创伤、烧伤引起的剧烈疼痛，晚期癌症患者的三阶梯镇痛。②心肌梗死：用于血压正常的心肌梗死患者，有镇静和减轻心脏负荷的作用，缓解恐惧情绪。③心源性哮喘：暂时缓解肺水肿症状。④麻醉和手术前给药：使患者安静并进入嗜睡状态。

78. C 【解析】咀嚼肌收缩所发挥的最大力是咀嚼肌力。咀嚼压力即𬌗力，是咀嚼时牙齿实际承受的咀嚼力量；咀嚼肌力即咀嚼力，是指咀嚼肌收缩所能发挥的最大力；最大𬌗力也叫牙周潜力，是指牙周组织能承受的最大力。

79. A 【解析】磷酸锌水门汀调和时会释放游离磷酸，呈较强的酸性，pH 为 1~2，调和 3 分钟后 pH 为 3.5，调和 1 小时后 pH 为 4，调和 24 小时后 pH 可为 6~7，调和 48 小时后接近中性。水门汀早期的游离酸渗透入牙本质小管内可刺激牙髓。因此当剩余牙本质较薄时，磷酸锌水门汀可能引发牙髓炎。如果牙髓组织已经受损，则该反应不可逆，会造成牙髓的坏死。粉液比越低，刺激性越大。

80. E 【解析】磨耗是指在咀嚼过程中，由于牙面与牙面之间或牙面与食物之间的摩擦，使牙体硬组织缓慢地、渐进性消耗的生理现象。牙的磨耗随年龄的增长而逐渐明显，多发生在牙的𬌗面、切嵴及邻面。

【A_2型题】

81. E 【解析】全冠修复对𬌗间距有要求（不低于 2.0mm），患牙𬌗龈距小，咬合空间不够，导致全冠𬌗面强度不够，容易破裂；且患牙轴壁短，固位形差，综上所述，全冠修复不是最佳修复方式，故排除选项 A、选项 C；银汞合金或树脂充填仅能恢复牙体外形，无法对剩余牙体组织起到保护作用，排除选项 B、选项 D；高嵌体能覆盖患牙牙尖，对剩余牙体组织有一定的保护作用，同时可以利用髓腔内固位，对抗修复体脱位力，是患牙最佳的修复方式，故选项 E 正确。

82. A 【解析】患牙周围龈缘红肿主要因为烤瓷全冠边缘存在悬突，应对因治疗（磨除悬突）加对症治疗（牙龈局部冲洗上药处理）。

83. E 【解析】患牙因外伤内陷移位，常见并发症为乳牙牙根破坏恒牙牙胚，这种情况下为避免对继承恒牙造成进一步伤害，须拔除外伤移位乳牙；但此病例中，X 线片显示恒牙胚未受波及，牙龈无明显撕裂伤，牙槽突无折断，故目前可以暂不处理，但仍须定期复诊观察，若出现乳牙牙根吸收或根尖周暗影等，须根据病情进一步处理。

84. D 【解析】有风湿性心脏病病史患者，最易发生的拔牙后并发症是亚急性感染性心内膜炎。

85. B 【解析】关节内强直的表现：①进行性开口困难。②面下部发育畸形，表现为面部两侧不对称，颏部偏向患侧；患侧下颌体、下颌支短小，唇、侧面部丰满。

86. E 【解析】根据国际常用的唇裂分类方法：单侧不完全性唇裂（裂隙未裂至鼻底），单侧完全性唇裂（整个上唇至鼻底完全裂开）。

87. C 【解析】一般情况下，乳牙的萌出顺序为乳中切牙（Ⅰ）→乳侧切牙（Ⅱ）→第一乳磨牙（Ⅳ）→乳尖牙（Ⅲ）→第二乳磨牙（Ⅴ）。下颌牙的萌出较上颌同名牙略早。

88. C 【解析】龋病进展到牙本质深层时为深龋。遇冷热、化学刺激时较为敏感。

89. A 【解析】患牙有温度刺激症状但程度不严重，刺激去除后疼痛立即消失，洞底龋坏组织能去净，可直接用复合树脂粘结修复或用银汞合金充填，但需要双层垫底。

90. B 【解析】氟牙症具有地区性分布特点，患牙可成组而对称地分布，牙面可有黄褐色斑块，釉质表面可光滑，无缺损。浅龋、静止龋牙表面均有缺损，不光滑。四环素牙无地区性，表现为恒牙列全口均发生。釉质发育不全：轻症仅有色泽和透明度的改变，形成白垩状釉质；重症牙面有实质性缺损，即在釉质表面出现带状或窝状的棕色凹陷。

91. A 【解析】骨化纤维瘤好发于下颌前磨牙和磨牙区，生长缓慢，增大时可使颌骨膨大，面部变形。X 线平片以高低密度混合表现为主，间有少量钙化或骨化，边界清楚。病变内部的异常高密度硬组织成分变化呈多样性。

92. C 【解析】该患牙的诊断为深龋，深龋的病损已达牙本质深层，接近牙髓腔。在较深的龋洞内，有软化牙本质、食物残渣等。冷、热、酸、甜刺激和食物压迫都会引起疼痛反应，但刺激去除后疼痛很快消失。如果深龋进展缓慢，髓腔内有较多的修复性牙本质形成，也可能无明显症状。若深龋洞洞口开放，则常有食物嵌入洞中，食物压迫使牙髓内部压力增加，产生疼痛。遇冷、热和化学刺激时，产生的疼痛较中龋时更加剧烈。

93. A 【解析】牙瘤不是真性肿瘤，瘤内含有牙釉质、牙本质、牙骨质等钙化物。

94. E 【解析】放疗后可能发生的口腔改变有口干、龋坏、黏膜炎症及皮肤色泽变化等。

95. E 【解析】根据该患者年龄、症状，考虑为更年期综合征。前四个选项均为更年期特征。

96. B 【解析】患者端坐，全身放松，头部直立，口腔在不咀嚼、不说话、不吞咽时，下颌处于生理休息状态，称息止颌位。鼻底至颏底的距离称为息止颌位垂直距离。颌位关系记录的咬合垂直距离应是息止𬌗位垂直距离减去 2~3mm 的息止𬌗间隙。

97. E 【解析】根据咀嚼肌功能可以知道，颞肌、翼内肌、咬肌主要功能为提下颌骨。翼外肌双侧收缩时下颌前伸运动，单侧收缩时下颌偏向对侧。此病例中，应该是左侧翼外肌痉挛。

98. A 【解析】题干提示 X 线片示 3|3 牙根粗大，根据牙周膜面积计算，可行 3|3 作为基牙的双端固定桥，该固定桥一定是对称设计，故排除 C、D 和 E，43|34 作为基牙的双端固定桥损伤基牙更多，若提示前牙深覆𬌗，则可以考虑 B。

99. E 【解析】全口义齿修复后，固位情况良好，咀嚼时上颌义齿容易脱落。其主要原因为咬合不平衡。咬合不平衡会导致咀嚼时义齿翘动，破坏边缘封闭，而义齿脱位。

100. C 【解析】固定桥可以考虑 6| 和 3| 作为基牙进行修复，但是因为 6| 近中倾斜约

20°，如果常规预备容易导致穿髓，故可以考虑活动连接体，获得共同的就位道。

101. C 【解析】修复体戴用一段时间后，出现冷热刺激痛，主要是由于以下原因。①继发龋：多由于牙体预备时龋坏组织未去净或未做预防性扩展。②牙龈退缩：修复时牙龈有炎症、水肿或黏固后牙龈萎缩等，均造成牙本质暴露，引起激发性疼痛。③黏固剂脱落或溶解：修复体不密合、松动；黏固操作不良，黏固剂溶解、脱落、失去封闭作用。

102. C 【解析】患牙铸造全冠，冠边缘存在悬突，邻接不良，周围龈缘红肿，只能拆除重做才能解决邻接问题。

103. B 【解析】为了减小义齿游离端鞍基的水平向移动，应选用牙尖斜度小的人工牙，从而减小咀嚼运动时对固定桥产生的侧向力。

104. D 【解析】唇侧颈缘位于龈沟内 1mm，位于正常龈沟深度（3mm）内，排除选项C；冠边缘不密合或冠边缘过短，一般不会出现牙龈胀痛不适，排除选项 A、选项 B；食物刺激牙龈一般不会持续，刺激去除症状一般会消失，排除选项 E；所以，最可能的原因是粘固剂残留在龈沟内，引起牙龈胀痛，龈缘充血，故选项 D 正确。

105. E 【解析】金属烤瓷冠基牙预备要求前牙修复体的边缘一般放在龈下 0.5~0.8mm 的位置。

106. C 【解析】95%的乙醇一般作为燃料，不作为根管消毒用药，排除选项 A；丁香油棉球一般用于活髓牙安抚治疗，不用于根管消毒，排除选项 B；干棉球无消毒作用，排除选项 D；FC 棉球具有致敏及致癌性，现已很少使用，排除选项 E；75%乙醇棉球可用于根管消毒，选项 C 正确。

107. C 【解析】活髓牙应该选对牙髓刺激小的粘结剂，玻璃离子粘固剂相对刺激性小，氧化锌丁香油对牙髓刺激小但是不能作为永久粘固剂。

108. D 【解析】艾滋病患者因细胞免疫低下，易发生机会感染，卡氏肺孢子菌引发的卡氏肺孢子菌肺炎最常见。

109. D 【解析】患者已经感染病毒，只能进行抗病毒治疗。抗生素是针对细菌感染的。丙球蛋白用于治疗和暴露后的紧急预防。疫苗只用于预防。干扰素可干扰病毒的复制，注射干扰素属于抗病毒治疗。

110. C 【解析】钩端螺旋体病为人畜共患病，鼠、猪为传染源及储存宿主。

【A_3/A_4型题】

111. D 【解析】活髓切断术应用于深龋露髓，部分冠髓牙髓炎，前牙外伤冠折露髓大的牙齿。

112. D 【解析】二级预防又称临床前期预防，即在疾病发生的初期做到早期发现、早期诊断和早期治疗的“三早”预防工作，以控制疾病的发展和恶化。

113. D 【解析】260/10 万表示该城市当年男性的肺癌发病率。

114. B 【解析】180/10 万表示该城市当年肺癌死亡率。

115. A 【解析】第一类：双侧缺隙位于余留牙的远中，即双侧远中游离缺失。第二类：单侧缺隙位于一侧余留牙的远中，即单侧远中游离缺失。第三类：缺隙位于牙弓一侧，缺隙前后均有余留牙，即单侧非游离缺失。第四类：单个越过中线的缺隙，位于所有余留牙的近中。

116. E 【解析】人工牙颊舌径宽度大，对粭为天然牙提示牙槽嵴负担过重，黏膜无明显红肿，溃疡提示不是局部出现压痛。

117. C 【解析】①散发：指在一定地区范围内某病的发病率呈历年的一般水平，各病例间在发病时间和地点上无明显联系，表现为散在发生。形成散发的原因如下：a. 常年流行，病后免疫力持久，或因预防接种使人群维持一定免疫水平的疾病，如麻疹。b. 隐性感染为主的疾病，如脊髓灰质炎。c. 传播机制难以实现的传染病，如炭疽。d. 潜伏期较长的传染病，如麻风。②暴发：指在一个局部地区或集体单位中，短时间内突然发生很多症状相同的患者。患者多有相同的传染源或传播途径，常同时出现在该病的最短和最长潜伏期之间。③流行：指在某地区某病的发病率显著超过该病历年发病率水平。相对于散发，流行出现时各病例之间呈现明显的时间和空间联系。④大流行：某病发病率显著超过该病历年发病率水平，疾病蔓延迅速，涉及地域广，在短期内跨越省界、国界甚至洲界形成世界性流行。

118. C 【解析】常用的甲型病毒性肝炎预防措施如下。①隔离患者：注意甲型病毒性肝炎患者粪便消毒，患者隔离期限在 30 天以上，幼儿机构患者应隔离 40 天。在流行地区，对患者和有密切接触的人一般要观察 4~6 周。家庭隔离治疗的患者应严格遵守个人卫生制度，患者使用的应认真消毒。②切断传播途径：重点在搞好卫生措施，如水源保护、饮水消毒、食品卫生、食品消毒、加强个人卫生、粪便管理等。③保护易感人群：在甲型病毒性肝炎流行期间，易感人群（如婴幼儿、儿童和血清抗-HAV IgG 阴性者）均可接种甲型肝炎减毒活疫苗，进行主动免疫。与甲型病毒性肝炎患者接触过的人可接种人血清或胎盘球蛋白以防止发病。

119. D 【解析】慢性阻塞性腮腺炎患者常因腮腺反复肿胀而就诊。肿胀多与进食有关；发作次数变异较大，多者每次进食都肿胀，少者 1 年内很少发作，大多每月发作 1 次以上。有的患者腮腺肿胀与进食无明确关系，晨起感觉腮腺区发胀，自己稍加按摩后即有“咸”味液体自导管口流出，随之局部感到松快。临床检查腮腺稍增大，能触及肿大的腮腺轮廓，中等硬度，轻微压痛。

120. C 【解析】慢性复发性腮腺炎挤压腮腺可从导管口流出混浊的“雪花样”或黏稠的蛋清样唾液，有时可见黏液栓子。

121. A 【解析】慢性阻塞性腮腺炎辅助检查首选腮腺造影。

122. B 【解析】慢性阻塞性腮腺炎腮腺造影显示主导管、叶间、小叶间导管部分狭窄、部分扩张，呈腊肠样改变。部分伴有“点状扩张”，但均为先有主导管扩张，延及叶间、小叶间导管后，才出现“点状扩张”。这点要与慢性复发性腮腺炎的导管末端点球状扩张相区分。

123. C 【解析】本病应自后向前按摩导管促进分泌物排出，其余选项正确。

124. A 【解析】该病例患者上下颌颌弓位置关系异常，下颌弓前部稍前突。在排人工前牙时为了获得美观效果，应尽量排成正常的覆粭覆盖关系。下颌前突不可能排成深覆粭或深覆盖，排成反𬌗则影响美观，排成对刃𬌗会导致咬唇。

125. C 【解析】当下颌弓后部明显宽于上颌时，如果排成正常𬌗，会导致人工牙的排列位置过于偏离牙槽嵴顶，不利于牙槽嵴的受力、义齿的稳定和义齿的坚固。因此，应排成反𬌗关系。

126. A 【解析】当后牙排反𬌗时，为了使人工后牙有更好的尖窝接触关系，应将后牙进行上下左右交叉换位，即上颌后牙的颊尖与下颌后牙中央窝接触，下颌后牙舌尖与上颌后牙中央窝接触。

127. C 【解析】唇痈的感染范围和组织坏死的深度均较疖严重，且唇痈有剧烈的疼痛。初期肿胀的唇部皮肤与黏膜上出现多数的黄白色脓头，破溃后溢出现血样分泌物，脓头周围组织亦有坏死，坏死组织溶解排出后，可形成多数蜂窝状腔洞。唇痈患者因唇部极度肿胀、疼痛、开口受限而致进食、言语困难。全身中毒症状明显，白细胞计数及中性粒细胞比例升高。

128. E 【解析】在口腔颌面部感染中，面部疖痈最易发生全身并发症。这是由于疖痈的病原菌毒力较强，上唇与鼻部“危险三角区”内的静脉又常无瓣膜，颜面表情肌和唇部的生理性运动易使感染扩散等因素所致。当感染侵入面静脉发生静脉炎及形成血栓时静脉回流受阻可出现颜面广泛水肿、疼痛。感染沿元瓣膜面静脉逆行，则引起海绵窦血栓性静脉炎。

129. C 【解析】唇痈局部治疗宜保守，避免损伤，严禁挤压、挑刺、热敷或用苯酚、硝酸银烧灼，以防感染扩散。

130. D 【解析】口腔扁平苔藓病损大多左右对称，以颊黏膜最为多见。患者自觉黏膜粗糙、木涩感、烧灼感，口干。遇辛辣、热、酸、咸味食物刺激时，病损局部敏感、灼痛。网纹型扁平苔藓表现为灰白色网状条纹稍高隆起黏膜表面，交织成网状。

131. C 【解析】口腔扁平苔藓主要根据临床表现并结合组织病理学检查以明确诊断，最为重要的是组织病理检查。

132. D 【解析】口腔扁平苔藓的病因不明，可能与多种致病因素有关，如免疫因素、精神因素、内分泌因素、感染因素、微循环障碍、遗传因素、系统性疾病以及口腔局部刺激因素等。目前没有证据证实与吸烟相关。

133. B 【解析】主诉牙⌈6 X线片表示龋坏累及牙本质中层，排除选项A（中龋龋坏累及范围不超过牙本质浅层）；⌈6未检查出隐裂纹，排除选项C；冰棒置于⌈6颊面，结果同对照牙，排除选项D，且患者无自发痛，排除选项E；⌈6洞深，探诊龋洞敏感，冷水入洞一过性疼痛，去除刺激后立即消失，冷诊结果同对照牙，无自发痛，因此为深龋。

134. B 【解析】主诉牙⌈6诊断为深龋，X线片表示龋坏累及牙本质中层，尚未近髓，更未穿髓，不需要直接盖髓术、活髓切断术或根管治疗，排除选项C、选项D、选项E。患牙除深龋外无其他疾病，尚可通过扶着树脂粘接修复保留患牙，故排除选项A。

135. A 【解析】非主诉牙⌊6近中边缘嵴见可疑裂纹，牙尖陡锐，冷测验同对照牙，叩痛（-），目前尚无症状或体征，可以调𬌗观察，若有症状再行进一步处理。

【B 型题】

136. C 【解析】在正常生理咀嚼过程中，随着年龄的增长，牙齿𬌗面和邻面由于咀嚼作用而发生的均衡的磨损称为生理性磨耗。牙齿组织生理性磨耗的程度与年龄是相称的。垂直向的生理性磨耗可通过根尖牙骨质增生和被动萌出来代偿。由于正常的丧失量在临床难以测量。

137. B 【解析】吃粗糙、坚硬食物的人，如古代人、少数民族，全口牙齿磨损较重。

138. B 【解析】牙隐裂好发于中老年患者的后牙𬌗面，以上颌第一磨牙最常见。

139. C 【解析】原发性牙根纵裂多发生于中老年人，以 41~60 岁多见。男性患者发病多于女性。该病多发生于磨牙，尤其是下颌第一磨牙。纵裂多发生于近中根或近中颊根，远中根次之，腭根罕见。

140. A 【解析】楔形缺损好发于中年以上患者的前磨牙，其次是第一磨牙和尖牙，有时范围涉及第二磨牙以前的全部牙齿，往往有牙龈退缩。

141. E 【解析】冠周炎最好发于阻生的下颌第三磨牙，应在炎症消除后拔除患牙。

142. A 【解析】世界卫生组织肝炎小组推荐的 HBV 污染物消毒剂是 2%戊二醛的水溶液。

143. C 【解析】常用于外科手术前的皮肤、黏膜的消毒剂是聚维酮碘。

144. E 【解析】淋巴管畸形微囊型即海绵型淋巴管瘤，好发于唇、下颌下及颊部，患处肥大畸形，发生在舌部呈“巨舌症”。

145. C 【解析】动静脉畸形即蔓状血管瘤，常发生于颞浅动脉所在的颞部或头皮下组织中，呈念珠状，皮温偏高。

146. D 【解析】淋巴管畸形大囊型即囊性水瘤，好发于颈部锁骨上区，亦可发生于下颌下区和上颈部；穿刺可抽出透明、淡黄色水样液体，透光试验阳性。

147. A 【解析】微静脉畸形即葡萄酒色斑，常沿三叉神经分布区分布呈鲜红或紫红色，与皮肤表面平齐，周围界线清楚；外形不规则，大小不一，“指压试验”阳性。

148. A 【解析】慢性龈炎的直接病因是牙菌斑。

149. A 【解析】增生性龈炎的直接病因是牙菌斑。

150. A 【解析】妊娠期龈炎虽然有内在的激素变化促进炎症的发展，但是其直接病因还是牙菌斑。

2024全国口腔执业助理医师资格考试模拟试卷与解析（二）

第一单元

中国协和医科大学出版社
北　京

【A_1 型题】

答题说明

每一道考试题下面有 A、B、C、D、E 五个备选答案，请从中选择一个最佳答案。

1. 下列不符合舌损伤缝合要求的做法是
   A. 尽量保持舌的长度
   B. 采用小针细线缝合
   C. 距创缘稍远进针
   D. 缝得深些，多带些组织
   E. 最好加用褥式缝合
2. 藻酸盐印模材料制取印模后若不能立即灌注工作模型，能使印模在灌注模型前保持尺寸相对稳定的方法是
   A. 制取的印模放置在 0℃ 冰箱中
   B. 制取的印模放置用潮湿的纸巾包裹于塑料袋中密封
   C. 制取的印模室温放置
   D. 制取的印模放置在 37℃ 的烘箱中
   E. 制取的印模浸泡在温水中
3. 关于牙龈瘤的叙述，错误的是
   A. 女性多见，与内分泌有关
   B. 可以破坏牙槽骨壁
   C. 因非真性肿瘤，切除后不易复发
   D. 病变波及的骨膜及邻近骨组织需要去除
   E. 一般应将病变波及的牙齿拔除
4. 诱导支气管平滑肌强烈而持久地收缩的介质是
   A. 白三烯
   B. 组胺
   C. 激肽类物质
   D. 前列腺素 D_2
   E. C3a
5. 若软垢覆盖面积为牙面 1/3 与 2/3 之间，软垢指数为
   A. 0
   B. 1
   C. 2
   D. 3
   E. 4
6. 下列常用来描述牙周状况的指数是
   A. DMFT
   B. dmfs
   C. CPI
   D. Dean 指数
   E. DMFS
7. 下列关于口腔单纯疱疹病毒传染途径的描述，正确的是
   A. 唾液、飞沫、疱疹液直接接触传播
   B. 唾液、飞沫直接接触传播
   C. 食具和衣物间接传染
   D. 唾液、疱疹液直接接触传播，也可通过食具和衣物间接传染
   E. 唾液、飞沫、疱疹液直接接触传播，也可通过食具和衣物间接传染
8. 颞下颌关节侧斜位 X 线片上，关节间隙的宽度为
   A. 上间隙最宽，前间隙及后间隙等宽
   B. 上间隙、前间隙及后间隙宽度相等
   C. 上间隙最宽，前间隙次之，后间隙最窄
   D. 上间隙最宽，后间隙次之，前间隙最窄
   E. 后间隙最宽，上间隙次之，前间隙

最窄

9. 补体、中性粒细胞、血小板共同参与的变态反应类型是
   A. Ⅰ型变态反应
   B. Ⅱ型变态反应
   C. Ⅲ型变态反应
   D. Ⅳ型变态反应
   E. Ⅱ型和Ⅲ型变态反应
10. 下列有关下颌骨区正常影像学特点的描述，错误的是
   A. 下颌骨的解剖形态呈弓形
   B. 下颌切迹正中向下方的高密度影像为下颌小舌
   C. 下颌小舌后方密度低的影像是下颌孔
   D. 颏孔周围和下颌角区域为正常的骨质疏松区
   E. 颌骨体内有时可见与牙根有关的内生骨疣
11. 具有增强牙釉质抗剪切强度的结构是
   A. 釉柱
   B. 直釉
   C. 绞釉
   D. 釉丛
   E. 釉梭
12. 参与再循环的淋巴细胞主要是
   A. 成熟T淋巴细胞
   B. 成熟B淋巴细胞
   C. 不成熟T淋巴细胞
   D. 不成熟B淋巴细胞
   E. 记忆性B淋巴细胞
13. 不正确的ART操作步骤是
   A. 去除龋坏时，接近牙髓腔的牙本质应尽量保留
   B. 用10%丙烯酸清洁窝洞
   C. 清洁窝洞后，冲洗1次
   D. 材料应在20~30秒内调拌完成
   E. 充填完毕后必须涂一层凡士林
14. 下列哪种根尖周病变时，咬紧患牙时疼痛有所缓解
   A. 急性化脓性根尖周炎
   B. 慢性化脓性根尖周炎
   C. 根尖周肉芽肿
   D. 根尖周囊肿
   E. 急性浆液性根尖周炎
15. 关于修复性牙本质正确的描述是
   A. 存在于所有牙中
   B. 存在于受刺激相应的髓腔端
   C. 其牙本质小管数目与原发性牙本质相同
   D. 存在于死髓牙中
   E. 矿化程度高
16. 在生物转化中最常见的一种结合物是
   A. 乙酰基
   B. 甲基
   C. 谷胱甘肽
   D. 葡糖醛酸
   E. 硫酸
17. 奶瓶龋最常见于
   A. 下颌乳切牙
   B. 上颌乳切牙
   C. 上颌乳磨牙
   D. 下颌乳磨牙
   E. 全部乳牙
18. 不是病毒衣壳主要功能的是
   A. 保护病毒核酸
   B. 具有抗原性
   C. 决定病毒复制、遗传特性
   D. 参与感染过程
   E. 无包膜病毒衣壳可与细胞表面受体结合
19. 心身疾病的治疗原则不包括
   A. 不间断发泄
   B. 纠正不良习惯

C. 药物缓解症状
D. 自我心理调节
E. 心理护理

20. 对托姆斯颗粒层的描述不正确的是
A. 位于牙冠部
B. 位于牙根部
C. 属于矿化不全
D. 位于透明层的内侧
E. 不同的牙齿厚薄不一

21. 世界卫生组织（WHO）评价不同国家和地区牙周状况的指标是
A. 15 岁少年的牙石平均检出区段数
B. 15 岁少年的简化牙石指数
C. 15 岁少年的简化软垢指数
D. 15 岁少年的菌斑指数
E. 15 岁少年的龈炎指数

22. 关于牙髓神经的描述，错误的是
A. 牙髓内神经很丰富
B. 大多数是无髓神经
C. 靠近多细胞层的神经纤维形成网状，称为神经壁层
D. 神经轴突止于成牙本质细胞突起之间或牙本质小管内
E. 在受到外界刺激后，牙髓神经常反应为痛觉

23. 再次应答最主要的特点是
A. 潜伏期长
B. IgG 大量产生
C. IgM 产生量大
D. IgG 与 IgM 的产生量相似
E. IgG 的亲和力没变化

24. 在华特位片上，上颌窦显示为
A. 以下均不正确
B. 椭圆形影像
C. 内侧密度较高
D. 外侧密度较低
E. 尖端向上

25. 可引起亚急性感染性心内膜炎的病原体是
A. 艰难梭菌
B. 梅毒螺旋体
C. 甲型溶血性链球菌
D. 白念珠菌
E. 变异链球菌

26. X 线片显示的影像密度最高的是
A. 牙本质
B. 牙釉质
C. 牙骨质
D. 牙髓
E. 牙槽骨

27. 窝沟封闭剂脱落的最主要原因是
A. 清洁不彻底
B. 酸蚀后冲洗不彻底
C. 酸蚀后唾液污染
D. 固化后有气泡
E. 封闭剂太厚

28.《艾滋病防治条例》中的不歧视规定的内容不包括
A. 任何单位和个人不得歧视艾滋病患者及其家属
B. 任何单位和个人不得歧视疑似人类免疫缺陷病毒感染者及其家属
C. 艾滋病患者及其家属享有的婚姻、就业、就医、入学等合法权益受法律保护
D. 人类免疫缺陷病毒感染者及其家属享有的婚姻、就业、就医、入学等合法权益受法律保护
E. 任何单位和个人不得歧视人类免疫缺陷病毒感染者及其家属

29. 牙骨质龋属于
A. 慢性龋
B. 浅龋
C. 中龋

D. 深龋

E. 继发龋

30. 牙龈上皮是

A. 内皮

B. 纤毛柱状上皮

C. 腺导管上皮

D. 复层鳞状上皮

E. 移行上皮

31. 引起菌群失调症的原因是

A. 正常菌群的遗传特性明显改变

B. 正常菌群的耐药性明显改变

C. 正常菌群的增殖方式明显改变

D. 正常菌群的组成和数量明显改变

E. 大量使用生态制剂

32. 不属于自我控制牙菌斑的方法是

A. 早晚刷牙

B. 定期牙周洁治

C. 牙线的使用

D. 饭后漱口

E. 牙签的使用

33. 关于𬌗面的描述正确的为

A. 上、下颌的后牙在咬合时发生接触的面

B. 牙冠有咀嚼接触的一面

C. 牙冠上有牙尖突起的部位

D. 上、下颌牙齿在咬合时接触的部位

E. 牙冠发生接触的一面

34. 下列哪项不是覆𬌗、覆盖的生理意义

A. 扩大咀嚼面积

B. 有利于提高咀嚼效率

C. 减少侧方运动时的咬合干扰

D. 保护唇颊侧软组织

E. 保护舌的功能

35. MPP 与 ICP 属于

A. 侧向关系

B. 前后向关系

C. 垂直向关系

D. 水平向关系

E. 以上都不是

36. 长正中是指

A. 后退位与牙尖交错位之间的距离

B. 下颌姿势位与牙尖交错位之间的距离

C. 下颌姿势位至牙尖交错位 1~3mm，双侧后牙均匀对称接触，无偏斜

D. 后退接触位至牙尖交错位的距离，双侧后牙均匀对称接触，无偏斜

E. 下颌习惯闭合位和牙尖交错位之间的距离

37. 属于单侧𬌗平衡的是

A. 正中𬌗平衡

B. 前伸𬌗平衡

C. 侧方𬌗平衡

D. 尖牙保护𬌗平衡

E. 三点接触𬌗平衡

38. 关于腭小凹，下列说法不正确的是

A. 腭中缝两侧对称的两个小凹

B. 位于硬腭、软腭连接处

C. 位于全口义齿基托后堤区内

D. 是黏液导管的开口

E. 上颌全口义齿基托后缘应终止于此

39. 生物体内氨基酸脱氨的主要方式为

A. 氧化脱氨

B. 转氨

C. 直接脱氨

D. 联合脱氨

E. 还原脱氨

40. 控制长链脂肪酰基进入线粒体氧化的关键因素是

A. ATP 水平

B. 肉碱脂酰转移酶的活性

C. 脂酰 CoA 合成酶的活性

D. 脂酰 CoA 的水平

E. 脂酰 CoA 脱氢酶的活性

41. 导致脂肪肝的主要原因是
A. 肝内脂肪合成过多
B. 肝内脂肪分解过多
C. 肝内脂肪运出障碍
D. 食入脂肪过多
E. 食入糖类过多

42. 有关自然牙列正常侧向咬合状态的说法正确的是
A. 工作侧牙接触，非工作侧牙也接触
B. 非工作侧牙接触有利于牙周支持
C. 工作侧牙接触，非工作侧牙不接触
D. 工作侧牙不接触，非工作侧牙全接触
E. 非工作侧牙接触使工作侧牙接触更稳定

43. 牙髓和牙周膜中均含有
A. 成牙本质细胞
B. 成骨细胞
C. 成釉细胞
D. 成牙骨质细胞
E. 未分化间充质细胞

44. 开具普通处方，其药物用量不应超过
A. 3 天
B. 4 天
C. 5 天
D. 6 天
E. 7 天

45. 几乎无中枢神经抑制作用的 H_1 受体阻断药是
A. 苯海拉明
B. 异丙嗪
C. 氯雷他定
D. 氯苯那敏
E. 以上都不是

46. 以下属于医师在执业活动中，依法享有权利的是
A. 努力钻研业务，及时更新知识
B. 尊重患者隐私权
C. 人格尊严、人身安全不受侵犯
D. 宣传普及卫生保健知识
E. 爱岗敬业，努力工作

47. 反映一组正态分布计量资料离散程度的指标是
A. 变异系数
B. 标准误
C. 标准差
D. 均数
E. 全距

48. 以下情形中不予医师执业注册的是
A. 受刑事处罚，自刑罚执行完毕之日起至申请注册之日止不满 3 年的
B. 受过刑事处罚的
C. 不具有完全民事行为能力的
D. 受过吊销医师执业证书行政处罚的
E. 受吊销医师执业证书行政处罚，自处罚之日起至申请注册之日止不满 3 年的

49. 关于生物-心理-社会医学模式，下列提法中错误的是
A. 人们关于健康和疾病的基本观点
B. 21 世纪建立起来的一种全新医学模式
C. 在更高层次上实现了对人的尊重
D. 临床实践活动和医学科学研究的指导思想
E. 不仅重视人的生物生存状态，而且更加重视人的社会生存状态

50. 关于己糖激酶叙述正确的是
A. 己糖激酶又称葡萄糖激酶
B. 己糖激酶催化的反应基本上是可逆的
C. 使葡萄糖活化以便参加反应
D. 催化反应生成果糖-6-磷酸
E. 是酵解途径的唯一的关键酶

51. 预防流行性脑脊髓膜炎的首选药物是
A. 青霉素
B. 甲氨苄啶
C. 环丙沙星
D. 四环素
E. 磺胺嘧啶

52. 在医务人员的行为中，不符合有利原则的是
A. 在人体实验中，可能使受试者暂不得益，但却使社会、后代受益很大
B. 可能解除患者的疾苦
C. 使患者受益且产生的副作用很小
D. 使患者受益，但却给别人造成了较大的伤害
E. 与解除患者的疾苦有关

53. 牙槽骨中有许多骨小梁者见于
A. 固有牙槽骨
B. 束骨
C. 骨松质
D. 牙槽骨外骨板
E. 类骨质

54. 下列部位的口腔黏膜上皮有角化，除了
A. 唇红
B. 硬腭
C. 牙龈
D. 舌腹
E. 舌背

55. 可以授予限制使用级抗菌药物处方权者是
A. 具有高级专业职务任职资格的医师
B. 具有副高级及以上专业职务任职资格的医师
C. 具有中级及以上专业职务任职资格的医师
D. 具有初级及以上专业职务任职资格的医师
E. 实习生

56. 被注销注册，收回医师执业证书的当事人有异议的，依法申请复议或者起诉的期限是自收到注销注册通知之日起
A. 7 日内
B. 10 日内
C. 15 日内
D. 30 日内
E. 60 日内

57. 患者有损害，不是推定医疗机构有过错的法定情形的是
A. 拒绝提供与纠纷有关的病历资料
B. 隐匿与纠纷有关的病历资料
C. 违反法律、行政法规、规章以及其他有关诊疗规范的规定
D. 伪造、篡改、销毁病历资料
E. 医疗事故造成患者死亡的

58. 施佩（Spee）曲线最低点位于
A. 下颌第二磨牙的近中颊尖
B. 下颌第一磨牙的近中颊尖
C. 下颌第一磨牙的远中颊尖
D. 下颌第二磨牙的远中颊尖
E. 下颌第二前磨牙的颊尖

59. 用干热灭菌法消毒，160℃时应持续多少分钟
A. 90 分钟
B. 60 分钟
C. 30 分钟
D. 20 分钟
E. 120 分钟

60. 下列哪种不是 HLA 复合体的遗传特征
A. 多基因性
B. 基因常需要重组
C. 共显性遗传
D. 单元型遗传
E. 连锁不平衡

61. 不能清洁牙齿邻面菌斑的口腔保健用具是

A. 牙间隙刷
B. 牙签
C. 牙间冲洗器
D. 牙线
E. 橡胶按摩器

62. 医疗机构承担的义务及赔偿责任的情形，说法不准确的是
A. 医务人员在诊疗活动中未尽到与当时的医疗水平相应的诊疗义务，造成患者损害的医疗机构应当承担赔偿责任
B. 医务人员在诊疗活动中应当向患者说明病情和医疗措施。医务人员未尽到说明义务，造成患者损害的，医疗机构应当承担赔偿责任
C. 医疗机构及其医务人员应当对患者的隐私保密。泄露患者隐私或者未经患者同意公开其病历资料，应当承担侵权责任
D. 需要实施手术、特殊检查、特殊治疗的，医务人员应当及时向患者说明医疗风险、替代医疗方案等情况，并取得其书面同意
E. 不宜向患者说明的，应当向患者的近亲属说明，并取得其书面同意

63. 精神卫生工作的方针、原则和管理机制说法有误的是
A. 实行家庭和单位尽力尽责、全社会共同参与
B. 坚持预防和治疗相结合的原则
C. 实行政府组织领导、部门各负其责
D. 精神卫生工作实行预防为主的方针
E. 实行综合管理机制

64. 开展精神障碍诊断、治疗活动应当具备的条件说法有误的是
A. 有与从事的精神障碍诊断、治疗相适应的主任医师
B. 有完善的精神障碍诊断、治疗管理制度和质量监控制度
C. 有满足开展精神障碍诊断、治疗需要的设施和设备
D. 有与从事的精神障碍诊断、治疗相适应的护士
E. 从事精神障碍诊断、治疗的专科医疗机构还应当配备从事心理治疗的人员

65. 不属于卫生行政部门对医疗机构诊疗活动超出登记范围的处罚
A. 没收非法所得
B. 情节严重的，吊销其“医疗机构执业许可证”
C. 责令其改正
D. 警告
E. 可以根据情节处以 3000 元以下的罚款

66. 未经医师（士）亲自诊查患者或亲自接产，医疗机构不得出具以下证明文件，除了
A. 疾病诊断书
B. 死产报告书
C. 健康证明书
D. 死亡证明书
E. 医疗纠纷分析证言

67. 下列关于三级预防原则的叙述，不正确的是
A. 应针对病因采取预防措施
B. 口腔健康检查属于一级预防
C. 二级预防是早期发现、早期诊断、早期治疗
D. 牙菌斑的控制不在二级预防范畴内
E. 三级预防是对患者采取治疗措施

68. 反映均数误差大小的指标为
A. 全距
B. 方差

C. 变异系数

D. 标准差

E. 标准误

69. 不属于青霉素不良反应的是

A. 赫氏反应

B. 过敏反应

C. 听力减退

D. 用药局部红肿

E. 水、电解质紊乱

70. 用下列消毒剂浸泡的器械使用前需要用灭菌蒸馏水冲洗的是

A. 乙醇

B. 戊二醛

C. 聚维酮碘

D. 甲醛

E. 含氯消毒剂

71. 流行病学调查的抽样方法中没有

A. 分层抽样

B. 误差抽样

C. 单纯随机抽样

D. 整群抽样

E. 系统抽样

72. 临床牙冠与固定义齿功能直接相关的是

A. 支持力

B. 固位力

C. 美观性

D. 连接强度

E. 舒适度

73. 孕妇乙型肝炎 e 抗原（HBeAg）（+），对其新生儿最好应注射

A. 丙种球蛋白

B. 乙型肝炎免疫球蛋白+乙型肝炎疫苗

C. 干扰素

D. 胎盘球蛋白

E. 乙型肝炎疫苗

74. 𬌗力（指每一对上下牙齿咬合时测得的力值）大小顺序为

A. 第三磨牙>第二磨牙>第一磨牙>第二前磨牙>第一前磨牙

B. 第一磨牙>第二磨牙>第三磨牙>第一前磨牙>第二前磨牙

C. 第一磨牙>第二磨牙>第三磨牙>第二前磨牙>第一前磨牙

D. 第一磨牙>第二磨牙>第二前磨牙>第一前磨牙>第三磨牙

E. 第一磨牙>第二磨牙>第一前磨牙>第三磨牙>第二前磨牙

75. 关于糖皮质激素抗炎作用的叙述，正确的是

A. 对抗各种原因，如物理、生物等引起的炎症

B. 能提高机体的防御功能

C. 促进创口愈合

D. 抑制病原体生长

E. 直接杀灭病原体

76. 治疗十二指肠溃疡应首选的药物是

A. 阿托品

B. 泼尼松

C. 雷尼替丁

D. 苯海拉明

E. 异丙嗪

77. 区分流感病毒亚型的依据是

A. RNA+NA

B. RNA+HA

C. NA+NP

D. HA+NP

E. HA+NA

78. 过早缺失影响最大的乳牙是

A. 第二乳磨牙

B. 乳尖牙

C. 第一乳磨牙

D. 第三乳磨牙

E. 乳切牙

79. 继承恒牙迟迟不萌出，乳牙保留在恒牙

列内，X 线片上未见恒牙胚，应诊断为
A. 恒牙迟萌
B. 牙齿固连
C. 异位萌出
D. 乳牙滞留
E. 恒牙阻生

80. 下列不属于重度釉质发育不全的形态结构表现的是
A. 釉质横纹明显
B. 表面有缺损
C. 釉柱鞘变窄
D. 釉质变色
E. 生长线明显

【A_2 型题】

答 题 说 明

每一道考题是以一个小案例出现的，其下面都有 A、B、C、D、E 五个备选答案，请从中选择一个最佳答案。

81. 深覆殆患者，左上 1 根管治疗后变色影响美观，最好采用
A. 烤瓷冠
B. 全瓷冠
C. 贴面
D. 髓腔内漂白
E. 金属全冠

82. 患者，女性，48 岁。⌈6 拟行烤瓷全冠修复。为防止颊舌向脱位面增加的辅助固位沟应放在牙冠的
A. 邻面
B. 舌面
C. 颊面
D. 邻殆线角
E. 邻舌线角

83. 患儿，男，10 岁。右下后牙疼痛多日。检查：右下第一磨牙深龋，已穿髓，探痛明显，叩痛（±），温度测验敏感，牙龈未见瘘管。临床治疗宜采用
A. 塑化术
B. 干髓术
C. 盖髓术
D. 牙髓摘除术
E. 活髓切断术

84. 患者，女性，45 岁。腮腺区渐进性增大肿块，界线清楚，无其他不适。镜下见肿瘤细胞形成导管、实性片块、黏液样和软骨样结构。上皮与黏液样组织互相移行，肿瘤有包膜但不完整，且肿瘤细胞浸润包膜。最可能的诊断为
A. 多形性腺瘤
B. 多形性腺瘤恶变
C. 多形性腺瘤，有恶变向
D. 肌上皮瘤
E. 多形性低度恶性腺癌

85. 患者，男性，23 岁。上唇正中撕裂伤后形成楔状缺损，其范围约为上唇的 1/5。以下处理原则中不正确的是
A. Z 字成形术
B. 直接拉拢缝合
C. 采用下唇组织瓣转移修复上唇缺损
D. 应用抗生素

E. 注射破伤风抗毒素（TAT）

86. 患者，28 岁。左侧下颌下区反复肿胀 2 年。进食时左侧下颌下区肿胀、隆起，胀痛感；停止进食后，肿胀、疼痛消失，伴有左侧舌尖部痛。可能的诊断为

A. 左侧下颌下区淋巴结炎

B. 左侧下颌下间隙感染

C. 左侧下颌下腺导管结石

D. 左侧下颌下腺恶性肿瘤伴感染

E. 左侧下颌下腺良性肿瘤伴感染

87. 患儿，男，7 岁。⌈6 殆面深龋洞，探诊已穿髓，有疼痛反应，无叩痛，X 线片显示根尖孔呈漏斗状。治疗方法应首选

A. 干髓术

B. 牙髓摘除术

C. 活髓切断术

D. 牙髓塑化术

E. 直接盖髓术

88. 患者，女性，56 岁。左侧腮腺区反复肿胀 4 年，平时有胀感，口内时有咸味。检查患侧腮腺导管口时，下列较符合慢性阻塞性腮腺炎体征的是

A. 清亮唾液

B. 无唾液分泌

C. 导管口无红肿

D. 棕色唾液

E. 雪花样唾液

89. 患者，40 岁。右下颌剧烈牙痛并放射至耳颞部，同侧面颊部明显红肿、疼痛、下唇麻木、开口受限 5 天。体温 39.6℃，右下颌体、颊部弥漫性红肿，触痛明显，开口度 2cm，46 残根，叩痛明显。该患者最可能的诊断是

A. 急性化脓性根尖周炎

B. 颊间隙感染

C. 咬肌间隙感染

D. 边缘性骨髓炎

E. 中央性骨髓炎

90. 患者，女性，25 岁。右下第三磨牙 Ⅰ 类中位舌倾阻生，远中少量龈瓣覆盖。拔除的最佳方法是

A. 切开去骨拔除

B. 冲击法拔除

C. 近中冠劈开后拔除

D. 涡轮机截冠后拔除

E. 翻瓣去骨劈开后拔除

91. 某外伤患者，曲面体层片显示其下颌中部及双侧髁状突骨折，如果要进一步检查髁状突骨折的内外径方向的移位情况，宜投照

A. 下颌体腔片

B. 下颌骨开口后前位片

C. 下颌骨侧位片

D. 许勒位片

E. 经咽侧位片

92. 患者，男性，49 岁。近 1 周右上后牙自发钝痛、头痛和全身不适。检查：右上牙未见任何牙体疾病，但⌊456 均有叩痛（+），右面颊相应处触压痛。医师诊断应考虑的疾病是

A. 急性牙髓炎

B. 慢性牙髓炎

C. 急性中耳炎

D. 急性上颌窦炎

E. 急性蜂窝织炎

93. 患者，男性，49 岁。右耳屏前发现核桃大小肿物半年，呈渐进性长大，偶有疼痛，疼痛放射至颞部。体格检查：肿物扁平、质硬，动度差，界限不清。右侧闭眼迟钝。初步诊断为右侧腮腺腺样囊性癌。已行手术治疗，术后送病理检查已确诊。镜下最可能见到的是

A. 肿瘤中有软骨样组织

B. 肿瘤由黏液样细胞、表皮细胞及中

间样细胞组成

C. 肿瘤中有牙乳头样组织

D. 肿瘤中有牙体样组织

E. 肿瘤中有筛孔样结构

94. 患者，男性，30 岁。因须拔除右下第三磨牙行局部麻醉，采用含肾上腺素利多卡因 5ml 行局部麻醉注射后，患者即感到心悸、头晕、头痛、脉搏快而有力、血压升高、口唇苍白。此情况是发生了

A. 变态反应

B. 晕厥

C. 癔症

D. 中毒反应

E. 肾上腺素反应

95. 患者，女性，60 岁。无牙颌 1 年余。行全口义齿修复。口腔检查时发现患者有习惯性下颌前伸，那么确定颌位关系时应注意

A. 牙槽嵴的丰满度

B. 帮助下颌后退

C. 适当增大垂直距离

D. 采用患者的习惯位置

E. 利用旧义齿的颌位关系

96. 患儿，男，12 岁。|1 冠折近 1/3。叩诊（-），无松动，无变色，X 线示已行完善根充。最适宜的治疗方案是

A. 直接树脂恢复前牙外形及美观

B. 置树脂桩后恢复前牙外形及美观

C. 置纤维桩后冠修复

D. 置纤维桩后恢复前牙外形及美观

E. 暂不修复

97. 牙周疾病流行特征不包括

A. 地区分布

B. 时间分布

C. 城乡分布

D. 年龄分布

E. 微生物种群分布

98. 患者，36 岁。321|123 因外伤缺失 3 个月，下前牙咬于腭黏膜。下列设计最理想的是

A. 磨除下前牙切端使之有 2mm 空隙

B. 在义齿的上磨牙区做𬌗垫

C. 在义齿上前牙区基托附平面导板，择期再行修复

D. 在义齿上前牙区加斜面导板

E. 拔除下前牙后，上下前牙义齿修复

99. 患者左下后牙因龋坏严重已做根管治疗。检查：|6 残根，叩诊（-），无松动，X 线片显示根充完善。该牙如要桩冠修复，牙体预备时错误的是

A. 在不引起根管侧穿的前提下尽可能争取桩道的长度

B. 颈缘不需要做肩台预备

C. 如髓腔完整，将髓室预备成一定洞形

D. 去除病变组织，尽可能保存牙体组织

E. 保留 1.5mm 的牙本质肩领

100. 患者，55 岁。8765|5678 缺失，行可摘局部义齿修复，4|4 设计 RPI 卡环组，以下说法正确的是

A. 该基牙颊侧不应该存在软组织倒凹

B. 可以不考虑口腔前庭深度

C. RPI 卡环组由近中𬌗支托、I 杆和舌侧导平面组成

D. I 杆需要舌侧对抗臂

E. 义齿受𬌗力后，I 杆仍然与牙面接触，防止义齿向颊侧移位

101. 患者，女性，78 岁。全口无牙，戴全口义齿近 150 年，因黏膜不适就诊。检查可见黏膜充血、水肿，有黄白色假膜。直接镜检见菌丝和芽孢。该患者治疗中应用的药物为

A. 维生素 C

B. 阿昔洛韦

C. 青霉素

D. 泼尼松

E. 制霉菌素

102. 患者，女性，21 岁。下颌第二磨牙邻面银汞充填，剩余颊舌壁硬组织充足，但牙冠高度仅约 4mm。若全冠修复，以下增加固位的措施哪项是错误的

A. 龈下边缘

B. 采用轴沟固位形

C. 减小轴面的聚合度

D. 增加钉洞或箱型辅助固位形

E. 适当增加龈边缘厚度

103. 患者，65 岁。$\overline{876|578}$ 缺失，余留牙正常。设计可摘局部义齿时，基牙可选择

A. $\overline{5|36}$

B. $\overline{5|26}$

C. $\overline{5|46}$

D. $\overline{4|4}$

E. $\overline{54|4}$

104. 患者，女性，63 岁。初戴全口义齿时，发现补偿曲线曲度过小，该患者戴义齿后最容易出现的问题是

A. 面容苍老

B. 义齿后缘翘动

C. 发音不清

D. 前牙开𬌗

E. 义齿后缘压痛

105. 患者，56 岁。上下颌可摘局部义齿戴用后 1 周，自述嚼碎食物困难。查体：$\underline{87654|}$、$\overline{|45678}$ 缺失，人工牙较天然牙稍小，𬌗面外形正常。咬合状态下，咬合纸可从上下人工牙之间抽出。造成嚼碎食物困难的原因是

A. 人工牙𬌗面面积小

B. 垂直距离恢复过低

C. 人工牙𬌗面无食物排溢道

D. 咬合低

E. 人工牙牙尖斜度不够高

106. 患者，男性，35 岁。固定义齿粘固后半个月，近 2 天刷牙时有少量出血。无其他症状。检查：$\overline{6|}$缺失，$\overline{57|}$为桥基牙，冠边缘在龈缘下与牙体组织贴合良好。$\overline{45|}$之间牙线可顺利通过，乳突处有少量食物滞留，龈红肿。引起牙龈出血的原因是

A. 冠边缘刺激牙龈

B. 接触点松

C. 冠外形不好

D. 患者未认真刷牙

E. 对颌牙有楔入式牙尖

107. 患者，女性，17 岁。主诉左下后牙钝痛半年。检查：$\overline{|6}$ 𬌗面深龋，探诊不敏感，机械去腐反应迟钝，叩痛(+)，冷、热测验迟缓性反应痛。主诉牙的治疗方法应为

A. 充填治疗

B. 安抚治疗

C. 直接盖髓术

D. 活髓切断术

E. 根管治疗

108. 患儿，男，6 岁。右下第一磨牙已经完整萌出，窝沟较深，医师决定对该牙进行封闭。操作过程中，采用含磷酸的凝胶酸蚀后，需要用水枪加压冲洗牙面的时间是

A. 5 秒内

B. 5~9 秒

C. 10~15 秒

D. 20~30 秒

E. 40~60 秒

109. 患儿，男，5 岁。右下乳磨牙𬌗面龋

坏，无自发痛和叩痛，医师决定采用ART修复该牙。患儿不能用该牙咀嚼的时间是修复后

A. 半小时内
B. 1小时内
C. 5小时内
D. 12小时内
E. 24小时内

110. 检查某班15岁学生50名，其中患龋病者10人，龋失补牙数为D 70，M 2，F 8。龋失补牙面数为D 210，M 10，F 15。这班学生龋面均为

A. 0.8
B. 1.4
C. 1.6
D. 4.2
E. 4.7

【A_3/A_4型题】

答题说明

以下提供若干个案例，每个案例下设若干道考题。请根据答案所提供的信息，在每一道考题下面的A、B、C、D、E五个备选答案中选择一个最佳答案。

（111~112题共用题干）

患者，男性，48岁。牙龈红肿7年，近1周加重。检查：6|6龈肿胀，充血，Ⅱ度松动，袋深6~7mm，临床印象为慢性牙周炎。

111. 治疗前，确定牙周组织破坏程度主要根据

A. 牙龈出血
B. 牙龈增生
C. 菌斑指数
D. 牙槽骨吸收
E. 牙松动度

112. 牙周基础治疗后，6|6仍存在6~7mm牙周袋，继续治疗选用

A. 翻瓣术
B. 拔除
C. 调𬌗
D. 龈袋切除
E. 截根术

（113~114题共用题干）

为某小学的1029名学生进行窝沟封闭，并对窝沟封闭的临床效果进行评估。

113. 窝沟封闭的适应证不包括

A. 在牙萌出后4年之内
B. 乳磨牙在3~4岁
C. 第一磨牙在6~7岁
D. 第二磨牙在11~13岁
E. 牙已萌出但未达到咬合平面

114. 计算封闭剂保留率的公式是

A. 封闭剂部分脱落的牙数/已封闭的总牙数×100%
B. 封闭剂完全脱落的牙数/已封闭的总牙数×100%
C. 封闭剂保留的牙数/已封闭的总牙数×100%
D. 封闭剂保留的牙数/口内总牙数×100%
E. 封闭剂完全脱落的牙数/口内总牙

数×100%

（115~116 题共用题干）

患者，男性，51 岁。右上第二前磨牙已行烤瓷冠修复 1 年，经常刷牙出血，牙龈红肿，无其他不适。检查：$\underline{5|}$烤瓷冠修复体，颊侧牙周溢脓，牙周袋深 6~7mm，Ⅰ度松动。X 线片示根充物影像距根尖 1mm，根尖周未见异常，牙槽骨高度降低 1/2。

115. 对于该烤瓷冠修复体，最应注意检查的是
A. 边缘密合性
B. 邻接关系
C. 咬合接触
D. 继发龋
E. 崩瓷

116. 对该患者的治疗，首选
A. 调𬌗
B. 牙周上药
C. 口服抗生素
D. 拆除修复体
E. 拔牙

（117~118 题共用题干）

某人在社区卫生服务中心因高血压就诊，交谈中医生得知他大量吸烟，就劝他应尽快戒烟，并推荐他使用戒烟药物。

117. 医生对患者的戒烟劝导属于
A. 健康检查
B. 健康咨询
C. 免疫接种
D. 化学预防
E. 康复训练

118. 医生推荐患者使用戒烟药物，从卫生服务角度来说属于
A. 患者觉察到的需要
B. 医疗卫生专业人员判定的需要
C. 由需要转化而来的需求
D. 没有需要的需求
E. 卫生服务利用

（119~120 题共用题干）

患者，男性，35 岁。$\overline{8|}$水平低位阻生，现拟拔除$\overline{8|}$。

119. 下列关于翻瓣的说法，错误的是
A. 黏骨膜全层切开
B. 颊侧切口勿超过前庭沟
C. 颊侧切口应设计在$\overline{6|}$龈乳头处
D. 颊侧切口与远中切口的末端成 45°向下
E. 紧贴骨面将黏骨膜瓣翻起

120. 若拔牙后半小时仍有出血，原因不可能是
A. 牙槽窝内残留炎性肉芽组织
B. 软组织撕裂
C. 牙槽骨骨折
D. 拔牙术后感染
E. 小血管破裂

（121~123 题共用题干）

患者，男性，35 岁。2 个月来右下后牙牙龈反复肿包，咬物不适，冷刺激不适。3 天来，咬物剧痛，牙龈肿包，流脓，夜间痛影响睡眠。检查时见右下第一磨牙充填体，边缘继发龋坏，牙龈可见窦道口，未见及明显波动感。

121. 应进一步做的主要检查是
A. 叩诊
B. 探诊
C. 触诊
D. 温度测验
E. 诊断丝 X 线检查

122. 最可能的诊断是
A. 急性牙髓炎
B. 急性根尖炎
C. 慢性牙髓炎
D. 慢性根尖炎急性发作

E. 慢性牙髓炎急性发作

123. 对主诉牙的首诊处置应是
  A. 去旧充，开髓、拔髓
  B. 局部封闭，观察
  C. 服抗炎、镇痛药
  D. 切开引流
  E. 拔除患牙

（124~126 题共用题干）

患者，30 岁。上前牙外伤后半年。检查：1|1 缺失，缺牙间隙正常，牙槽嵴轻度吸收。|2 牙冠缺损 1/3，Ⅰ度松动。2| 远中邻面深龋，探敏感。牙结石（++）。余牙未见异常。

124. 修复前不必要进行的检查和治疗是
  A. 前牙区 X 线片
  B. 2|2 牙髓活力检查
  C. 牙周洁治
  D. 前牙咬合关系
  E. 曲面体层片

125. 如果采用固定义齿修复，最佳修复设计方案是
  A. 2|2 双端固定桥
  B. 2|2 桩核及 2|2 双端固定桥
  C. 32|23 双端固定桥
  D. 2|2 桩核及 32|23 双端固定桥
  E. 2|2 桩核及 32|23 粘接固定桥

126. 如果该患者前牙区咬合紧，增加桥体强度的措施不包括
  A. 使用金属背板
  B. 增加金属部分的厚度
  C. 调整桥体的形态结构
  D. 适当减轻𬌗力
  E. 增加桥体唇舌径

（127~129 题共用题干）

患者，女性，25 岁。因双侧后牙咀嚼无力而就诊。检查：双侧上第一磨牙Ⅱ度松动，下切牙Ⅰ度松动，菌斑、牙石量少。如果初步印象为局限型侵袭性牙周炎。

127. 若患者处于病变早期阶段，不会有以下的临床表现
  A. 牙龈颜色正常
  B. 深牙周袋形成
  C. X 线片可见第一磨牙形成典型的“弧形吸收”
  D. 口腔卫生尚好
  E. 早期出现牙齿松动和移位

128. 问诊时可能的发现，下列说法错误的是
  A. 有明显的家族聚集性
  B. 患者均有明显的全身疾病
  C. 早期发生牙齿的松动、移位
  D. 患者诉切牙牙缝增大
  E. 患者诉刷牙出血

129. 关于侵袭性牙周炎的治疗原则，叙述不正确的是
  A. 早期治疗，消除感染
  B. 综合治疗
  C. 仅局部应用抗菌药物
  D. 调整机体防御功能
  E. 定期复查，维护疗效，防止复发

（130~132 题共用题干）

患者，男性，36 岁。下唇糜烂结痂半年。检查：下唇唇红部有 1cm×1cm 糜烂区域，表面假膜覆盖，局部充血发红，糜烂面周围可见白色条纹，双侧颊黏膜也可见白色斑纹，舌背可见白色斑块

130. 该患者最可能的诊断是
  A. 盘状红斑狼疮
  B. 口腔扁平苔藓
  C. 口腔白角化症
  D. 口腔白斑
  E. 糜烂性唇炎

131. 如果患者同时出现皮损，特征性的表现是

A. 蝶形红斑

B. Wickham 纹

C. 靶形红斑

D. 结节性红斑

E. 上皮内疱

132. 患者口腔黏膜可出现的基本病损不包括

A. 丘疹

B. 斑块

C. 水疱

D. 角化病损

E. 结节

（133~135 题共用题干）

患者，男性，45 岁。右上后牙咬合痛 2 个多月。临床检查：右上第一磨牙近中边缘嵴可疑裂纹，探痛（-），叩痛（±），冷热刺激可引起疼痛，去除刺激 1 分钟左右疼痛可缓解。

133. 该患者还应做下列哪项检查

A. 根尖片

B. 染色检查

C. 咬合片

D. 光导纤维

E. 试验性备洞

134. 引起该患者主诉牙痛最可能的原因为

A. 牙隐裂

B. 牙本质过敏症

C. 磨损

D. 慢性牙髓炎

E. 𬌗创伤

135. 该主诉牙的最佳处理为

A. 无须治疗，定期观察

B. 调𬌗后观察

C. 银汞合金充填

D. 根管治疗后全冠修复

E. 复合树脂充填

【B 型题】

答 题 说 明

以下提供若干组考题，每组考题共用在考题前列出的 A、B、C、D、E 五个备选答案，请从中选择一个与问题关系最密切的答案。某个备选答案可能被选择一次、多次或不被选择。

（136~138 题共用备选答案）

A. 氧化锌丁香油类

B. 树脂类

C. 氢氧化钙类

D. 硅酮类

E. MTA

以下情况选用的根管消毒剂

136. 根尖封闭性最好的封闭剂

137. 诱导硬组织形成，促进根尖周组织愈合

138. 聚合时有轻度的体积膨胀

（139~141 题共用备选答案）

A. 倒凹固位

B. 侧壁固位

C. 箱状洞形固位

D. 鸠尾固位

E. 梯形固位

139. 防止充填体沿洞底向侧方移位，临床

常用

140. 防止充填体沿垂直方向移位，临床常用

141. 防止充填体从水平方向脱落，临床常用

（142～145 题共用备选答案）

A. 红褐色血样液体，经久不凝
B. 微混浊的黄色黏稠性液体
C. 淡黄色清亮液体，含淋巴细胞
D. 黄色或棕色清亮液体，含胆固醇结晶
E. 乳白色豆渣样分泌物

142. 囊性水瘤穿刺液多为
143. 神经鞘瘤穿刺液多为
144. 鳃裂囊肿穿刺液多为
145. 甲状舌管囊肿穿刺液可为

（146～147 题共用备选答案）

A. 肿瘤中有软骨样组织
B. 肿瘤中有牙乳头样组织
C. 肿瘤中有筛孔样结构
D. 肿瘤中有牙体组织
E. 肿瘤由黏液样细胞、表皮样细胞和中间细胞组成

146. 腺样囊性癌可见
147. 黏液表皮样癌可见

（148～150 题共用备选答案）

A. 0
B. 1
C. 2
D. 3
E. 4

148. 龈沟内或龈缘及邻面有大量软垢，PLI 记分为
149. 牙龈轻度充血，有颜色改变，无肿胀，探诊后有点状出血，SBI 记分为
150. 早期牙周病，牙周袋深度在 4～5mm，CPI 记分为

第一单元参考答案与解析

【A_1型题】

1. B 【解析】舌组织有缺损时缝合创口应尽量保持舌的长度，使缝合后的创口呈前后纵行方向。不要将舌尖向后折转缝合，以防舌体缩短，影响舌功能。如舌的侧面与邻近牙龈或舌的腹面与口底黏膜都有创面时，应分别缝合各部的创口；如不能封闭所有的创面时，应先缝合舌的创口，以免日后发生粘连，影响舌活动。舌组织较脆，活动性大，缝合处易于撕裂，故应采用较粗的丝线（如 1 号线或 4 号线）进行缝合。距创缘稍远些进针，缝得深一些，这样可多带一些组织，并打三叠结，以防创口裂开或缝线松脱，最好加用褥式缝合。

2. B 【解析】藻酸盐印模材料存在凝溢和渗润现象，室温放置或浸泡在水中都会发生变形，正确的处理方法是用潮湿的纸巾包裹于塑料袋中密封。

3. C 【解析】牙龈瘤因其无肿瘤特有的结构，故非真性肿瘤，但其有肿瘤的外形及生物学行为，切除后易复发。病变波及的骨膜及邻近骨组织和波及的牙齿需要去除。

4. A 【解析】白三烯是引起迟发型变态反应的主要介质，可使支气管平滑肌强烈持久收缩，使支气管毛细血管扩张，黏膜腺体分泌增加，诱发支气管哮喘。

5. C 【解析】软垢指数（DI）的记分标准：0 = 牙面上无软垢；1 = 软垢覆盖面积占牙面的 1/3 以下；2 = 软垢覆盖面积占牙面的 1/3 ~ 2/3；3 = 软垢覆盖面积占牙面的 2/3 以上。

6. C 【解析】社区牙周指数（CPI）是一种操作简单、重复性能较好、适合大规模口腔流行病学调查牙周健康状况检查的方法。CPI 检查即在指数牙上检查牙龈出血、牙周袋深度、牙结石 3 项内容。以探诊为主，结合视诊。共检查 6 个区段，即右上后牙区、上前牙区、左上后牙区、右下后牙区、下前牙区、左下后牙区。检查时以执笔式握持 CPI 探针，无名指为支点，将探针轻缓地插入龈沟或牙周袋内，探针与牙长轴平行，紧贴牙根。沿牙齿颊（唇）、舌（腭）面龈沟从远中向近中移动，做上下短距离的提插式移动，以感觉龈下结石。同时查看牙龈出血状况，并根据探针上的刻度观察牙周袋深度，CPI 探针使用时所用的力不超过 20g。确定指数牙正常情况下，将口腔中分为 6 个区段，10 颗指数牙，分别是上、下颌 8 颗磨牙加右上、左下各 1 颗中切牙，即$\begin{array}{c|c} 761 & 67 \\ \hline 76 & 167 \end{array}$。20 岁以上受检者需要对每一颗指数牙进行检查。WHO 规定，每个区段内必须有 2 颗或 2 颗以上的功能牙，并且无拔牙指征，该区域才能做检查。成人的后牙区有时缺失一颗指数牙或该牙有拔牙指征，则只检查另外一颗指数牙。如果一个区段内的全部指数牙缺失或有拔牙指征，则此区段内所有其余牙，以最重的情况记分。如果这个区段内没有功能牙或者只有一颗功能牙时，这个区段作为除外区段。每颗指数牙的颊（唇）、舌（腭）面龈沟或牙周袋都必须检查。每个区段内 2 颗功能牙的检查结果，以最重的情况记分。

7. E 【解析】口腔单纯疱疹病毒主要通过飞沫、唾液及疱疹液直接接触传播，也可以通过食具和衣物间接传染。传染方式主要是直接经呼吸道、口腔、鼻、眼结膜、生殖器黏膜或破损皮肤进入人体。

8. D 【解析】颞下颌关节侧斜位显示关节凹、关节结节、髁突及关节间隙，常用于检查髁突骨折、脱位、先天畸形、肿瘤以及颞下颌关节疾病等，正常情况下，关节间隙宽约2mm，上间隙较宽，后间隙次之，前间隙狭窄。

9. C 【解析】Ⅲ型变态反应又称免疫复合物型或血管炎型变态反应，是由抗原和抗体形成中等大小的可溶性免疫复合物沉积于局部或全身多处毛细血管基膜后，激活补体，并在中性粒细胞、血小板、嗜碱性粒细胞等效应细胞参与下，引起以充血、水肿、局部坏死和中性粒细胞浸润为主要特征的炎症反应和组织损伤。

10. E 【解析】颌骨体内有时可见边缘清楚的圆形或卵圆形致密影，直径多为2~4mm，与牙根无关，此为内生骨疣，又称致密骨岛，是一种骨质生长变异，无病理意义。选项E错误，其余选项描述均正确。

11. C 【解析】釉柱近牙表面1/3较直，而内2/3弯曲，在牙切缘及牙尖处绞绕弯曲更为明显，称为绞釉。可以增强釉质对𬌗力的抵抗。

12. A 【解析】随血流而来的T细胞穿过高内皮微静脉，分别进入淋巴结皮质区，再迁移至髓窦，经输出淋巴管汇入胸导管，最终经左锁骨下静脉返回血液循环，参与淋巴细胞再循环。

13. C 【解析】清洁步骤：用小棉棒或小海绵球蘸一滴处理剂（弱聚丙烯酸）涂布全部窝洞10秒，立即冲洗2次

14. E 【解析】根尖周炎的炎症早期，根尖周组织血管扩张充血，浆液渗出，组织水肿，少量中性粒细胞游出血管，此阶段称急性浆液性根尖周炎，持续时间较短暂。患牙有轻微疼痛，咬紧患牙时疼痛有所缓解。但随着炎症的发展很快就进展为持续性钝痛。

15. B 【解析】当牙釉质表面遭受破坏时，其深部牙本质暴露，成牙本质细胞受到刺激，部分发生变性，牙髓深部的未分化的间充质细胞移向，该处取代变性细胞而分化为成牙本质细胞，分泌牙本质基质，继而矿化形成修复性牙本质。其牙本质小管的数目明显少于正常牙本质，而且明显弯曲。

16. D 【解析】生物转化中葡糖醛酸结合是最为重要和普遍的结合方式。尿苷二磷酸葡糖醛酸（UDPGA）为葡糖醛酸的活性供体，由糖醛酸循环产生。肝细胞微粒体中有UDP葡糖醛酸转移酶，能将葡糖醛酸基转移到毒物或其他活性物质的羟基、氨基及羧基上，形成葡糖醛酸苷。结合后其毒性降低，且易排出体外。胆红素、类固醇激素、吗啡、苯巴比妥等药物等均可在肝脏与葡糖醛酸结合而进行生物转化。临床上，用葡糖醛酸类制剂（如葡醛内酯）治疗肝病，其原理即增强肝脏的生物转化功能。

17. B 【解析】奶瓶龋又称喂养龋，是低龄儿童龋的一种，主要由于不良的喂养习惯所致。不良喂养习惯指含奶瓶入睡、牙齿萌出后喂夜奶、延长母乳或奶瓶喂养时间、过多饮用含糖饮料等，是一种早期累及上颌乳切牙的龋损类型。

18. C 【解析】病毒蛋白质衣壳具有保护病毒核酸不被核酸酶水解，并且维持病毒形

态，且具有抗原性，介导病毒进入宿主细胞。

19. A 【解析】心身疾病的治疗原则如下。①心身同治原则：对于急性发病且躯体症状严重的患者，应以躯体对症治疗为主，以心理治疗为辅。对于以心理症状为主、躯体症状为次，或虽然以躯体症状为主但已呈慢性经过的心身疾病，则可在实施常规躯体治疗的同时，重点安排好心理治疗。②心理干预目标：消除心理社会刺激因素、消除心理学病因、消除生物学症状。

20. A 【解析】在牙纵磨片中见牙根部牙本质透明层内侧有一层颗粒状的未矿化区，称托姆斯颗粒层。有人认为是成牙本质细胞末端的膨大，或为牙本质小管末端形成的袢；也有人认为是小的球间牙本质，或是真正的空隙。故选 A。

21. A 【解析】WHO 牙周状况评价标准（15 岁）牙石检出平均区段数如下：0~1.5 很低、1.6~2.5 低、2.6~3.5 中、3.6~4.5 高、4.6~6.0 很高。

22. B 【解析】牙髓内神经很丰富，大多是有髓神经，靠近多细胞层的神经纤维形成网状，称为神经壁层。神经轴突止于成牙本质细胞突起之间或牙本质小管内，受刺激可表现为牙本质过敏。故选 B。

23. B 【解析】再次应答产生的主要抗体是 IgG，在体内分布广，是机体抗感染的主力军。IgG 是血清和细胞外液中含量最高的抗体。

24. A 【解析】在华特位片上，上颌窦显示为尖端向下大致三角形密度低的影像，内侧密度较低，逐渐移行外侧密度较高。故选 E。

25. C 【解析】亚急性感染性心内膜炎最常见的病原体是甲型溶血性链球菌，但随着近些年抗生素广泛应用，在致病菌属上可能有所变化。甲型溶血性链球菌又称草绿色链球菌，是人体的重要正常菌群之一，分布于上呼吸道、胃肠道和女性生殖道，以口腔分布为最多。

26. B 【解析】牙釉质是机体中钙化最高和最坚硬的组织，X 线片显示的影像密度最高，似帽状覆盖于牙冠部牙本质的表面。故选 B。

27. C 【解析】本题备选答案是窝沟封闭剂脱落的各种原因，包括清洁不彻底、酸蚀后冲洗不彻底、酸蚀后唾液污染等。考生学习了窝沟封闭的操作方法与步骤，各项操作注意事项会影响窝沟封闭剂的防治效果，其中，酸蚀后封闭之前牙齿表面干燥的状态，保持其不被唾液污染是成功的关键。

28. B 【解析】任何单位和个人不得歧视人类免疫缺陷病毒感染者、艾滋病患者及其家属。人类免疫缺陷病毒感染者、艾滋病患者及其家属享有的婚姻、就业、就医、入学等合法权益受法律保护。《艾滋病防治条例》没有关于是否歧视疑似患者的规定。故选 B。

29. B 【解析】根据病变程度的分类，牙骨质龋为浅龋。其他有关病变程度的选项 C、选项 D 都不正确；选项 A 和选项 E 是有关其他不同类型的龋病，均为干扰答案。

30. D 【解析】牙龈上皮为复层鳞状上皮。根据所处的位置不同，分为牙龈表面上皮、龈沟上皮和结合上皮。

31. D 【解析】正常菌群中各种微生物的种类和数量可发生较大的变化。菌群失调是指机体某部位正常菌群中各菌种间的比例发生较大幅度变化而超出正常范围的状态，由此产生的病症，称为菌群失调症或菌群交替症。菌群失调时，多引起二重感染或重叠感染，即在原发感染的治疗中，发生了另一种新致病菌的感染。菌群失调的发生多见于使用抗生素和慢性消耗性疾病等。临床上长期大量应用广谱抗生素后，大多数敏感菌和正常菌群被抑制或杀灭，但耐药菌则获得生存优势而大量繁殖致病，如耐药金黄色葡萄球菌引起腹泻、败血症，对抗生素不敏感的白念珠菌引起鹅口疮、阴道炎、肠道和肛门感染。

32. B 【解析】牙周洁治属于医生行为。

33. A 【解析】殆面：上下颌后牙咬合时发生接触的一面称为殆面。

34. C 【解析】正常的覆殆、覆盖，可以提高咀嚼效能，同时可以保护唇颊舌组织。

35. C 【解析】MPP 即下颌姿势位，ICP 即牙尖交错位，两者属于垂直向关系。

36. D 【解析】由后退接触位能自如地直向前滑动到牙尖交错位称为长正中。

37. D 【解析】尖牙保护殆是指侧方运动时只有工作侧的尖牙有接触，非工作侧无接触，属于单侧殆平衡。

38. E 【解析】腭小凹是位于软硬腭连接处、腭中缝两侧对称的 2 个或几个小凹，是黏液腺导管的开口。上颌全口义齿的后缘应盖过腭小凹后 2mm 处。

39. D 【解析】脱氨基作用是氨基酸分解代谢的主要途径。体内的氨基酸可通过多种方式脱去氨基，包括氧化脱氨基作用、转氨基作用、联合脱氨基作用及嘌呤核苷酸循环，其中联合脱氨基作用是氨基酸脱氨基的主要方式。

40. B 【解析】脂酰 CoA 进入线粒体是脂肪酸 β 氧化的主要限速步骤，肉碱脂酰转移酶 I 是脂肪酸 β 氧化的限速酶。

41. C 【解析】肝细胞合成的甘油三酯不能形成（VLDL）分泌入血，则聚集以脂滴形式存在于肝细胞质中，形成脂肪肝。

42. C 【解析】在正常的自然牙列，侧方咬合时，工作侧牙列接触，非工作侧牙列不接触。

43. E 【解析】牙髓和牙周膜中都含有成纤维细胞和未分化的间充质细胞。

44. B 【解析】《处方管理办法》规定，普通处方的药物用量不应超过 7 天。

45. C 【解析】第二代 H_1 受体阻断药对中枢的抑制作用均很弱。备选药物中，氯雷他定属于第二代 H_1 受体阻断药，而苯海拉明、异丙嗪和氯苯那敏均为第一代 H_1 受体阻断药。

46. C 【解析】除选项 C 外，其他选项均为义务。权利：①在注册的执业范围内，进行医学诊查、疾病调查、医学处置、出具相应的医学证明文件，选择合理的医疗、预防、保健方案。②按照国务院卫生行政部门规定的标准，获得与本人执业活动相当的医疗设备基本条件。③从事医学研究、学术交流，参加专业学术团体。④参加专业培训，接受继续医学教育。⑤在执业活动中，人格尊严、人身安全不受侵犯。⑥获取工资报酬和津贴，享受国家规定的福利待遇。

47. C 【解析】标准差是数学术语，是离均差平方的算术平均数（即方差）的算术平方根，用 σ 表示。标准差也被称为标准偏差，或者实验标准差，在概率统计中最常使用作为统计分布程度上的测量依据。标准差是方差的算术平方根。标准差能反映一个数据集的离散程度。

48. C 【解析】不予注册主要有 3 种情形：不具有完全民事行为能力；因受刑事处罚，自刑罚执行完毕之日起至申请注册之日止不满 2 年的；受吊销医师执业证书行政处罚，自处罚决定之日起至申请注册之日止不满 2 年的。记忆时，记住处罚都是有一个 2 年内的时效。

49. B 【解析】医学模式是人们关于健康和疾病的基本观点，是医学临床实践活动和医学科学研究的指导思想和理论框架。1977 年，美国的医学教授恩格尔提出生物-心理-社会医学模式，是 20 世纪建立起来的医学模式。生物-心理-社会医学模式取代生物医学模式，不仅反映着医学技术进步，而且标志着医学道德进步。生物-心理-社会医学模式在更高层次上实现了对人的尊重。生物-心理-社会医学模式不仅重视人的生物生存状态，而且更加重视人的社会生存状态。人区别于狭义的动物，就在于能够以社会的方式生存，只有具有社会价值的生命才是真正的人的生命。

50. C 【解析】己糖激酶催化葡萄糖磷酸化生成葡糖-6-磷酸，反应是不可逆的。糖酵解途径有 3 个关键酶：己糖激酶、磷酸果糖激酶-1 和丙酮酸激酶。肝细胞内存在Ⅳ型己糖激酶，称为葡糖激酶。

51. E 【解析】磺胺嘧啶易进入脑血屏障，在脑组织中含量较高，是普通型流行性脑脊髓膜炎的首选治疗药物，也可作为易感者的预防用药。

52. D 【解析】有利原则是指医务人员的诊治行为以保护患者利益、促进患者健康、增进患者幸福为目的。有利原则必须满足的条件：①患者的确患有疾病。②医务人员的行动与解除患者的疾苦有关。③医务人员的行动可能解除患者的疾苦。④患者受益不会给别人带来太大的伤害。

53. C 【解析】固有牙槽骨、束骨和牙槽骨外骨板的结构均属于骨密质，其中无骨小梁结构。类骨质是由成骨细胞分泌的骨基质，无骨小梁结构。骨松质的主要结构为骨小梁和骨髓。实际上如果具备较好的普通组织学关于骨组织的知识，此题很容易答。

54. D 【解析】口腔黏膜根据所在的部位和功能可分为咀嚼黏膜、被覆黏膜、特殊黏膜。唇红部向外与唇部皮肤相延续，表皮有角化；硬腭、牙龈黏膜属于咀嚼黏膜，在咀嚼时承受压力和摩擦，上皮有角化；舌腹属于被覆黏膜，无角化；舌背属于特殊黏膜，上皮有角化。

55. C 【解析】《抗菌药物临床应用管理办法》规定，具有中级及以上专业技术职务任职资格的医师，可授予限制使用级抗菌药物处方权。

56. C 【解析】卫生行政部门对不符合条件不予注册的，应当自收到申请之日起 30 日内书面通知申请人，并说明理由。本题是申请人有异议的，可以自收到通知之日起 15 日内，依法申请复议或者向人民法院提起诉讼。

57. E 【解析】患者有损害，因下列情形之一的，推定医疗机构有过错：违反法律、行政法规、规章以及其他有关诊疗规范的规定。隐匿或者拒绝提供与纠纷有关的病历资料。伪造、篡改或者销毁病历资料。

58. C 【解析】纵𬌗曲线从前向后略呈凹形。前牙切缘几乎在同一平面上，自尖牙的牙尖向后经前磨牙的颊尖到第一磨牙的远中颊尖逐渐降低，再向后经过第二、第三磨牙的颊尖又行上升。连接下颌切牙的切缘、尖牙的牙尖、前磨牙的颊尖、磨牙的近远中颊尖构成一条相对平滑的曲线，为下颌的纵𬌗曲线，或称施佩（Spee）曲线。

59. E 【解析】干热灭菌法是在干燥环境下用高温杀死细菌和细菌芽孢的技术。用于不能耐受湿热蒸气、不能用高压蒸汽灭菌的物品，如必须保持干燥的化学物品，有刃器械如刀、剪类，无水的油剂、油膏、甘油等。干热灭菌法所需温度较高，时间较长。常用温度是160℃，持续2小时。干热最适用于玻璃器皿的灭菌，尤其是玻璃注射器等。温度可以提高到170℃，灭菌时间1小时。干热对某些不耐热材料有较大损害，不宜应用。

60. B 【解析】人类主要组织相容性复合体（MHC）的遗传特点是HLA的多态性（群体中单个基因座位存在两个以上不同等位基因）；单体型（同一染色体上紧密连锁的MHC等位基因的组合），等位基因的非随机表达，即不同人种中优势表达等位基因及其组成单体型可以不同；连锁不平衡（分属2个或2个以上基因座位的等位基因同时出现在一条染色体上的概率高于随机出现的概率）。

61. E 【解析】除选项E外，其余选项均可清洁邻面牙菌斑。

62. C 【解析】医疗机构及其医务人员应当对患者的隐私保密。泄露患者隐私或者未经患者同意公开其病历资料，造成患者损害的，应当承担侵权责任。

63. B 【解析】精神卫生工作实行预防为主的方针，坚持预防、治疗和康复相结合的原则。

64. A 【解析】有与从事的精神障碍诊断、治疗相适应的精神科执业医师、护士；有满足开展精神障碍诊断、治疗需要的设施和设备；有完善的精神障碍诊断、治疗管理制度和质量监控制度。从事精神障碍诊断、治疗的专科医疗机构还应当配备从事心理治疗的人员。

65. A 【解析】处罚包括警告、责令其改正，并可以根据情节处以3000元以下的罚款；情节严重的，吊销其“医疗机构执业许可证”。

66. E 【解析】未经医师（士）亲自诊查患者，医疗机构不得出具疾病诊断书、健康证明书或者死亡证明书等证明文件；未经医师（士）、助产人员亲自接产，医疗机构不得出具出生证明书或者死产报告书。

67. B 【解析】三级预防亦称临床预防。是对已知患某种疾病的患者，采取措施，积极治疗，防止病情进一步发展和恶化。对于慢性病，通过加强医学监护，防止并发症，防止伤残；对于已丧失劳动能力或伤残者，通过康复治疗，以提高其生活能力。由于三种预防措施是连续的梯次性预防措施，故称为三级预防。

68. E 【解析】标准误即样本均数的抽样误差。标准误愈大，均数的抽样误差就愈大，表明样本均数与总体均数的差异愈大。

69. C 【解析】不良反应：①过敏反应。②赫氏反应，治疗梅毒、钩端螺旋体病、鼠咬热或炭疽等时，可出现全身不适、寒战、发热、肌痛、心动过速等症状，甚至危及生命。③肌内注射可产生局部疼痛，红肿或硬结鞘内注射或全身大剂量应用可引起脑膜或神经刺激征。④高钠血症、高钾血症。

70. D 【解析】甲醛对人体有害，经其浸泡消毒的器械，必须经灭菌蒸馏水冲洗后方可使用。

71. B 【解析】目前，在流行病学调查中使用的抽样方法包括单纯随机抽样、系统抽样、分层抽样和整群抽样。在现况调查中，以后两种方法较常用。①单纯随机抽样是最基本的抽样方法。在个体差异较大的研究中，利用此法抽样，样本的数量要足够大，才能较好地代表研究人群。②系统抽样在总体很大时较方便。样本在整个人群内的分布比较均匀，代表性较好。③分层抽样指先将欲调查的总体按不同特征，例如年龄、性别或疾病严重程度分成不同的层，在各层再做随机抽样。分层抽样可以减少由各层特征不同而引起的抽样误差。④整群抽样指从要调查的总体中抽出部分群体，如城市的某些街道、学校的某些班级，然后对这些群体中的每个个体进行调查。当从总体中抽出一些群体并对这些群体中的所有对象进行调查时，称整群一级抽样。有时还需要做整群二级抽样，即对整群一级抽样抽出的群体再进行随机抽样。分级抽样还可以是二级以上，称多级整群抽样。

72. B 【解析】固位力与临床冠的高度有关；与固定义齿支持力相关的是基牙的牙根情况，与舒适度相关的是修复体的设计，与美观性相关的是修复体的种类和材料，与连接强度相关的是连接体的设计。

73. B 【解析】母亲乙型肝炎 e 抗原阳性，新生儿应先进行乙型肝炎免疫球蛋白注射，2 周后再进行乙型肝炎疫苗的接种。

74. C 【解析】上述𬌗力次序不受性别、年龄的影响。𬌗力大小顺序：第一磨牙>第二磨牙>第三磨牙>第二前磨牙>第一前磨牙>尖牙>中切牙>侧切牙，其中第一、第二磨牙差别有时不明显。

75. A 【解析】糖皮质激素抗炎作用表现为抑制各种原因（物理、化学、免疫及病原微生物）引起的炎症反应。炎症早期，减轻渗出和水肿，减少炎症因子释放，改善红肿热痛症状。后期，抑制肉芽组织增生、防止粘连及瘢痕形成，减轻后遗症，降低机体防御功能，延迟伤口愈合。不能抑制病原体的生长也不能直接杀灭病原体。

76. C 【解析】雷尼替丁为 H_2受体阻断药，其可选择性阻断胃壁细胞基底膜的 H_2受体，抑制胃酸分泌。临床上可用于治疗消化性溃疡、胃食管反流病、应激性溃疡等。其余选项均无此作用。

77. E 【解析】流感病毒的核酸核蛋白和基质蛋白决定了流感病毒的型，而 HA+NA 决定了流感病毒的亚型。

78. A 【解析】第二乳磨牙过早缺失对儿童口腔颌面部系统发育和咀嚼功能影响最大。

79. D 【解析】乳牙滞留是指继承恒牙已经萌出，未能按时脱落的乳牙；或者恒牙未萌出，保留在恒牙列中的乳牙，选项 D 正确。由于邻牙、骨或软组织的阻碍而只能部分萌出或完全不能萌出，且以后也不可能萌出的牙，称为阻生牙，选项 E 错误。牙齿异位萌出是指恒牙在萌出过程中未在牙列的正常位置萌出，选项 C 错误。牙齿固连是牙骨质与牙槽骨的直接结合，固连部位牙周膜丧失，患牙的𬌗面低于邻牙正常的𬌗面，选项 B 错误。

80. C 【解析】重度釉质发育不全的表现：釉质变薄或者表面缺损，颜色呈棕色或者褐色，釉质横纹及生长线明显，柱间质增宽，釉丛釉梭数目多。

【A_2型题】

81. D 【解析】患者为前牙，考虑美观因素，排除金属全冠和烤瓷冠。现代口腔医学观点认为，前牙根管治疗后变色，优先采用去除髓腔内牙胶、充填物和粘接剂的方式，改用髓腔内漂白。如果效果不好，可采用树脂修复或贴面修复，最次的选项为全瓷冠修复。以上选择依次遵循牙齿微创操作的原则。

82. A 【解析】根据受力的方向，防止颊舌向脱位固位沟理应放在邻面。

83. D 【解析】根据题干可知患牙牙髓已经感染，需要牙髓摘除或者活髓切断，塑化术、干髓术和盖髓术已经不适用。因题干提示叩痛（±），根髓感染概率较大，因此要进行牙髓摘除，实行根管治疗。

84. A 【解析】多形性腺瘤基本结构为腺上皮、肌上皮、黏液、黏液样组织和软骨样组织，以黏液样结构为主的肿瘤包膜可不完整。此病例中无细胞异型性，因此无恶变。

85. C 【解析】采用下唇组织瓣转移修复上唇缺损，会增加术区面积和手术创伤。

86. C 【解析】进食时，下颌下区肿胀、疼痛，伴有同侧舌尖疼痛，最可能的诊断为下颌下腺导管结石。全部题干未提示明确感染。如果是感染，停止进食后，肿胀、疼痛不会消失。与此同时，左侧下颌下区反复肿胀，提示肿瘤可能性小，因为肿瘤没有消长特性。

87. C 【解析】因为是年轻恒牙，治疗方法应首选活髓切断术，目的是尽量保存患牙根尖部的牙乳头，使根尖部能继续形成。

88. E 【解析】由于慢性炎症，腮腺分泌液变得黏稠似雪花样。考生需要记住的要点是，雪花样提示慢性阻塞性腮腺炎。

89. E 【解析】根据题干，选项 A 病变范围较为局限，故排除。患者右下颌剧烈牙痛并放射至耳颞部，提示牙源性急性牙髓炎引起的间隙感染，下唇麻木提示骨髓炎，考虑患者为中央性骨髓炎。

90. B 【解析】右下第三磨牙Ⅰ类中位舌倾阻生，远中少量龈瓣覆盖，拔除的最佳方法是冲击法拔除。患牙无明显骨阻力且方向倾斜，向舌侧冲击脱位较为简单。

91. B 【解析】下颌骨开口后前位片常用于检查双侧髁突内外径向的病变。

92. D 【解析】急性上颌窦炎时，患侧的上后牙可以出现自发钝痛、轻叩痛，该患者的自觉症状和检查有“右面颊相应处触压痛”等表现，均提示右侧急性上颌窦炎。

93. E 【解析】腮腺腺样囊性癌筛状型的特点是肿瘤细胞团块内含筛孔样腔隙，与藕的横断面相似，其内充满黏液样物质，其周围有基底膜样结构。

94. E 【解析】而肾上腺素反应脉搏快而强。注意题干的提示。

95. B 【解析】后退回到正中关系，也就是 CR 位，是咬合重建的起点。

96. D 【解析】冠折近 1/3 的前牙，纤维桩后直接树脂修复即可。因患者 12 岁，未成年，暂不考虑永久修复。

97. B 【解析】谈及流行特征，含义就是横断面的研究，不包括时间，包含时间因素的往往是纵向研究，研究疾病的发展。

98. C 【解析】处理的方式首先考虑微创，拔出下前牙最先排除，其次是磨除下前牙2mm，可能会引起下前牙疼痛。义齿上做斜面导板是引导下颌作用，此患者并不需要，𬌗垫不是永久修复的方法，只适用于临时修复。正确的方法是在义齿上前牙区基托附平面导板，择期再行修复。平面导板可压低下前牙，轻度伸长后牙，相当于简单活动矫治器。此题还可考虑活动义齿设置腭侧的金属板。

99. B 【解析】题干提示左下后牙因龋坏严重已做根管治疗，说明患牙大面积缺损，需要打桩争取足够的核树脂粘接面积，在不引起根管侧穿的前提下尽可能争取桩道的长度，可增加固位。将髓室预备成一定洞形也可增加固位。保留 1.5mm 的牙本质肩领是桩核修复的基本要求。

100. A 【解析】本题考查 RPI 卡环组的概念。RPI 由近中𬌗支托、I 杆、远中邻面板组成。需要注意的是导平面指的是基牙远中邻面形成的平面，不属于 RPI 卡环组的组成部分。义齿受力后，鞍基下沉，I 杆与基牙脱离接触，减轻对基牙的扭力。颊侧无明显软组织倒凹是 RPI 卡环组的应用条件，如颊侧组织倒凹大应设计 RPA 卡环。

101. E 【解析】义齿性口炎应抗真菌治疗。

102. E 【解析】前四项思路均是通过增加牙冠长度和固位型而增加固位，选项 E 于增加固位无用。

103. C 【解析】⌈6 肯定是基牙，排除选项 D 和选项 E。缺隙两侧均有牙，优先选择两侧牙齿为基牙。

104. B 【解析】重点考查义齿需要达到平衡𬌗时，需要满足的五因素十定律，补偿曲线的曲度过小，导致前伸𬌗的时候，后牙不接触，全为前牙引导，导致义齿后缘翘动。

105. D 【解析】本题考查可摘局部义齿戴入后出现的问题。咬合纸可从上下人工牙之间抽出，题干给出的信息很明显是咬合低。患者为右上后牙和左下后牙缺失，不存在垂直距离恢复不良的问题。

106. B 【解析】固定义齿粘固后半月导致龈缘炎。45⌉之间牙线可顺利通过，乳突处有少量食物滞留，龈红肿，表明接触点过松。选项 E 对𬌗牙有楔入式牙尖，题干中未提及。

107. E 【解析】该患者已有患牙自发钝痛半年之久，患牙深龋洞底探诊迟钝，叩痛（+），冷、热测验迟缓性反应痛均提示主诉牙的诊断为慢性闭锁性牙髓炎，故治疗方法应为根管治疗。慢性闭锁性牙髓炎时，叩痛（+）表明牙髓全部受累，故不应选用充填治疗和活髓保存疗法。

108. D 【解析】牙面酸蚀后应用水彻底冲洗牙面 10～15 秒，边冲洗边用排唾器吸干。如用含磷酸的凝胶酸蚀，冲洗时间应加倍。

109. B 【解析】ART 修复患牙使用的是自固化玻璃离子，需要 1 小时才能固化，所以充填治疗后患者 1 小时内不能用该牙咀嚼。

110. E 【解析】龋均＝龋、失、补牙之和/受检人数。龋面均＝龋、失、补牙面之和/受检人数。龋面均＝（210+10+15）/50＝4.7。龋均＝（70+2+8）/50＝1.6。

【A_3/A_4型题】

111. D 【解析】治疗前，确定牙周组织破坏程度主要的根据是牙槽骨吸收。

112. D 【解析】牙周翻瓣术适应证：①经基础治疗后仍有 5mm 以上的深牙周袋或复杂性牙周袋。②袋底超过膜龈联合的深牙周袋。③牙槽骨缺损须骨修整。④根分叉病变伴深牙周袋。⑤范围广泛的显著增生的牙龈。

113. E 【解析】窝沟封闭的适应证包括深的窝沟，特别是可以插入或卡住探针的牙（包括可疑龋）。若对侧同名牙患龋或有患龋倾向的牙，可考虑进行窝沟封闭。牙萌出后达咬合平面即适宜做窝沟封闭，一般是在牙萌出后 4 年之内。乳磨牙在 3~4 岁，第一磨牙在 6~7 岁，第二磨牙在 11~13 岁为最适宜封闭的年龄。

114. C 【解析】封闭剂保留率=封闭剂保留的牙数/已封闭的总牙数×100%；龋降低相对有效率=（对照组龋齿数-试验组龋齿数）/对照组龋齿数×100%；龋降低实际有效率=（对照组龋齿数-试验组龋齿数）/已封闭的总牙数×100%。

115. A 【解析】根据临床症状与检查结果，首先可排除咬合问题、继发龋和崩瓷的可能。因无食物嵌塞症状，也可排除邻接关系不良对患牙牙周的影响。最可能的原因应是全冠边缘问题导致的牙周炎，所以应注意检查全冠边缘的密合性。故选 A。

116. D 【解析】对于该病例的治疗，首先应做的不是牙周治疗，而是要去除病因，所以要先拆除修复体。

117. B 【解析】医生对患者的戒烟劝导属于健康咨询。

118. B 【解析】医生推荐患者使用戒烟药物，从卫生服务角度来说属于医疗卫生专业人员判定的需要。

119. C 【解析】颊侧切口应设计在 $\overline{6|}$ 颊侧中央位置，保证患牙暴露充分，缝合后组织不易坏死。

120. D 【解析】口腔组织血运丰富，抗感染力强，术后急性感染少见。拔牙创有时也发生慢性感染，多由异物在拔牙后未被清除所引起。其余选项均为可能引起出血的原因。

121. E 【解析】应做诊断丝 X 线检查确认窦道口来源。

122. D 【解析】患牙 2 个月来牙龈反复肿包史，咬物不适，冷刺激不适，3 天来转为急性症状，最可能的诊断为慢性根尖炎急性发作。

123. D 【解析】患牙根尖周炎症，牙龈未见明显波动感，应首选根管治疗控制感染，行开髓、拔髓及后续治疗。

124. E 【解析】牙结石提示需要牙周基础治疗。前牙区 X 线片排除外伤牙根根折和牙齿慢性坏死引起的根尖周炎。$\underline{2|2}$ 牙髓活力检查也是半年后外伤的常规复查。曲面体层片是全口检查必要的方式。

125. C 【解析】根据牙周膜面积，最佳修复设计方案是 $\underline{32|23}$ 固定桥修复。

126. E 【解析】因为咬合紧，增加桥体唇舌径显然是不对的。

127. A 【解析】牙龈表面炎症不明显，色泽鲜红或稍红，牙龈水肿。

128. B 【解析】局限型侵袭性牙周炎发病可始于青春期前后，患者就诊时多已 20 岁，女性多于男性。牙周组织破坏程度与局部刺激物的量不成比例。典型的患牙局限于第一磨牙和上、下切牙。病程进展快，早期出现牙齿松动和移位。患者一般没有明显的全身疾病。有明显的家族聚集性。

129. C 【解析】侵袭性牙周炎的治疗：①早期治疗、防止复发，一般2~3个月复查1次。②全身服用抗生素，以作为洁治、刮治和根面平整的辅助疗法。③调整机体防御功能。④对于患者存在的其他不利因素进行相应的综合治疗。⑤定期维护，防止复发。

130. B 【解析】抓住关键词"糜烂面周围可见白色条纹"，即可知该患者最可能的诊断是口腔扁平苔藓。

131. B 【解析】本病表现为小的、紫红色、多角形扁平丘疹，表面有光泽，可见白色网状条纹（Wickham纹），皮疹多分布于手腕和前臂的屈侧，手背、前臂、颈部、骶尾部，可于搔抓部位形成线状分布的新发皮疹（同形反应）。患者自觉瘙痒，皮疹可于数月至数年后消退，部分遗留色素沉着斑。扁平苔藓可累及黏膜部位，最常发生于口腔，表现为双颊黏膜为重的白色网状细纹，也可出现糜烂、溃疡、大疱，伴有烧灼感。部分患者可发生甲扁平苔藓，表现为甲板增厚、粗糙、凹凸不平，也可出现萎缩，特征性的表现为甲翼状胬肉——甲板消失，甲小皮向前覆盖甲床。

132. E 【解析】口腔扁平苔藓分为三类：①网纹型由小丘疹连成的线状白色、灰白色花纹，花纹可组成网状、树枝状、环状或半环状等多种形状，也可表现为白色斑块状（角化病损）。可发生于口腔黏膜任何部位，颊部最多见，大多左右对称。②糜烂型常在充血基础上发生水疱和糜烂，所以又称充血糜烂型。糜烂周围有白色花纹或丘疹，疼痛明显。常发生于颊、唇、前庭沟、磨牙后区、舌腹等部位。③萎缩型多见于舌背，为略显淡蓝色的白色斑块，微凹下，舌乳头萎缩致病损表面光滑。发生在牙龈时，则有充血或表浅糜烂，临近可见有白色花纹。

133. B 【解析】根据检查有"可疑裂纹"，考虑为牙隐裂，应做染色检查明确诊断。

134. A 【解析】根据题干信息"可疑裂纹"等，可知引起患者牙痛的最可能原因为牙隐裂。

135. D 【解析】隐裂患牙应该争取时间，缩短到冠修复的时间，防止裂纹加深。

【B型题】

136. B 【解析】树脂类根尖封闭剂根尖封闭性好，有较好的抗菌性和粘接性。如进入组织，最初可引起炎症反应，但几周后可消退，其后又有较好的组织耐受性。

137. C 【解析】氢氧化钙类根尖封闭剂的主要优点是具有较好的抗菌效果，诱导硬组织形成，促进根尖周组织愈合。但如长时间暴露于组织液，由于氢氧化钙的释放，可使材料溶解。

138. D 【解析】硅酮类封闭剂在聚合时有轻度的体积膨胀，具有良好的生物相容性和封闭性。在使用时要求严格干燥根管。

139. B 【解析】侧壁相互平行，与洞底垂直，并具有一定深度，借助于洞壁和充填体的摩擦力而产生固位作用，防止充填体沿洞底向侧方移位。

140. A 【解析】充填体突入倒凹或固位沟内，防止充填体从垂直方向脱位。

141. D 【解析】鸠尾外形似斑鸠的尾部，由鸠尾峡和膨大的尾部组成，借助峡部的扣锁作用，防止充填体从水平方向脱落。

142. C 【解析】囊性水瘤穿刺液为淡黄色水样液体，内含淋巴细胞。

143. A 【解析】神经鞘瘤穿刺液为红褐色血样液体，经久不凝是其特点。

144. D 【解析】鳃裂囊肿穿刺液为黄色或棕色清亮液体，含或不含胆固醇结晶。

145. B 【解析】甲状舌管囊肿穿刺液为透明、微混浊的黄色稀薄或黏稠液体。

146. C 【解析】腺样囊性癌：肿瘤细胞有 2 种，即导管内衬上皮细胞和肌上皮细胞，肿瘤细胞有多种排列方式，筛状结构是此肿瘤的典型图像，与藕的横断面相似。

147. E 【解析】黏液表皮样癌：由黏液样细胞、表皮样细胞和中间细胞组成。

148. D 【解析】菌斑指数（PLI）的记分标准：0＝近龈缘区无菌斑；1＝近龈缘区有薄的菌斑，但视诊不可见，若用探针尖的侧面可刮出菌斑；2＝在龈缘或邻面有中等量的菌斑；3＝龈沟内或龈缘区及邻面有大量的菌斑。

149. C 【解析】龈沟出血指数（SBI）的记分标准：0＝龈缘和龈乳头外观健康，轻探龈沟后不出血；1＝龈缘和龈乳头外观健康，轻探龈沟后出血；2＝牙龈因炎症而有颜色改变，无肿胀，探诊出血；3＝牙龈因炎症而有颜色改变和轻度水肿，探诊出血；4＝牙龈不但有颜色改变，并明显肿胀，探诊出血；5＝牙龈有颜色改变，明显肿胀，有时有溃疡，探诊出血或有自动出血。

150. D 【解析】社区牙周治疗（CPI）：反应牙周部分健康状况，主要说明人群中需要进行牙周治疗的情况。用世界卫生组织推荐的牙周探针，即直径 0.5mm、尖端为小球形、带有刻度的探针。检查项目为龈炎、牙石、早期牙周病、晚期牙周病。其诊断和记分标准：0＝牙龈健康，龈沟深度在 3.5mm 以下，无牙石，探诊后不出血；1＝龈炎，龈袋深度在 3.5mm 以下，无牙石，有 1 个以上部位探诊后出血；2＝龈袋深度在 3.5mm 以下，1 个以上部位有龈上石或龈下石；3＝早期牙周病，有 1 个以上龈袋深度为 3.5~5.5mm；4＝晚期牙周病，有 1 个以上龈袋深度在 5.5mm 以上；9＝无法检查；X＝除外区段。

2024全国口腔执业助理医师资格考试模拟试卷与解析（一）

第一单元

主　编　赵继志

副主编　刘玥博　刘　琰　牛星鉴　吴　宣

编　者　（按姓氏笔画排序）

丁珊珊　尤鹏越　牛星鉴　甘　泠　朱智慧　刘　琰
刘玥博　刘寅冬　杨　熙　吴　宣　吴　楠　吴立萌
余丹华　张惠媛　陈羽飞　陈浩天　苟雅萍　郑嘉宝
赵继志　栗　智　夏钟毅　晏　桐　高　攀　郭　睿
郭春岚　曾曼曼　靖无迪　霍静怡

中国协和医科大学出版社

北　京

【A_1 型题】

答题说明

每一道考试题下面有 A、B、C、D、E 五个备选答案，请从中选择一个最佳答案。

1. 口腔颌面外科手术中最基本、最常用的止血方法是
   A. 压迫止血
   B. 阻断止血
   C. 热凝止血
   D. 降压止血
   E. 钳夹、结扎止血
2. 以下对残根的处理，正确的是
   A. 所有残根都需要拔除
   B. 为了美观，前牙残根都应该拔除
   C. 只要没有临床症状，残根可不进行根管治疗
   D. 对于缺损至龈下的残根，可在完善的根管治疗后用正畸的方法牵引至合适位置
   E. 所有残根都应保留
3. 为避免头臂干等损伤，行气管切开术时不应低于
   A. 第 2 气管环
   B. 第 3 气管环
   C. 第 4 气管环
   D. 第 5 气管环
   E. 第 6 气管环
4. 具有亲细胞作用的抗体是
   A. IgM
   B. IgD
   C. IgE
   D. IgG
   E. IgA
5. 楔状缺损的预防和治疗原则不包括
   A. 纠正横刷牙习惯
   B. 调整咬合负担
   C. 改正喜吃酸性食物的习惯
   D. 涂布氟化物，提高耐酸性
   E. 并发牙髓病时行根管治疗
6. 最易被致龋菌利用产酸的糖是
   A. 葡萄糖
   B. 蔗糖
   C. 麦芽糖
   D. 果糖
   E. 乳糖
7. 下列哪项不是扁平苔藓的发病部位
   A. 颊黏膜
   B. 生殖器黏膜
   C. 角膜
   D. 指（趾）甲
   E. 牙龈
8. 显示单侧下颌骨升支外侧骨皮质有无骨质破坏、骨质增生或膨出，较理想的检查方法是
   A. 下颌前部㕮片
   B. 下颌骨开口后前位片
   C. 下颌骨侧位片
   D. 下颌升支切线位片
   E. 许勒位片
9. 引起移植排斥反应最重要的抗原是
   A. Rh 血型抗原
   B. ABO 血型抗原
   C. 异嗜性抗原
   D. 人类白细胞抗原（HLA）
   E. 变应原
10. X 线片上正常牙槽嵴高度为

A. 牙颈下 0.5mm
B. 牙颈下 2mm
C. 牙颈下 1mm
D. 牙颈下 3mm
E. 牙颈下 4mm

11. 成釉细胞瘤被认为是临界瘤，其原因是
A. 有局部侵袭性
B. 易感染
C. 囊壁有子囊
D. 易出血
E. 易恶变

12. 烟草烟雾中的主要毒害物质除尼古丁、一氧化碳外，还包括
A. 烟焦油
B. 黄曲霉毒素
C. 氮氧化物
D. 酚类化合物
E. 芳香烃

13. 关于氯己定溶液，描述正确的是
A. 长期使用无副作用
B. 易产生耐药菌株
C. 含漱液的浓度为 0.12%~0.20%
D. 其主要作用是减轻口腔异味
E. 是窄谱抗菌药

14. 牙髓炎最常见的致病菌为
A. 放线菌
B. 厌氧菌
C. 链球菌
D. 真菌
E. 大肠埃希菌

15. 外渗性黏液囊肿的特点为
A. 复层鳞状上皮衬里
B. 假复层纤毛柱状上皮衬里
C. 扁平上皮衬里
D. 矮柱状上皮衬里
E. 无衬里上皮

16. 脂肪酸 β 氧化和酮体生成共同的中间产物是
A. 甲基二羟戊酸
B. β-羟-β-甲戊二酸单酰辅酶 A（HMG-CoA）
C. β-羟丁酸
D. 乙酰乙酰 CoA
E. 乙酰乙酸

17. 儿童乳前牙外伤常见年龄为
A. 2~3 岁
B. 1~2 岁
C. 3~5 岁
D. 5~6 岁
E. 1 岁以前

18. 对青霉素易产生耐药性的细菌是
A. 白喉棒状杆菌
B. 肺炎链球菌
C. 脑膜炎球菌
D. 溶血性链球菌
E. 金黄色葡萄球菌

19. 在心理治疗中，患者表明自己的内心活动，积极配合治疗，这主要体现了心理治疗的
A. 主观性
B. 自主性
C. 实效性
D. 学习性
E. 积极性

20. 下列哪种说法不支持牙源性钙化囊性瘤是一种牙源性肿瘤
A. 基底细胞极性倒置
B. 星网状层细胞
C. 肌上皮细胞
D. 牙本质
E. 以上都不是

21. 窝沟封闭成功的关键是
A. 清洁牙齿必须用小毛刷
B. 冲洗牙面的时间越长越好
C. 酸蚀时间要保持 60 秒以上
D. 封闭前保持牙面干燥、不被唾液

污染
E. 用光固化型的封闭剂
22. 上皮重度异常增生的病变范围是
A. 癌细胞累及上皮浅1/3
B. 癌细胞累及上皮浅2/3
C. 癌细胞累及上皮全层
D. 癌细胞突破基膜
E. 癌细胞浸润到上皮下
23. 属于Ⅲ型变态反应性疾病的是
A. 过敏性溶血性贫血
B. 系统性红斑狼疮（SLE）
C. 变应性鼻炎
D. 结核
E. 青霉素引起的变应性休克
24. 根尖片上牙周膜的正确影像为
A. 颗粒状影像
B. 包绕牙根的连续不断的低密度线条状影像
C. 放射状排列的网状结构
D. 三角形或圆形的低密度影像
E. “H”形影像
25. 仅在局部增殖，不引起病毒血症的是
A. 风疹病毒
B. 麻疹病毒
C. 乙型脑炎病毒
D. 流行性感冒病毒
E. 脊髓灰质炎病毒
26. 下列病变中，X线检查无诊断价值的是
A. 中龋
B. 牙周炎
C. 牙内吸收
D. 牙髓炎
E. 牙骨质增生
27. 易于为年幼儿童学习和掌握的刷牙方法
A. Bass 刷牙法
B. 水平颤动拂刷法
C. Fones 刷牙法
D. Smith 刷牙法
E. 改良 Smith 刷牙法
28. 在心理测验中，主试人要对所有被试者使用统一的指导语及方法指导其完成测验，这遵从的心理测验原则为
A. 统一原则
B. 标准化原则
C. 客观性原则
D. 保密原则
E. 指导原则
29. 恶性黑色素瘤远处转移最常见的部位是
A. 肺
B. 肝
C. 脑
D. 骨
E. 腹膜后
30. 健康咨询的“5A”模式的第一步是
A. 受咨询者评估咨询者的问题
B. 受咨询者制定咨询方案
C. 受咨询者明确咨询目标
D. 受咨询者对咨询者的诊断
E. 受咨询者为咨询者安排随访
31. 乙型肝炎病毒的传播途径不包括
A. 输血或器官移植
B. 共用牙具
C. 性接触
D. 呼吸道
E. 分娩
32. 下列口腔癌的流行特征，正确的是
A. 东南亚地区发病率最高
B. 发病情况与时间变化无关
C. 患病年龄有偏低的趋势
D. 男女患病比例接近1∶1
E. 不同种族发病率相似
33. 上颌第一磨牙髓室底位于颈缘
A. 冠方0.5mm处
B. 冠方1.0mm处
C. 龈方1.0mm处
D. 冠方2.0mm处

E. 龈方 2.0mm 处

34. 畸形中央尖最多发生于

A. 下颌第一前磨牙

B. 上颌第二前磨牙

C. 下颌第二前磨牙

D. 上颌第一磨牙

E. 下颌第一磨牙

35. 冠修复第二前磨牙和第一磨牙间的接触区多在

A. 邻面颊 1/3

B. 邻面舌 1/3 和中 1/3 交点处

C. 邻面颊 1/3 和中 1/3 交点处

D. 邻面舌 1/3

E. 邻面中 1/3

36. 急性根尖周炎最有效的应急处理是

A. 局部麻醉镇痛

B. 开髓、根管引流

C. 安抚镇痛

D. 患牙调𬌗镇痛

E. 服用抗炎镇痛药

37. 人类的牙属于

A. 侧生牙

B. 槽生牙

C. 端生牙

D. 多牙列

E. 单牙列

38. 嵌体箱状洞形的轴壁应

A. 相互内聚 2°~5°

B. 相互平行或外展 2°~5°

C. 外展不超过 10°

D. 内聚不超过 5°

E. 内聚超过 5°

39. 乳牙根管治疗术与恒牙根管治疗术最根本的区别是

A. 洞形制备不同

B. 消毒药物不同

C. 根管充填材料不同

D. 垫底材料不同

E. 充填材料不同

40. 胆固醇生物合成的限速酶是

A. HMC-CoA 合酶

B. HMG-CoA 裂解酶

C. HMG-CoA 还原酶

D. MVA 激酶

E. 乙酰羧化酶

41. HbA 的 α 亚基与 O_2 结合后产生变构效应，从而

A. 促进 α 亚基与 O_2 结合，抑制 β 亚基与 O_2 结合

B. 抑制 α 亚基与 O_2 结合，促进 β 亚基与 O_2 结合

C. 促进其他亚基与 O_2 结合

D. 促进 α 亚基与 O_2 结合，同时促进 β 亚基与 CO_2 结合

E. 抑制其他亚基与 O_2 结合

42. 下列关于上、下颌磨牙形态区别的叙述，不正确的是

A. 上颌磨牙的牙冠呈斜方形

B. 上颌磨牙的牙冠较直

C. 下颌磨牙的牙冠倾向舌侧

D. 下颌磨牙一般为双根

E. 上颌磨牙颊尖钝而舌尖锐

43. 牙釉质中无机物占总重量的百分比为

A. 86%

B. 12%

C. 2%

D. 96%~97%

E. 70%

44. 经典的精神分析理论认为，自责和过失感源于

A. 过强的本我

B. 潜意识

C. 过强的自我

D. 过强的超我

E. 压抑感

45. 对呋塞米特点的描述，错误的是

A. 降低肾脏的稀释与浓缩功能
B. 排出大量等渗尿液
C. 过度利尿可导致低钾血症
D. 长期大量静脉给药可致耳毒性
E. 具有抗尿崩症的作用

46. 高级神经活动表现特点为强、均衡、不灵活的气质类型是
A. 胆汁质
B. 抑郁质
C. 黏液质
D. 多血质
E. 躁郁质

47. 为尽量发现患者，在制定筛选方法标准过程中，常采用
A. 提高方法的灵敏度
B. 提高方法的特异度
C. 降低假阳性率
D. 提高假阴性率
E. 使假阴性率与假阳性率相等

48. 医疗机构出售无偿献血的血液所承担的法律责任是
A. 给予医疗机构负责人行政处分
B. 予以取缔并处 10 万元以上罚款
C. 没收违法所得并处 20 万元以下罚款
D. 处 5 万元以上的罚款
E. 构成犯罪的，依法追究刑事责任

49. 下列临终关怀的提法中，正确的是
A. 临终关怀应以所有住院患者为服务对象
B. 临终关怀面向的仅仅是临终患者个体
C. 临终关怀应以延长患者的生存时间为目的
D. 临终关怀应以治疗疾病为主要服务内容
E. 临终关怀应以提高临终患者的生存质量为宗旨

50. 在下列氨基酸中疏水性氨基酸是
A. 组氨酸
B. 赖氨酸
C. 谷氨酸
D. 半胱氨酸
E. 丙氨酸

51. 下列关于毒性反应的描述，正确的是
A. 与药物剂量无关
B. 与药物的使用时间无关
C. 可造成机体的病理性损害
D. 大多为难以预知的反应
E. 有时也与机体高敏性有关

52. 医患沟通中的非言语沟通形式不包括
A. 面部表情
B. 身段姿态
C. 人际距离
D. 引导话题
E. 目光接触

53. 牙本质中由于钙化不良而形成的结构是
A. 管周牙本质
B. 管间牙本质
C. 球间牙本质
D. 罩牙本质
E. 透明层

54. 穿通纤维存在于
A. 釉质
B. 牙本质
C. 牙骨质
D. 骨小梁
E. 骨松质

55. 医学模式转变对医师提出的根本性医学伦理学要求是
A. 学习生命价值论
B. 学习伦理学
C. 学习公益理论
D. 更加关注处于社会关系中的、作为一个整体的患者的人文方面
E. 注重改变传统的医学道德观念

56. 以下关于传染病监测的说法错误的是

A. 国家、省级疾病预防控制机构负责对传染病发生、流行以及分布进行监测
B. 县级疾病预防控制机构负责传染病预防控制规划、方案的落实
C. 国家、省级疾病预防控制机构负责对重大传染病流行趋势进行预测
D. 市级疾病预防控制机构负责对本地区疫情和突发公共卫生事件进行监测、报告
E. 省级疾病预防控制机构负责开展流行病学调查和常见病原微生物检测

57. 人格方面具有 C 型行为类型的人易发生的心身疾病是
A. 冠状动脉粥样硬化性心脏病
B. 溃疡病
C. 高血压
D. 肿瘤
E. 支气管哮喘

58. 若 X 线片示下颌神经管未见损伤影像，则拔牙后出现下唇麻木的原因是损伤了
A. 下牙槽神经
B. 颏神经
C. 咬肌神经
D. 颊神经
E. 舌神经

59. 一个 300 万人口的城市，过去每年出现伤寒患者 30 例左右，某年出现了 300 例，此种情况称
A. 暴发
B. 散发
C. 流行
D. 大流行
E. 世界大流行

60. 有补体参与的变态反应性疾病是
A. 支气管哮喘
B. 青霉素引起的休克
C. 粒细胞减少症
D. 剥脱性皮炎
E. 荨麻疹

61. 迪安（Dean）氟牙症分类中记为中度的是
A. 牙面失去正常光泽，龋坏不透明斑块
B. 牙面呈黄色、黄褐色或棕褐色
C. 牙表面出现不透明区
D. 牙面出现浅窝，色暗
E. 牙釉质表面有严重磨损、棕染，牙齿常有侵蚀现象

62. 下列不属于马斯洛需要层次论的层次内容的是
A. 自我实现的需要
B. 安全的需要
C. 生理的需要
D. 精神的需要
E. 尊重的需要

63. 义务论的典型代表是
A. 亚里士多德
B. 柏拉图
C. 希波克拉底
D. 康德
E. 边沁

64. 一种比较微弱而持久的具有一定渲染性的情绪状态，称为
A. 激情
B. 焦虑
C. 应激
D. 抑郁
E. 心境

65. 属于丙类传染病的是
A. 风疹
B. 白喉
C. 副伤寒
D. 百日咳
E. 麻疹

66. 医患之间信托关系的非陌生人关系特

征，要求医师特别注意

A. 保守患者秘密
B. 平等对待患者
C. 使用文明语言
D. 遵守规章制度
E. 恪守医德职责

67. 美国环境保护署推荐的表面消毒液是
A. 乙醇
B. 次氯酸钠溶液
C. 戊二醛溶液
D. 过氧乙酸溶液
E. 氯己定溶液

68. 可使人群易感性升高的因素不包括
A. 新生儿增加
B. 免疫人口免疫力的自然消退
C. 易感人口的迁入
D. 隐性感染发生后
E. 免疫人口的迁出或死亡

69. 吗啡的药理作用是
A. 镇静、镇痛、抑制呼吸
B. 镇静、镇痛、镇吐
C. 镇静、镇痛、散瞳
D. 镇静、镇痛、兴奋呼吸
E. 欣快、镇痛、扩瞳

70. 健康调查的工作步骤不包括
A. 收集资料
B. 整理资料
C. 统计资料
D. 分析资料
E. 汇报结果

71. 在抽样研究中样本是
A. 总体中的一部分
B. 总体中任意一部分
C. 总体中的典型部分
D. 按照一定抽样规则从总体中取出的一部分
E. 总体中有代表性的一部分

72. 如果后牙排成反殆关系，排牙时正确的方法是
A. 牙列式由 ACDB 换成 DBAC
B. 牙列式由 ACDB 换成 DBCA
C. 牙列式由 ACDB 换成 ACBD
D. 上颌后牙舌尖与下颌后牙中央窝接触
E. 下颌后牙颊尖与上颌后牙中央窝接触

73. 在肠道的正常菌群中，对人有益无害的生理性菌群是
A. 大肠埃希菌
B. 变形杆菌
C. 乳杆菌
D. 双歧杆菌
E. 肠链球菌

74. 下列关于乳恒牙区别的描述，正确的是
A. 乳牙体积小，牙冠呈淡黄色
B. 乳牙颈嵴不突出，冠根不分明
C. 乳磨牙的形态与相应的恒磨牙形态相似
D. 下颌乳切牙舌面边缘嵴比下颌切牙明显
E. 乳磨牙根干短，根分叉小

75. 嘌呤核苷酸在体内分解的主要终产物是
A. 尿素
B. β-丙氨酸
C. β-氨基羟丁酸
D. 酮体
E. 尿酸

76. 用青霉素治疗可引起赫氏反应的疾病是
A. 流行性脑脊髓膜炎
B. 甲型溶血性链球菌引起的感染性心内膜炎
C. 大叶性肺炎
D. 气性坏疽
E. 梅毒

77. 肺炎链球菌的主要致病物质是
A. 荚膜

B. 芽孢
C. 鞭毛
D. 菌毛
E. 外毒素

78. 正常邻接触的生理意义不包括
A. 保护牙龈组织
B. 分散咀嚼压力
C. 利于食物排溢
D. 利于牙齿的稳固
E. 便于舌的运动

79. 乳牙外伤总的治疗原则是
A. 尽量保存外伤乳牙的牙髓活性
B. 尽量减少患儿的痛苦
C. 尽量恢复外伤乳牙的功能
D. 应使外伤乳牙尽量保存到自然脱落
E. 应使乳牙外伤对继承恒牙的影响降到最低

80. 按 Dean 氟牙症分类，牙面可见白色不透明区不规则分布，不超过唇面的25%，记分为
A. 0.5
B. 1
C. 2
D. 3
E. 4

【A$_2$ 型题】

答 题 说 明

每一道考题是以一个小案例出现的，其下面都有 A、B、C、D、E 五个备选答案，请从中选择一个最佳答案。

81. 患者，女性，27 岁。$\underline{6|}$缺失，固定义齿修复 2 个月后，出现自发性疼痛的原因为
A. 出现继发龋
B. 牙体切割稍多
C. 咬合早接触
D. 基牙受力大
E. 食物嵌塞

82. 患者，女性，61 岁。$\underline{6|}$隐裂，有牙髓症状，牙冠短，咬合紧，根管治疗后，适宜的修复是
A. 高嵌体
B. 部分冠
C. 烤瓷全冠
D. 铸造全冠
E. 锤造全冠

83. 患儿，女，8 岁。脱落的乳牙上患有龋病。在龋病的切片上，观察到部分牙本质中出现裂隙及串珠样结构，这些表现应见于牙本质龋的
A. 细菌侵入层
B. 坏死崩解层
C. 脱矿层
D. 透明层
E. 脂肪变性层

84. 患者，男性，26 岁。$\overline{|8}$水平阻生，拟行拔除术，口内法行下牙槽神经、舌神经、颊长神经阻滞麻醉后 5 分钟，患者出现左侧面瘫症状。这是因为
A. 注射针直接损伤面神经
B. 局部麻醉药注入腮腺内麻醉面神经
C. 肾上腺素反应

D. 局部麻醉药注入颊肌内

E. 麻醉过程中损伤了下牙槽神经

85. 若经服用促进神经恢复的药后 3 个月，患者下唇麻木症状明显减轻，复诊求修复。检查发现牙槽嵴颊侧有骨突，影响义齿修复，应做

A. 颊系带修整术

B. 牙槽突修整术

C. 下颌舌隆突修整术

D. 牙槽嵴增高术

E. 植骨术

86. 患者，女性，36 岁。因左下颌区无痛性肿胀 2 年就诊，不伴左下颌疼痛及麻木。检查：左下颌角明显膨隆，皮肤色、温均正常，无波动感。口内左磨牙区龈颊沟丰满，舌侧膨隆明显，触之有乒乓球感，黏膜无破溃。最有可能的诊断是

A. 颌骨骨髓炎

B. 成釉细胞瘤

C. 颌骨中心性癌

D. 角化囊肿

E. 骨肉瘤

87. 患儿，女，13 岁。主诉右下后牙隐痛半年。检查：6|殆面深龋洞，探诊不敏感，去腐质无疼痛反应，叩痛（+），冷测验疼痛持续。此牙的治疗方法是

A. 直接盖髓术

B. 安抚治疗

C. 活髓切断术

D. 根管治疗

E. 干髓术

88. 患者，女性，56 岁。35、36 残根要求拔除，在行右下牙槽神经及舌神经阻滞麻醉 5 分钟后，患者觉左下唇及同侧舌尖前部有麻木感；但在分离颊侧牙龈时患者仍觉疼痛，其原因可能是

A. 患牙根尖周有炎症

B. 未麻醉颊长神经

C. 未麻醉颏神经

D. 局部麻醉药中未加入肾上腺素

E. 患者过度紧张

89. 某患者拔除|7，2 小时后仍出血不止。检查发现|7 颊侧牙龈撕裂，渗血明显。最好采用以下哪种方法止血

A. 明胶海绵+纱球压迫

B. 碘仿纱条填塞

C. 全身应用止血药物

D. 缝合撕裂牙龈

E. 结扎颈外动脉

90. 患者，男性，18 岁。左上颈部肿物 2 年，有反复消长史，特别是感冒时增大。检查：触质软，囊性感明显，穿刺液为透明、淡黄色水样清亮液体。可能的诊断为

A. 囊性水瘤

B. 舌下腺囊肿口外型

C. 下颌下腺囊肿

D. 第二鳃裂囊肿

E. 甲状舌管囊肿

91. 患者，男性，41 岁。进食时右侧颌下区肿胀、疼痛，进食后数小时方可逐渐消退。检查：颌下腺导管开口处红肿，轻压腺体导管口溢脓。以下哪项检查有助于确诊

A. 下颌骨侧位片

B. 下颌骨后前位片

C. 曲面断层片

D. 下颌升支切线位片

E. 下颌横断殆片

92. 患者，男性，23 岁。6|患牙因疼痛急诊，经开髓开放后，自觉症状消失，叩痛（-），探开髓孔敏感。适宜的治疗方法是

A. 安抚后充填

B. 直接盖髓

C. 活髓切断术

D. 干髓术

E. 根管治疗

93. 患者，男性，20 岁。前牙有暗黄色斑点。病变牙的磨片显示，釉柱间质矿化不良，而釉质表层过度矿化。最可能的诊断是

A. 釉质发育不全

B. 氟牙症

C. 遗传性乳光牙本质

D. 四环素牙

E. 畸形中央尖

94. 患者，女性，35 岁。颌面外伤伴昏迷，经现场紧急处理后，准备转送医院进一步治疗。运送时患者正确的体位是

A. 俯卧位

B. 侧卧位

C. 仰卧位

D. 半卧位

E. 随意体位

95. 患者，男性，65 岁。戴新全口义齿 3 周，义齿仅在功能状态下易脱落。旧义齿无此现象。造成义齿固位差的原因可能是

A. 咬合不平衡

B. 后堤区处理不当

C. 基托边缘伸展不足

D. 基托边缘伸展过长

E. 基托与黏膜不密合

96. 患者，55 岁。$\overline{7654|56}$ 缺失，设计可摘局部义齿修复。$\overline{|7}$ 𬌗面磨耗重，敏感，无法预备出近中𬌗支托窝。此时正确的做法是

A. $\overline{|7}$ 不设计𬌗支托

B. 𬌗支托放置在𬌗面中央窝

C. 𬌗支托放置在𬌗面舌沟

D. 𬌗支托放置在𬌗面颊沟

E. $\overline{|7}$ 设计圈形卡环

97. 患儿，男，8 岁。$\overline{|6}$ 深龋、穿髓，探痛，无叩痛。X 线片示根尖孔呈漏斗状。其治疗首选

A. 直接盖髓术

B. 间接盖髓术

C. 干髓术

D. 根管治疗

E. 活髓切断术

98. 患者，女性，60 岁。戴下颌全口义齿 1 周，咀嚼时咬肌前沿痛，且义齿易松动、脱位。其原因是

A. 颊侧翼缘区基托伸展过度

B. 远中颊角区基托伸展过度

C. 基托压迫磨牙后垫

D. 基托压迫下颌舌骨嵴

E. 颊系带处基托缓冲不足

99. 患者，53 岁。$\overline{654|}$ 缺失，余留牙牙周健康。可摘局部义齿的支点线应设计成

A. 斜线式

B. 直线式

C. 横线式

D. 纵线式

E. 平面式

100. 患者，男性，48 岁。右下后牙龋坏 3 年，充填物反复脱落。检查：$\overline{6|}$ 牙冠远中及舌侧大面积龋坏缺损，叩痛 (−)，无松动，临床冠较长。X 线片示根管治疗完善，根长及牙槽骨高度正常。该患者最适合的修复方式是

A. 桩核金属烤瓷冠

B. 全瓷冠

C. 金属全冠

D. 金属烤瓷全冠

E. 嵌体

101. 患者，男性，70 岁。无牙颌，全口义齿戴用 8 年。检查：旧义齿人工牙磨耗严重，垂直距离低，基托不密合，下颌唇侧前庭黏膜反折处及牙槽嵴舌

侧黏膜小溃疡。处理方法是
A. 自凝树脂加高旧义齿人工牙殆面
B. 重新修复，取印模
C. 旧义齿基托组织面重衬
D. 旧义齿基托边缘缓冲
E. 停戴旧义齿 1 周后重新修复

102. 患者 21|125678 、65|45678 缺失，行可摘局部义齿修复。戴用义齿 5 天后出现咬颊现象。可能的原因是
A. 人工后牙颊尖过锐
B. 人工后牙覆盖过大
C. 人工后牙颊侧覆盖过小
D. 殆平面偏高
E. 基托进入组织倒凹

103. 患者，男性，28 岁。⌈5 检查因龋坏已做根管治疗，叩诊（-），无松动，X 线片显示根管治疗完善。该牙如要桩冠修复，牙体预备时错误的是
A. 去除病变组织，尽可能保存牙体组织
B. 颈缘不需要做肩台预备
C. 如果髓腔完整，将髓腔预备成一定洞形
D. 在不引起根管侧穿的情况下，尽可能争取较长的冠桩长度
E. 先行冠部预备再行桩道预备

104. 患者，男性，55 岁。近 1 年先后更换 3 副全口义齿，均因戴义齿后不适，咀嚼困难，义齿脱落。检查：上下唇前突，闭合困难，说话时面部表情不自然。上下牙槽嵴丰满，颌间距离短。造成患者不适的主要原因是
A. 垂直距离过高
B. 适应能力差
C. 上下前牙排列偏向唇侧
D. 要求过高
E. 心理因素影响

105. 患者，女性，22 岁。6⌉龋损，已完成治疗，准备做金属烤瓷冠，患者的牙弓弧度和邻牙凸度均正常，在恢复轴面凸度时，正确的是
A. 颊侧中 1/3
B. 颊侧颈 1/3
C. 舌侧颈 1/3
D. 舌侧殆 1/3
E. 舌侧中 1/3

106. 患者，40 岁。⌈5 缺失，缺牙间隙小。⌈6 舌侧倾斜，余牙正常，拟行固定桥修复。获得共同就位道的方法错误的是
A. 正畸治疗纠正⌈6
B. ⌈6 根管治疗后桩核冠修复
C. ⌈6 设计改良 3/4 冠
D. 拔除⌈6
E. ⌈6 放置活动连接体

107. 患者，男性，34 岁。2 个月前开始右上后牙遇冷热酸痛，咀嚼不适，咬到牙齿某一点时引起剧痛，近 1 周出现阵发自发痛。检查发现 6| 叩痛明显，牙齿不松动，遇冷热出现疼痛，未发现龋损，咬诊出现定点疼痛。根据患者的症状和临床检查，引起患牙疼痛的最可能原因是
A. 牙周炎
B. 牙隐裂
C. 牙震荡
D. 重度磨损
E. 殆创伤

108. 王某，36 岁。有长期吸毒史。因为和他人共用同一针头注射而感染了获得性免疫缺陷综合征。王某所在地的疾病预防控制机构欲以真实姓名公布他的相关病情和有关资料，以引起社会对获得性免疫缺陷综合征防治工作的关注。此时，应当得到谁的同意
A. 王某所在地的卫生行政部门

B. 王某的父母

C. 王某的配偶

D. 王某的单位

E. 王某本人

109. 张某于 2015 年 7 月从某医学院专科毕业。张某可以

A. 在医疗卫生机构中试用期满 1 年，参加执业医师资格考试

B. 在医疗卫生机构中试用期满 1 年，参加执业助理医师资格考试

C. 在医疗卫生机构中工作满 2 年，参加执业助理医师资格考试

D. 取得执业助理医师执业证书后，在医疗卫生机构中工作满 1 年，参加执业医师资格考试

E. 取得执业助理医师执业证书后，在医疗卫生机构中试用期满 1 年，参加执业医师资格考试

110. 一位心理学专家为了对一名 3 岁幼儿做心理评估，去孩子所在幼儿园观看其在游戏中的表现。这种心理评估的方法是

A. 控制观察法

B. 自由式会谈法

C. 现状调查法

D. 自然观察法

E. 心理测验法

【A_3/A_4 型题】

答 题 说 明

以下提供若干个案例，每个案例下设若干道考题。请根据答案所提供的信息，在每一道考题下面的 A、B、C、D、E 五个备选答案中选择一个最佳答案。

（111~112 题共用题干）

患者，女性，29 岁。近 4 个月全口牙龈逐渐肿大，刷牙时牙龈易出血，偶有牙龈自动出血史。

111. 若患者妊娠 6 个月，诊断为妊娠期龈炎，临床上最可能表现为

A. 牙齿松动

B. 牙龈疼痛、恶臭

C. 牙龈为纤维性增大

D. 牙龈色鲜红、光亮

E. 牙龈坏死

112. 若患者未妊娠，怀疑为白血病在口腔的表现，确诊的方法为

A. 活检

B. 脱落细胞涂片

C. 白细胞趋化功能

D. 白细胞吞噬功能

E. 查血常规

（113~114 题共用题干）

患者，男性，30 岁。4 年前上前牙外伤后颜色逐渐变黑，影响美观，要求做美观效果好的修复。检查：⌊1 唇向倾斜明显，暗黑色，叩痛（-），稳固，切缘缺损。

113. 针对该患者情况，最主要的检查是

A. ⌊1 的间隙大小

B. 咬合关系

C. 口腔卫生状况

D. 与邻牙的关系

E. X 线牙片

114. 最佳修复体的选择是

A. 塑料全冠
B. 金属塑料联合全冠
C. 烤瓷全冠
D. 烤瓷桩冠
E. 塑料桩冠

（115～116 题共用题干）

患者，女性，43 岁。右下颌后牙多个残根，风湿性心脏病 10 余年，二尖瓣狭窄，心功能Ⅰ级。

115. 对此患者施行牙拔除术时需要慎重，否则容易引起严重并发症是
A. 干槽症
B. 舌下间隙感染
C. 口腔上颌窦瘘
D. 下颌下间隙感染
E. 亚急性细菌性心内膜炎

116. 对于该患者最佳的治疗方案是
A. 分次拔除患牙，术前预防性使用抗生素
B. 分次拔除患牙，术后预防性使用抗生素
C. 分次拔除患牙，术前、术后预防性使用抗生素
D. 一次拔除全部患牙，术前预防性使用抗生素
E. 一次拔除全部患牙，术前、术后预防性使用抗生素

（117～119 题共用题干）

患者，男性，50 岁。1 周来右侧后牙咬物不适，冷水引起疼痛。近 2 天夜间痛影响睡眠，并引起半侧头、面部痛，疼痛不能定位。检查时见右侧上、下第一磨牙均有殆面龋洞。

117. 为确定牙位进行的检查是
A. 探诊
B. 叩诊
C. 松动度检查
D. 温度测验
E. X 线检查

118. 患牙的诊断最可能是
A. 深龋
B. 可复性牙髓炎
C. 急性牙髓炎
D. 慢性牙髓炎
E. 牙髓坏死

119. 如检查后不能确定患牙的牙位，应进一步行
A. 咬诊
B. 麻醉测试
C. 温度测验
D. 牙周袋探诊
E. X 线检查

（120～122 题共用题干）

患者，女性，36 岁。6┘可见大面积银汞充填，远中食物嵌塞，冷、热测验（-），X 线显示已行完善的根管治疗。

120. 修复问诊要了解的问题，除外
A. 此牙以前的治疗情况
B. 治疗的效果如何
C. 牙体缺损的原因
D. 患者的要求
E. 银汞合金充填的作用

121. 为确定修复方案，要检查的主要内容，除外
A. 牙髓治疗情况
B. 口腔黏膜情况
C. 咬合情况
D. 缺损情况
E. 邻接接触情况

122. 食物嵌塞的可能原因
A. 邻接接触不良
B. 殆平面与邻牙不一致
C. 殆面外形不良
D. 邻间乳头萎缩
E. 包括以上各项

（123～125 题共用题干）

患者，女性，43 岁。风湿性心脏病史 10 余年，二尖瓣狭窄，心功能Ⅰ级。口内有右下侧切牙、右下第一前磨牙、右下第一磨牙残根，Ⅰ度松动需要拔除。

123. 该患者拔牙，在有菌血症发生时，有可能导致以下哪种严重并发症

A. 干槽症

B. 颊间隙感染

C. 口腔上颌窦瘘

D. 颏下间隙感染

E. 亚急性细菌性心内膜炎

124. 引起以上严重并发症的最重要因素之一，是以下哪种细菌菌血症

A. 金黄色葡萄球菌

B. 铜绿假单胞菌

C. 混合细菌

D. 变异链球菌

E. 甲型溶血性链球菌

125. 此类致病菌对以下哪种抗生素高度敏感

A. 甲硝唑

B. 青霉素

C. 链霉素

D. 头孢菌素

E. 庆大霉素

（126～128 题共用题干）

患者，男性，36 岁。外伤术后，目前正在接受抗生素治疗。发现近几天味觉减退，口腔黏膜干燥并有灼痛，舌背黏膜充血发红，舌乳头萎缩明显。

126. 结合病史，最可能的诊断是

A. 萎缩性舌炎

B. 口干综合征

C. 烟酸缺乏症

D. 扁平苔藓

E. 白念珠菌感染

127. 为了明确诊断，首先应该进行

A. 组织病理检查

B. 血常规检查

C. X 线检查

D. 直接涂片检查

E. 唾液培养

128. 初步获得检查结果后，还可以考虑进一步

A. 肝功能检查

B. 出、凝血时间测定

C. 唾液培养

D. 泪液分泌功能测定

E. 直接免疫荧光检查

（129～131 题共用题干）

女性，40 岁。妊娠 3 个月。因右下后牙疼痛 2 天就诊。口腔检查：口腔卫生较差，边缘龈红肿明显；$\overline{6|6}$ 深龋洞，牙髓活力测试正常；$\overline{7|}$ 深龋洞，髓腔开放，牙髓无活力，叩痛（++），余未见异常。

129. 对该患者的处理原则是

A. 通过应急治疗控制炎症及疼痛后于妊娠 4～6 个月时完成治疗

B. 口服药物控制炎症及疼痛后于妊娠 4～6 个月时完成治疗

C. 静脉给予药物控制炎症及疼痛后于产后再完成治疗

D. 通过应急治疗控制炎症及疼痛后于产后再完成治疗

E. 行牙髓治疗

130. 对该患者牙龈出血的处理原则是

A. 给予口腔卫生指导

B. 立即行牙周基础治疗

C. 采取局部用药控制炎症

D. 采取口服药物控制炎症

E. 于产后再完成牙周基础治疗

131. 对该患者 $\overline{6|6}$ 的合理处理原则是

A. 尽早行常规充填治疗

B. 暂不处理，待产后再行根管治疗

C. 暂对症治疗，待产后行彻底治疗

D. 暂不处理，待妊娠4~6个月时完成治疗

E. 暂对症治疗，待妊娠4~6个月时完成治疗

（132~134题共用题干）

患者，男性，48岁。因右上后牙剧烈疼痛，夜不能眠就诊。检查：$\underline{7|}$殆面龋坏，探诊敏感，冷刺激反应同正常牙，叩诊（-），龈（-）；$\underline{6|}$牙体完好，叩诊（+），龈（-），冷刺激反应不明显，牙龈位置正常，牙周探诊可探至颊侧根分叉中部，探诊深7mm，问及洁牙史，对颌见$\overline{8|}$近中倾斜中位阻生，近中邻殆面龋洞，探诊敏感，冷刺激痛，刺激去除后疼痛消失。

132. 为明确诊断应做的检查为

A. 热测验

B. 冷测验

C. 电活力测验

D. X线检查

E. 牙面染色

133. X线片示$\underline{6|}$根分叉处透射影像，$\overline{8|}$近中殆面深龋；以热牙胶进行温度测验时，$\underline{6|}$、$\overline{8|}$均出现疼痛，$\underline{6|}$刺激去除后，疼痛持续较久，$\overline{8|}$疼痛消失。则引起患者剧痛的牙为

A. $\underline{6|}$

B. $\overline{8|}$

C. $\underline{7|}$

D. $\underline{6|}$和$\overline{8|}$

E. $\underline{76|}$和$\overline{8|}$

134. 引起剧痛的牙应诊断为

A. 急性牙髓炎

B. 急性根尖周炎

C. 逆行性牙髓炎

D. 冠周炎

E. 慢性牙髓炎急性发作

【B型题】

答题说明

以下提供若干组考题，每组考题共用在考题前列出的A、B、C、D、E五个备选答案，请从中选择一个与问题关系最密切的答案。某个备选答案可能被选择一次、多次或不被选择。

（135~136题共用备选答案）

A. 釉质发育不全

B. 氟牙症

C. 先天性梅毒牙

D. 畸形舌侧窝

E. 畸形中央尖

135. 病损表现在同时期发育的牙的是

136. 侵犯中切牙和第一磨牙的是

（137~140题共用备选答案）

A. 放线菌

B. 血链球菌

C. 轻链球菌

D. 变异链球菌

E. 乳杆菌

137. 最早定居到获得性膜上的细菌是

138. 深龋洞中能大量分离到的细菌是

139. 龈下菌群和根面龋中最常发现的细菌是

140. 目前认为致龋性最强的细菌是

（141～144 题共用备选答案）

A. 位于根尖周围
B. 可含有牙齿
C. 位于鼻腭管内
D. 位于颈部正中线上
E. 常由导管阻塞引起

141. 黏液囊肿
142. 鼻腭囊肿
143. 根尖囊肿
144. 甲状舌管囊肿

（145～146 题共用备选答案）

A. 面神经
B. 颊神经
C. 舌神经
D. 腭小神经
E. 腭前神经

145. 与腮腺多形性腺瘤手术关系最密切的神经是
146. 与腭部多形性腺瘤手术关系最密切的神经是

（147～148 题共用备选答案）

A. 乳胶手套
B. 消毒乳胶手套
C. 外科手套
D. 乙烯基手套
E. 厚橡皮手套

147. 洁牙时用
148. 清洁消毒时用

（149～150 题共用备选答案）

A. Dentobuff Strip 试验
B. Cariostat 试验
C. Dentocult LB 试验
D. Dentocult SM 试验
E. 刃天青纸片法

149. 用于检测牙表面菌斑内产酸菌产酸能力的龋活性试验是
150. 用于了解唾液缓冲能力的龋活性试验是

第一单元参考答案与解析

【A_1型题】

1. E 【解析】钳夹、结扎止血是使用最多、最普遍的方法。

2. D 【解析】许多残根可以保留，如剩余残根的牙根较长、牙周状况较好、没有活动性炎症、根尖周的病损较小时，可以在完善的根管治疗后行桩核冠修复或覆盖义齿修复。有一些残根必须拔除，如乳牙的残根或残冠、根尖周的炎症较严重、影响恒牙萌出时，必须拔除残根；如恒牙的根尖周病损较大、牙周状况不好，或者牙根较短、做桩核冠固位不良时，可以拔除残根。

3. D 【解析】行气管切开术时不应低于第5气管环。

4. C 【解析】IgE为亲细胞抗体，可通过其Fc段与肥大细胞和嗜碱性粒细胞表面的IgE高亲和力Fc受体结合，使这些细胞致敏。当相同的变应原再次进入机体时，可以直接与致敏靶细胞表面的特异性IgE结合，促使这些细胞合成和释放生物活性物质，引起Ⅰ型变态反应。

5. D 【解析】楔状缺损不是龋病，与氟化物的使用无关。楔状缺损的治疗原则如下。①组织缺损少，且无牙本质过敏症者，无须做特别处理。②有牙本质过敏症者，应用脱敏疗法。③缺损较大者可用充填修复治疗，用玻璃离子体粘固粉或复合树脂充填；洞深或有敏感症状者，充填前应先垫底。④有牙髓感染或根尖周病时，可行牙髓病治疗或根管治疗术。⑤若缺损已导致牙齿横折，可根据病情和条件，进行根管治疗术后，作覆盖义齿或拔除。

6. B 【解析】蔗糖是最易被致龋菌利用产酸的糖。目前根据各种糖使菌斑产酸多少及pH下降程度确立糖的致龋性，排序如下：蔗糖>葡萄糖>麦芽糖>乳糖>果糖>山梨醇>木糖醇。木糖醇基本上不能被致龋菌利用产酸，故常作为防龋的甜味替代剂。

7. C 【解析】扁平苔藓可发生于黏膜、皮肤、指（趾）甲。

8. D 【解析】①下颌前部殆片用于观察下颌颏部骨折及其他颏部骨质变化。②下颌骨开口后前位片用于观察双侧髁突内外径向的病变。③下颌升支切线位片用于观察下颌升支外侧骨密质膨出、增生及破坏的情况。④下颌骨侧位片用于观察下颌骨体、升支及髁突的病变。⑤许勒位片常用于观察颞下颌关节外侧1/3侧斜位影像及关节窝、关节结节、关节间隙的情况。

9. D 【解析】人类白细胞抗原（HLA）是引起移植排斥反应最重要的抗原。

10. C 【解析】X线片上正常牙槽嵴高度为牙颈下1mm。

11. A 【解析】成釉细胞瘤属良性肿瘤，但因其有局部侵袭性，在临床上被认为是临界瘤，手术治疗时应在肿瘤外 0.5cm 处进行。成釉细胞瘤有可能恶变，但极少见，不能因为肿瘤存在恶变可能性就称为临界瘤。囊壁有子囊为牙源性角化囊性瘤的特点。

12. A 【解析】烟草所产生的主要毒害物质有尼古丁、烟焦油、一氧化碳等。

13. C 【解析】氯己定是广谱抗菌药，有易产生耐药菌株的缺点。

14. B 【解析】引起牙髓炎的细菌无明显的特异性。细菌的种类与牙髓的感染途径和髓腔开放与否有关，主要是兼性厌氧菌和厌氧杆菌，如链球菌、放线菌、乳杆菌和革兰阴性杆菌。

15. E 【解析】黏液囊肿的形成机制有两种情况：一种是腺导管破裂后，唾液直接进入组织间隙而形成，此种即外渗性黏液囊肿；另一种形成方式是腺导管阻塞，导管内有唾液的潴留而形成，此为潴留囊肿。在病理层面，外渗性黏液囊肿没有上皮衬里，潴留囊肿可有上皮衬里。

16. D 【解析】该题考查考生对脂代谢主要途径的掌握情况。乙酰乙酰 CoA 是脂肪酸 β 氧化和酮体生成的共同中间产物。脂肪酸 β 氧化的最后阶段所产生的含有 4 个碳的 β-酮脂酰 CoA 即是乙酰乙酰 CoA。在酮体生成过程中，2 分子乙酰 CoA 在乙酰乙酰 CoA 硫解酶催化下，也可生成乙酰乙酰 CoA，乙酰乙酰 CoA 进一步生成羟甲基戊二酸单酰 CoA（HMG-CoA），然后裂解后生成酮体。乙酰乙酸和 β-羟丁酸是酮体的主要成分。因此选项 D 正确，其余选项均错误。

17. B 【解析】该题考查乳牙外伤好发年龄。1~2 岁孩子刚学会走路，运动能力、反应等都处在发育阶段，容易摔倒或撞在物体上引起牙外伤。7~9 岁是年轻恒牙外伤的高发年龄。

18. E 【解析】细菌完全可以对青霉素产生耐药性，目前，细菌对青霉素的耐药率是非常高的。以院内分离的金黄色葡萄球菌为例，其对青霉素耐药率已经高达 98%甚至更高。因此，青霉素已经很少用了。

19. B 【解析】自主性是帮助患者改变自己，患者从一开始就发挥主动性，并对自己的情感和行为越来越负责任。实效性是指心理治疗是一项有实效的工作。学习性是指心理治疗的过程就是一个学习的过程。主观性、积极性不是心理治疗的特点。

20. C 【解析】肌上皮细胞主要位于涎腺腺泡及小导管的腺上皮与基底膜之间。肌上皮细胞发生的肿瘤属于涎腺肿瘤。

21. D 【解析】有效隔湿、隔绝唾液污染是窝沟封闭成功的关键。

22. C 【解析】异常增生细胞累及上皮下 1/3 为上皮轻度异常增生；异常增生细胞累及上皮下 2/3 为中度上皮异常增生；异常增生细胞累及上皮全层为上皮重度异常增生，即原位癌。故选 C。

23. B 【解析】Ⅲ型变态反应常见疾病有阿蒂斯（Arthus）反应、类 Arthus 反应、血清病、链球菌感染后肾小球肾炎。

24. B 【解析】牙及牙周组织正常 X 线片表现如下。①牙釉质：在 X 线片上显示的影像密度最高，似帽状覆盖在牙冠部牙本质的表面。②牙本质：围绕牙髓构成牙的主体，X 线片上显示的影像密度较牙釉质稍低。③牙骨质：为被覆于牙根的薄层组织，在 X 线片上显示的影像与牙本质不易区别。④牙髓腔：髓腔内含软组织，在 X 线片上显示为密度低的影像。髓腔可分为冠部的髓室及根部的根管。单根管牙的髓腔显示为针形密度低的影像。下颌磨牙髓腔显示为似"H"形密度低的影像；上颌磨牙髓室多呈圆形或椭圆形。年轻恒牙牙根尚未完全形成时根尖孔粗大且牙髓腔大。而老年人 X 线片则显示髓腔较细小。⑤牙槽骨：指上下颌骨包绕牙根的突起部分，容纳牙根的凹窝叫牙槽窝，其游离端称牙槽突顶。X 线片上牙槽骨所显示的密度较牙齿低。上牙槽骨的骨密质薄，骨松质多，因而在 X 线片上显示为颗粒状影像。下牙槽骨的骨密质厚而骨松质少，牙间骨小梁多呈水平方向排列，根尖部还可见到放射状排列，所以 X 线片显示下牙槽骨的骨小梁结构呈网状。牙槽骨的正常高度应达到牙颈部。牙槽突顶的形态在前牙区呈"∧"形；在后牙牙槽嵴顶呈"⌒"形。⑥牙周膜及骨硬板：X 线片上牙周膜显示为包绕牙根的连续不断的低密度线条状影像，骨硬板显示为包绕牙根的连续不断的高密度线条状影像。

25. D 【解析】根据病毒在体内的传播方式，可分为下列两类。①局部感染：病毒仅在入侵部位的组织细胞中繁殖，扩散到邻近细胞或直接通过细胞间桥从一个细胞进入另一个细胞，病毒没有远距离扩散的能力，限于局部表面感染，引起局部或全身症状。如流行性感冒病毒、副流感病毒、呼吸道合胞病毒、腺病毒及轮状病毒引起的感染。②全身感染：病毒从被感染的细胞释放出细胞外，再感染邻近细胞，并且往往通过血流传播至全身。脊髓灰质炎病毒从肠道侵入，先在肠道黏膜以至肠系膜淋巴结中增殖，进入血液形成第一次病毒血症，病毒随血液流入全身淋巴结、脾等合适部位增殖，形成第二次病毒血症，然后侵犯靶器官——中枢神经系统。

26. D 【解析】单纯牙髓炎只有临床症状体征，X 线没有改变，故 X 线检查无诊断价值。

27. C 【解析】Fones 刷牙法，即圆弧刷牙法，是易于为年幼儿童学习和掌握的刷牙方法。

28. B 【解析】心理测验原则：①标准化原则。所谓标准化原则是指测验的标准化工具、标准化指导语、标准施测方法、固定施测条件、标准记分方法及代表性常模。②保密原则。保密涉及两方面，一方面是测验工具的保密，另一方面是测验结果的保密。③客观性原则。尽管测验结果有一定的预测性，然而不能依据一次测验结果来下定论。

29. A 【解析】恶性黑色素瘤远处转移最常见的部位是肺，其次为肝、脑，骨、腹膜后均较少见。

30. A 【解析】健康咨询的"5A"模式依次为评估（ASK/Assess）、劝告（Advise）、达成共识（Agree）、协助（Assist）、安排随访（Arrange）。

31. D 【解析】乙型肝炎病毒的传播途径：①血液传播。乙型肝炎病毒可以侵蚀人体的血液中的细胞，所以一旦在输血的过程中不注意预防就可能引起乙型肝炎病毒感染，所以一定不要去一些私人场所输液或打针，以防止因为血液传播而引发感染。②医源性传播。虽然医源性传播乙型肝炎病毒感染并不常见，但是也是一个很有可能传播乙型肝炎病毒的途径，因为医院里会有更多的乙型肝炎病毒携带者，而这些人往往不自知，所以很有可能在医院的时候因为输液、输血时的失误而引起乙型肝炎病毒感染。③性接触传播。乙型肝炎病毒可以藏在人体的精液、阴道分泌物里面，所以很多人也可能因为不良性接触而导致乙型病毒性肝炎，因此人们应该洁身自好，并且做好安全措施。④母婴传播。母婴传播是母亲在怀孕时将乙型肝炎病毒传染给了胎儿，这种传播在分娩过程中容易出现，分娩时孕妇体液与婴儿接触，进行剖宫产时也有可能通过血液传播感染胎儿，也有少数在妊娠期间出现宫内感染。因此，母婴传播也是很多传染性疾病的传播途径。

32. A 【解析】A 项符合口腔癌的流行病学特点。东南亚地区发病率最高，可能与咀嚼槟榔有关。

33. E 【解析】上颌第一磨牙髓室顶凹向下，最凹处约与颈缘平齐，髓室底呈圆形，位于颈缘龈方约 2mm 处。

34. C 【解析】畸形中央尖系牙体发育畸形之一，多见于下颌第二前磨牙，偶见于上颌前磨牙。

35. C 【解析】前磨牙和第一磨牙近中接触区多在邻面颊 1/3 与中 1/3 交界处。第一、第二磨牙间的接触区多在邻面中 1/3 处。

36. B 【解析】急性根尖周炎的应急处理方法是开通髓腔，彻底去除、清理根管系统内坏死的牙髓，穿通根尖孔，使根尖周炎的渗出物或脓液通过根管得以引流，从而缓解根尖部的压力，使疼痛得到缓解。

37. B 【解析】动物由低等向高等发展的过程中，由于生活环境的变化和功能的需要，牙齿的形态、数目、牙列的多少发生了演化。牙齿的演化特点：牙的形态由单一同形向复杂异形演化，牙的替换次数由多牙列向双牙列演化，牙根由无到有，牙由端生牙向侧生牙、槽生牙演化。人类是高级动物，人类的牙是槽生牙、双牙列。

38. B 【解析】轴壁相互平行或外展 2°~5°，在保证固位的同时适合临床操作。

39. C 【解析】在乳牙的替换中，由于乳牙根的生理性吸收，继承恒牙方可萌出在正常位置上，因此乳牙的根管充填材料仅可采用可吸收的、不影响乳恒牙交替的糊剂。

40. C 【解析】调节胆固醇合成的关键酶是 HMG-CoA 还原酶。该酶受胆固醇的抑制，同时酶的磷酸化也可调节酶的活性。对于严重的高胆固醇血症，常使用 HMG-CoA 还原酶的抑制药，如洛伐他汀。

41. C 【解析】Hb 的一个亚基与 O_2 结合后会促进其他亚基与 O_2 的结合，这种效应称为正协同效应。

42. E 【解析】上、下颌磨牙的主要区别：上颌磨牙牙冠较直，呈斜方形，下颌磨牙牙冠倾向舌侧，呈长方形；上颌磨牙颊尖长锐、舌尖圆钝，下颌磨牙颊尖圆钝、舌尖长锐；上颌磨牙一般有三根，下颌磨牙一般为双根。

43. D 【解析】成熟牙釉质重量的96%~97%为无机物，其余为有机物和水。

44. D 【解析】弗洛伊德将人从精神功能上分为本我、自我及超我，超我是在后天教育中形成的，具有自我控制与道德监察的功能。超我也具有良心的含义，过强的超我易导致自责或过失感。

45. D 【解析】本题考查呋塞米的药理作用和代谢特点。呋塞米为高效利尿药，起效迅速（注射5分钟起效）、强大（可达每分钟40ml）、短暂（5小时左右）。尿中排出大量 Cl^-、Na^+、K^+、Ca^{2+}、Mg^{2+}。可降低肾血管阻力，增加肾血流量，增加的尿液冲刷肾小管。临床应用于严重水肿和其他利尿药无效的严重水肿患者。不良反应可有水、电解质紊乱，如低氯性碱中毒、低钾血症，进而诱发肝昏迷或增加强心苷对心脏的毒性；还可有耳毒性和高尿酸血症。针对选项D，正确的表述应该为，大剂量间断静脉注射呋塞米经常导致血容量波动过大和血浆呋塞米浓度过高，这种峰—谷效应可严重干扰生理平衡，导致低循环血容量、电解质紊乱、耳毒性等副作用。

46. C 【解析】巴甫洛夫研究发现，神经系统最基本的过程是兴奋和抑制过程。这一神经活动过程具有3种特性：强度、均衡性和灵活性。强度是神经细胞和整个神经系统承受强烈刺激或持久工作的能力，均衡性指神经系统兴奋与抑制2种神经过程的相对关系，灵活性指兴奋与抑制2种神经活动特性在人与人之间存在着个体差异，其不同的组合就形成了高级神经活动的不同类型。巴甫洛夫从中找出4种类型与气质对应，强、不均衡型为胆汁质，强、均衡、灵活型为多血质，强、均衡、不灵活型为黏液质，弱型为抑郁质。

47. A 【解析】提高方法的灵敏度有利于尽量发现患者。

48. E 【解析】由县级以上地方人民政府卫生行政部门予以取缔，没收违法所得，并可以处10万元以下的罚款；构成犯罪的，依法追究刑事责任。

49. E 【解析】临终关怀的服务对象是临终患者，而非所有住院患者；临终关怀不是以治疗疾病为主要服务内容，而是以支持疗法、控制症状、姑息治疗和全面照护为主；临终关怀不以延长患者的生存时间为目的，而是以提高临终阶段的生存质量为宗旨。

50. E 【解析】疏水性氨基酸有甲硫氨酸、色氨酸、苯丙氨酸、缬氨酸、亮氨酸、异亮氨酸、脯氨酸和丙氨酸。

51. C 【解析】药物的毒性反应可造成机体的病理性损害。

52. D 【解析】引导话题属于医患沟通中的言语沟通形式，其他属于非语言沟通形式。

53. C 【解析】牙本质主要是球形钙化，由很多钙质小球融合而成。在牙本质钙化不良时，钙质小球之间遗留一些未被钙化的间质，称为球间牙本质。

54. C 【解析】穿通纤维是牙骨质基质内由牙周膜成纤维细胞产生的一种纤维。

55. D 【解析】医学模式是人们关于健康和疾病的基本观点，是医学临床实践活动和医学科学研究的指导思想和理论框架。1977 年，美国的医学教授恩格尔提出生物-心理-社会医学模式，是 20 世纪建立起来的医学模式。基于这一模式，从根本上说，医师需要更加关注处于社会关系中的、作为一个整体的患者的人文方面。

56. E 【解析】设区的市和县级疾病预防控制机构负责传染病预防控制规划、方案的落实，组织实施免疫、消毒、控制病媒生物的危害，普及传染病防治知识，负责本地区疫情和突发公共卫生事件监测、报告，开展流行病学调查和常见病原微生物检测。

57. D 【解析】C 型行为的特征：过度的性格压抑、过分合作、谨慎、社会化程度高、情绪表达障碍。研究认为 C 型行为可使体内的免疫功能抑制，导致肿瘤发生的概率升高。

58. A 【解析】下颌后牙拔除后出现同侧下唇麻木，首先应考虑下牙槽神经损伤的可能。

59. C 【解析】流行是指某地区某病的发病率显著超过历年发病率水平。相对于散发，流行出现时各病例之间呈现明显的时间和空间联系。

60. C 【解析】Ⅱ型变态反应又称溶细胞型或细胞毒型超敏反应，特点是由 IgG 或 IgM 类抗体与靶细胞表面相应抗原结合后，在补体、吞噬细胞和自然杀伤细胞（NK 细胞）参与下，引起的以细胞溶解或组织损伤为主要病理特征的免疫反应。常见疾病有输血反应、新生儿溶血症、自身免疫性溶血性贫血、药物过敏性白细胞减少症（溶血性贫血、粒细胞减少症或血小板减少性紫癜）、肺出血肾炎综合征。

61. B 【解析】应掌握 Dean 的氟牙症分类。

62. D 【解析】人本主义心理学家马斯洛将人类的主要需要依其发展顺序及层次高低分为 5 个层次，即生理的需要、安全的需要、归属与爱的需要、尊重的需要和自我实现的需要。

63. D 【解析】柏拉图和亚里士多德是古希腊哲学家，为美德论的创立作出了很大贡献。希波克拉底是古希腊医学家，有很多医德的论述，尤其是《希波克拉底誓言》很早就成为西方医学道德的规范，对后世影响很大。德国哲学家康德和英国伦理学家边沁等分别成为 19 世纪义务论和功利论的典型代表。

64. E 【解析】心境不是对于某一事物的特定体验，而是以同样的态度对待一切事物。心境对人的生活、工作、学习及健康具有很大的影响，积极、乐观的心境可以提高人的活动效率，增强信心，使人对未来充满希望，有益于健康。消极悲观的心境会降低人的活动效率，使人丧失信心和希望，经常处于焦虑状态而有损于健康。心境是一种微弱、持久、带有渲染性的情绪状态。

65. A 【解析】丙类传染病包括流行性感冒、流行性腮腺炎、风疹、急性出血性结膜炎、麻风病、流行性和地方性斑疹伤寒、黑热病、棘球蚴病、丝虫病，除霍乱、细菌性痢疾和阿米巴痢疾、伤寒和副伤寒以外的感染性腹泻病、手中口病。

66. E 【解析】医师和患者在医学知识上存在着信息不对称的现象。在诊疗中，基于对医师的信任，患者向医师叙述身体、心灵、家庭等私人问题，将健康托付给医师。医师则运用自己的专业知识和技能，努力维护患者的最佳利益，在患者的支持和配合下，尽最大能力医治疾病，减少患者痛苦，给患者尽可能多的人文关怀和帮助。

67. B 【解析】次氯酸钠溶液是生活中和牙科常见的表面消毒液。

68. D 【解析】除了选项 D，其余选项都是可使人群易感性升高的因素。

69. A 【解析】吗啡为阿片受体激动药，主要作用有镇痛、镇静、抑制呼吸、镇咳、缩瞳等。

70. B 【解析】健康调查的工作步骤不需要进行资料整理。

71. D 【解析】从总体中按照一定方式抽取出的一部分元素集合叫做样本。

72. A 【解析】当后牙排反𬌗时，为了使人工后牙有更好的尖窝接触关系，应将后牙进行上下左右交叉换位，即按照选项 A 的方式。排反𬌗后，上颌后牙的颊尖与下颌后牙中央窝接触，下颌后牙舌尖与上颌后牙中央窝接触。

73. D 【解析】一些双歧杆菌的菌株可以作为益生菌而用在食品、医药和饲料方面。

74. D 【解析】乳牙外形的特点：①体积小，牙冠短小，乳白色。②颈嵴突出，冠根分明。③下颌乳前牙舌面边缘嵴与颈嵴都比恒前牙明显。④下颌第一乳磨牙牙冠形态不同于任何恒牙。⑤乳磨牙根干短，根分叉大。

75. E 【解析】在人体内，核苷酸首先在核苷酸酶的作用下，嘌呤核苷酸脱去磷酸，生成嘌呤核苷。其中的腺嘌呤核苷经脱氨、水解，生成次黄嘌呤，然后氧化成黄嘌呤核苷酸；鸟嘌呤核苷直接水解生成鸟嘌呤，经脱氨基作用也生成黄嘌呤。黄嘌呤在氧化酶催化下生成尿酸。故尿酸是人体嘌呤核苷酸分解代谢的主要产物。

76. E 【解析】使用青霉素治疗后会出现赫氏反应的是梅毒。该反应是由用药后大量病原体被杀死后释放的物质导致的，表现为全身不适、寒战、发热、咽痛、肌痛、心率加快等症状。治疗钩端螺旋体病、雅司病、鼠咬热或炭疽时也会出现赫氏反应。

77. A 【解析】荚膜是肺炎链球菌的主要毒力因子，具有抗吞噬作用。含荚膜的肺炎链球菌抵抗力强。

78. E 【解析】牙冠邻面（近中面或远中面）为凸面，各牙冠借助外形高点相互接触，此处称为“接触点”或“邻接点”，具有以下生理意义。①防止食物嵌塞：邻牙之间良好的接触，可以防止食物嵌塞，从而保护了牙龈乳头的健康和正常高度，防止龈乳头及牙槽骨的萎缩。②保持牙弓的稳定性：邻牙彼此接触，相互支持依靠，便于分散𬌗力，以获得牙齿位置及牙弓形状的稳定。③保持牙面清洁：因为有邻面接触关系，食物很容易从接触区四周排溢，从而避免了残渣滞留，防止牙菌斑形成。

79. E 【解析】总的治疗原则是应使乳牙外伤对继承恒牙生长发育的影响降到最低。在处理乳牙外伤时应考虑以下因素：①乳牙牙根与继承恒牙牙胚间关系的密切程度。②距替牙的时间。③患儿的配合程度。

80. B 【解析】根据 Dean 氟牙症指数，很轻度记分为 1，可见小的纸一样白色的不透明区不规则地分布在牙上，但不超过唇面的 25%。

【A_2型题】

81. A 【解析】自发性疼痛原因如下：①其常见原因为牙髓炎、金属微电流刺激、根尖周炎。②牙体切割过多，粘固前未戴暂时冠做牙髓安抚治疗，牙髓受刺激由充血发展为牙髓炎。③修复体戴用一段时间后出现的自发性疼痛，多见于继发龋引起的牙髓炎。④修复前根管治疗不完善，根尖周炎未完全控制。⑤根管侧壁钻穿未完全消除炎症。⑥𬌗创伤引起的牙周炎。

82. D 【解析】铸造全冠牙体预备量少，可获得较强的固位力，适合牙冠短、咬合紧的患牙的修复。

83. A 【解析】牙本质龋有 5 层结构：①在细菌侵入层，牙本质小管扩展，其内含细菌；牙本质因脱矿形成裂隙及串珠样结构等。②坏死崩解层在制片过程中大部分消失。③脱矿层内无细菌存在，因此无串珠样变化和裂隙。④透明层可见牙本质小管矿化。⑤脂肪变性层可见牙本质小管内的成牙本质细胞突起内有脂肪存在。

84. B 【解析】根据解剖关系，面瘫的直接原因肯定是表情肌或支配表情肌的面神经分支麻痹。

85. B 【解析】义齿修复前对可能造成义齿修复后疼痛的骨尖，原则上均应手术修整。

86. B 【解析】根据病史 1 年且无恶性体征表现，首先可以排除 C、E 2 个选项。颌骨明显膨隆排除炎症和囊肿的可能性。

87. D 【解析】患者有自发痛病史，患牙深龋洞探诊不敏感，叩痛（+），冷测验疼痛持续均提示主诉牙的诊断为慢性牙髓炎，叩痛（+）说明根髓已有感染，无法进行活髓切断术。13 岁牙根已发育完成，因此选择根管治疗。

88. B 【解析】下后牙颊侧的牙龈的感觉是由颊长神经支配的。

89. D 【解析】拔牙后出血常为局部因素或护理不当引起，少数为全身因素引起。一旦发生，亦从全身和局部两方面处理。对于局部软组织撕裂原因引起出血者，可采用搔刮、缝合的方法。

90. A 【解析】根据病史特点有反复消长史，特别是感冒时增大，倾向于淋巴管瘤。加之有囊性感且穿刺液为透明、淡黄色清亮液体，也符合淋巴管瘤的特征，故选项中只有囊性水瘤是淋巴管瘤的特殊分型。

91. E 【解析】根据本题目中患者的临床表现怀疑为下颌下腺导管结石，对于下颌下腺导管结石的进一步检查帮助确诊应拍摄下颌横断𬌗片。故选 E。

92. E 【解析】$\overline{6|}$患牙因痛急诊，经开髓开放后，自觉症状消失，叩痛（-），探开髓

孔敏感。适宜治疗方法是根管治疗。

93. B 【解析】唯有 B 符合题干所描述的病理变化，即过度矿化和矿化不全相伴随。其他选项中的疾病虽然有的在临床上可表现为牙面颜色上有改变，但是在组织学上不表现过度矿化与矿化不全同时存在。

94. A 【解析】本题考查头面部外伤的急救知识。颌面外伤伴昏迷，运送伤员时为防止异物误吸应采用俯卧位。

95. A 【解析】义齿仅在行使功能时脱落，可能是咬合不平衡。

96. C 【解析】本题考查咬合紧时殆支托的几种变种形式。

97. E 【解析】活髓切断术适用于外伤露髓或局限于冠髓的年轻恒牙的牙髓炎。

98. B 【解析】患者疼痛位置是在咬肌前沿，对应的无牙颌解剖标志是位于颊侧前庭沟远中的远中颊角区。下颌义齿基托边缘若在此处伸展过度，妨碍了咬肌的功能活动，就会出现题干中所述的表现。而颊侧翼缘区、颊系带、磨牙后垫、下颌舌骨嵴均与咬肌无关。

99. E 【解析】多颗后牙连续游离缺失，可摘局部义齿的支点线应设计成平面式。Cummer 分类根据可摘局部义齿直接固位体（主要是起支点作用的支托）的连线与牙弓的位置关系，分为四类。固位体的连线称为支点线或卡环线（支托线）。某些学者认为支点线仅仅是通过两侧末端固位体的殆支托的连线，也称之为转动轴。第一类支点线斜割牙弓，即斜线式。第二类支点线横割牙弓，即横线式。第三类支点线位于牙弓的一侧而成前后方向者，即纵线式。第四类支点线构成多边形，即平面式。

100. A 【解析】患牙根管治疗后，牙冠远中及舌侧大面积缺损，缺损范围大，牙冠剩余牙体组织强度差，直接采用全冠修复时冠部牙体组织的抗力不足，更不能采用嵌体修复。正确的修复方法是，去除牙冠部分薄弱的牙体组织，进行桩核金属烤瓷冠修复。

101. E 【解析】因旧义齿不适合造成黏膜溃疡，应嘱患者停戴旧义齿，待黏膜恢复正常后再开始修复。旧义齿戴用时间过长，存在问题多，局部修改等不能彻底解决问题，应该重新修复。

102. C 【解析】由于上下颌后牙的覆盖过小可能造成咬颊。

103. B 【解析】除选项 B 外其余选项均符合牙体预备的原则。修复体边缘应形成一定的形式，而题目中未提供与边缘形式有关的信息。

104. C 【解析】上下唇前突，闭合困难，说话时面部表情不自然。这些信息说明是上下前牙排列偏向唇侧所致。其原因可能是上下牙槽嵴丰满，颌间距离短，排牙时在唇侧找到较大空间容纳前牙。

105. D 【解析】本题考查口腔解剖生理的牙体形态。

106. D 【解析】选项 A、B、C、E 均为一侧基牙倾斜获取共同就位道的方法。

107. B 【解析】根据遇冷热出现疼痛，未发现龋损，咬诊出现定点疼痛等症状和临床检查结果，引起患牙疼痛的最可能原因是牙隐裂。

108. E 【解析】本题属于伦理法规的题目，明显需要征得本人的同意。

109. B 【解析】理解记忆题。选项B正确。

110. D 【解析】医学心理中心理评估的常用方法如下。①调查法：包括历史调查和现状调查两方面。历史调查主要包括档案、文献资料和向了解被评估者过去经历的人调查等内容。现状调查主要围绕与当前问题有关的内容进行。调查对象包括被评估者本人及其周围的“知情人”，如同学、同事、父母、亲友、老师、领导、兄弟姐妹。调查方式除一般询问外，还可采用调查表（问卷）的形式进行。调查法的优点是可以结合纵向和横向两方面的内容，广泛而全面。不足之处是调查常常是间接性的评估，材料真实性容易受被调查者主观因素的影响。②观察法：这里所指的观察法是通过对被评估者行为表现直接或间接（通过摄影录像设备）的观察或观测而进行心理评估的一种方法。观察法可分为自然观察法与控制观察法两种形式。前者指在自然情境（如家庭、学校、幼儿园或工作环境）中，被评估者的行为不受观察者干扰，按照其本来方式和目标进行所得到的观察。后者指在经过预先设置的情境中所进行的观察。观察法的优点是材料比较真实和客观，在对儿童的心理评估以及对一些精神障碍者的评估中，观察法显得尤为重要。不足之处是，观察法得到的只是外显行为，不易重复。观察结果的有效性还取决于观察者的洞察能力、分析综合能力等。③会谈法：会谈法也被称为“交谈法”“晤谈法”等，其基本形式是一种面对面的语言交流。会谈法是心理评估中最常用的一种基本方法。会谈的形式包括自由式会谈和结构式会谈两种。前者的谈话是开放式的，气氛比较轻松，被评估者较少受到约束，可以自由地表现自己。后者根据特定目的预先设定好一定的结构和程序，谈话内容有所限定，效率较高。会谈是一种互动的过程。评估者掌握和正确使用会谈技巧是十分重要的。会谈技巧包括言语沟通和非言语沟通（如表情、姿态等）两方面。在言语沟通中，包括听与说。在非言语沟通中，可以通过微笑、点头、注视、身体前倾等表情和姿势表达对被评估者的接受、肯定、关注、鼓励等思想感情，从而促进被评估者的合作，启发和引导被评估者，将问题引向深入。④作品分析法：作品分析法又称产品分析法。所谓“作品”指被评估者所做的日记、书信、图画、工艺等文化性的创作，也包括了被评估者生活和劳动过程中所做的事和东西。通过分析这些作品（产品）可以有效地评估其心理水平和心理状态，并且可以作为一个客观依据留存。⑤心理测验法：在心理评估中，心理测验占有十分重要的地位。心理测验可以对心理现象的某些特定方面进行系统评定，并且测验一般采用标准化、数量化的原则，所得到的结果可以参照常模进行比较，避免了一些主观因素的影响。心理测验的应用范围很广，种类也十分繁多。在医学领域内所涉及的心理测验内容主要包括器质和功能性疾病的诊断中与心理学有关的各方面问题，如智力、人格、特殊能力、症状评定等。

【A_3/A_4型题】

111. D 【解析】妊娠期龈炎临床表现为牙龈色鲜红、光亮。

112. E 【解析】确诊白血病需要查血常规，白细胞增高。

113. E 【解析】外伤牙容易出现外吸收，最重要的检查是拍X线片，明确患牙牙根及根尖状况。

114. D 【解析】对于前牙应该采取美观效果好的修复体，且患牙唇倾明显，需要改形，选择烤瓷桩冠。

115. E 【解析】风湿性心脏病10余年，二尖瓣狭窄，拔牙时可能会出现的严重并发症是亚急性细菌性心内膜炎。

116. E 【解析】预防心脏并发症的治疗原则：在条件允许的情况下一次拔除全部患牙，术前、术后预防性使用抗生素。

117. D 【解析】温度测验有助于判断牙髓状态，定位患牙。

118. C 【解析】冷刺激痛，夜间痛，放射至头面部，疼痛无法定位，口内有龋洞，均提示急性牙髓炎。

119. B 【解析】患者上、下颌均有龋坏的患牙。急性牙髓炎有时无法定位。如检查后仍不能定位，应做麻醉测试。

120. E 【解析】除选项E外，其余选项均为修复问诊内容。

121. B 【解析】口腔黏膜情况与修复相关性不大，牙髓治疗情况、咬合情况、缺损情况及邻接接触情况与修复方案选择相关。

122. E 【解析】选项A、选项B、选项C、选项D均为食物嵌塞的原因。

123. E 【解析】口腔是一种污染的手术环境，并且所要拔除的患牙周围通常有慢性感染存在，拔牙操作可能使细菌进入血液循环，引起一过性的菌血症。有风湿性心脏病病史者是细菌性心内膜炎的易感人群。

124. E 【解析】亚急性细菌性心内膜炎的致病菌是甲型溶血性链球菌。

125. B 【解析】甲型溶血性链球菌对青霉素敏感。青霉素仍是治疗甲型溶血性链球菌感染的首选药物。在某些地区出现少数青霉素耐药株，如轻症链球菌和血链球菌有报道耐青霉素者占12%和9%。治疗心内膜炎时，青霉素需要与氨基糖苷类药物联合应用，必要时也可与万古霉素合用。其他抗菌药，如头孢菌素、林可霉素、红霉素、氯霉素等也可根据病情作为青霉素的替代药物选用。应用头孢菌素时需要注意交叉过敏问题。口腔手术或扁桃体摘除术后，患者可产生一过性菌血症，正常情况下细菌迅速被人体吞噬细胞清除，但在有病变的心瓣膜、受损心内膜或有人工瓣膜者中，细菌可在上述病变部位停留繁殖，导致心内膜炎，故此类患者在手术前应预防性应用青霉素，对青霉素过敏的患者可选用红霉素。

126. E 【解析】全身应用抗生素的术后患者，舌背黏膜充血发红，舌乳头萎缩，最可能是白念珠菌感染。

127. D 【解析】直接涂片检查是确诊白念珠菌感染的方法。

128. C 【解析】分离培养是检测白念珠菌感染的常见手段之一。取唾液培养物划线接种于沙氏葡萄糖琼脂培养基平板上，培养 24~48 小时（必要时延长至 72 小时）。白念珠菌在沙氏葡萄糖琼脂培养基上生长的菌落呈乳白色，偶见淡黄色，表面光滑有浓酵母气味，培养时间稍久则菌落增大，颜色变深、质地变硬或有皱褶。

129. A 【解析】选项 A 是妊娠早期患者的治疗原则。

130. A 【解析】根据上题答案，牙龈出血应先给予口腔卫生指导，在妊娠中期行牙周基础治疗。

131. E 【解析】6|6 诊断为深龋，暂时无明显症状，应暂时行对症治疗，于妊娠 4~6 个月完成治疗。

132. A 【解析】热诊能判断待测牙的牙髓活力状态。

133. A 【解析】6| 刺激去除后，疼痛持续较久，8| 疼痛消失。说明 6| 有牙髓病变。

134. C 【解析】6| 牙体完好，牙髓发生病变，且探诊可探至颊侧根分叉中部，探诊深 7mm，说明发生逆行性牙髓感染。

【B 型题】

135. A 【解析】釉质发育不全发生于同时期发育的牙齿，常为成组的及对称的牙齿。

136. C 【解析】先天性梅毒牙侵犯中切牙和第一磨牙。

137. B 【解析】血链球菌是最早在牙面定居的细菌之一，也是口腔中常分离到的链球菌属。

138. E 【解析】在龋活跃者口腔中，乳杆菌数量很多，且龋活跃者血液中能产生针对乳酸杆菌的抗体。随着龋病严重程度加重，乳杆菌数量亦随之增加。在龋病发展过程中，乳酸杆菌作用较大。

139. A 【解析】在龈下菌群和根面龋的牙菌斑中，最常分离到的微生物是放线菌。

140. D 【解析】变异链球菌有强致龋性，这主要取决于其产酸性和耐酸性。变形链球菌能以蔗糖为底物合成胞外葡聚糖、果聚糖及胞内多糖。葡聚糖介导细菌的黏附，促进菌斑的形成，是变异链球菌重要的致龋毒力因子。该菌合成的水溶性葡聚糖、果聚糖、胞内多糖还可作为代谢底物提供能量，增强致龋力。

141. E 【解析】黏液囊肿分为外渗性和潴留性囊肿，潴留性囊肿是导管系统堵塞所致。

142. C 【解析】鼻腭囊肿位于鼻腭管内或其附近。

143. A 【解析】根尖囊肿是由于根尖肉芽肿、慢性炎症的刺激，引起牙周膜内的上皮残余增生，位于根尖附近。

144. D 【解析】甲状舌管囊肿可发生于颈部正中线上，自舌盲孔至胸骨切迹间的任何部位，但以舌骨上下部最为常见。

145. A 【解析】面神经走行于腮腺咬肌区。

146. E 【解析】硬腭部有腭前神经分布。

147. A 【解析】未经消毒的乳胶手套主要用于检查、常规充填手术、修复及根管治疗、洁牙等。消毒乳胶手套主要用于外科和牙周手术。外科手套主要在长时间进行复杂的口腔外科和种植手术时使用。乙烯基手套用于对乳胶手套过敏者。厚橡皮手套用于清洁或包装器械、进行消毒或处理其他刺激性化学物品。

148. E 【解析】参见第 147 题解析。

149. B 【解析】以致龋菌及酸性产物为指标，检测龋发生危险因素的试验称为龋活性试验（CAT）。目前较成熟的方法如下。①Cariostat 试验：检测牙表面菌斑内产酸菌的产酸能力。②Dentocult SM 试验：根据唾液中每毫升变异链球菌菌落形成单位（CFU/ml）的数量来判断龋的活性。③Dentocult LB 试验：主要观察乳杆菌在唾液的数量。④Dentobuff Strip 试验：了解唾液的缓冲能力。⑤刃天青纸片法：用颜色显色法，观察唾液内变异链球菌的数量。

150. A 【解析】参见第 149 题解析。

2024全国口腔执业助理医师资格考试模拟试卷与解析（三）

第二单元

中国协和医科大学出版社
北　京

【A_1 型题】

答 题 说 明

每一道考试题下面有 A、B、C、D、E 五个备选答案，请从中选择一个最佳答案。

1. 牙源性囊肿的典型 X 线表现是
   A. 沿颌骨长轴生长，肿胀不明显
   B. 单囊或多囊，分房大小不一
   C. 骨质膨胀，以颊、舌侧明显
   D. 牙根锯齿状吸收
   E. 圆形或卵圆形低密度区，周围常见皮质骨白线
2. 属于口腔黏膜固有层的细胞是
   A. 角质形成细胞
   B. 成纤维细胞
   C. 黑色素细胞
   D. 梅克尔细胞
   E. 朗格汉斯细胞
3. 固有层内结缔组织乳头狭长，几乎接近上皮表面，乳头中含有许多毛细血管袢的黏膜是
   A. 颊
   B. 唇红
   C. 舌腹
   D. 软腭
   E. 牙龈
4. 全口义齿人工牙需要排列成平衡𬌗的原因是
   A. 义齿稳定性要求
   B. 预防偏侧咀嚼
   C. 使𬌗接触面积广
   D. 美观效果
   E. 提高咀嚼效率
5. 引导性组织再生术的原理是引导具有牙周组织再生能力的细胞生长，具有这种能力的细胞是
   A. 牙周膜内的前体细胞
   B. 上皮基底细胞
   C. 牙槽骨内的成骨细胞
   D. 牙龈中的血管内皮细胞
   E. 上皮细胞
6. 提高咀嚼效率的主要因素是
   A. 牙接触面积大
   B. 牙的体积大
   C. 牙排列整齐
   D. 牙形态正常
   E. 牙的数目多
7. 患者因外伤致上颌骨骨折、骨折块向下移位，为预防窒息，现场的急救处理应为
   A. 经鼻插入通气导管，保持呼吸道通畅
   B. 紧急气管切开
   C. 复位上颌骨骨折块，利用压舌板等做颅上颌固定
   D. 使用呼吸兴奋药
   E. 维持患者于头低足高位
8. 以下关于烤瓷基底冠的描述，错误的是
   A. 支持瓷层
   B. 合金瓷衔接处避开咬合功能区
   C. 与预备体紧密贴
   D. 金瓷衔接处为刃状
   E. 为瓷层留出 0.85~1.20mm 间隙
9. 与腺泡相邻的导管是
   A. 闰管
   B. 分泌管
   C. 小叶内导管
   D. 小叶间导管

E. 排泄管

10. 乳牙早失最常见的原因为
    A. 乳牙龋病及其并发症所致过早脱落或拔除
    B. 乳牙外伤
    C. 先天缺失
    D. 恒牙异位萌出，乳牙根过早吸收脱落
    E. 牙周疾病

11. 龈下刮治中，刮除牙石时刮治器工作面与根面的最佳角度为
    A. 0°
    B. 30°
    C. 45°
    D. 80°
    E. 90°

12. 下列关于龈缘炎诊断要点的叙述，错误的是
    A. 龈出血
    B. 龈肿胀
    C. 牙不松动
    D. 形成真性牙周袋
    E. 无牙槽骨吸收

13. 磨损与磨耗的主要区别为
    A. 都是牙与牙之间的摩擦引起的，但发生在牙体的部位不同
    B. 都是牙与食物之间的摩擦引起的，但发生在牙体的部位不同
    C. 前者是牙与牙之间的摩擦引起的，后者是牙与食物之间的摩擦引起的
    D. 前者是牙与牙或牙与食物之间的摩擦引起的，后者是牙与外物机械摩擦产生的，但二者发生在牙体的部位相同
    E. 前者是牙与牙或牙与食物之间的摩擦引起的，后者是牙与外物机械摩擦产生的，但二者发生在牙体的部位不同

14. 患者的自主性取决于
    A. 医患之间的契约关系
    B. 医患之间的亲疏关系
    C. 医患之间的政治关系
    D. 医患之间的经济关系
    E. 医患之间的工作关系

15. 洁治术的目的是
    A. 漂白牙
    B. 清除根面牙骨质
    C. 清除袋壁肉芽组织
    D. 对根面进行生物预备
    E. 清除龈上牙石和菌斑

16. 以下关于口腔白斑的叙述，错误的是
    A. 一种白色或灰白色的斑块
    B. 临床上和病理上不能被诊断为其他疾病
    C. 可以发生在口腔和外阴黏膜上
    D. 是一种排他性诊断
    E. 不包括局部刺激引起的口腔白角化症

17. 与牙周病相关的全身性疾病中，属内分泌原因的是
    A. 肺结核
    B. 糖尿病
    C. 消化道溃疡
    D. 血液病
    E. 慢性肾炎

18. 牙槽骨水平吸收时形成的牙周袋通常为
    A. 骨上袋
    B. 骨内袋
    C. 复杂袋
    D. 1 壁骨袋
    E. 4 壁骨袋

19. 婴儿出生时就有牙形态的牙萌出，临床上称之为
    A. 早萌牙
    B. 额外牙
    C. 畸形牙

D. 马牙

E. 以上都不对

20. 1981 年世界卫生组织（WHO）制定的口腔健康标准是

A. 牙清洁，无龋洞，无疼痛感。牙龈颜色正常，无出血现象

B. 牙、牙周组织、口腔邻近部位及颌面部均无组织结构与功能性异常

C. 无龋齿，无牙周疾病

D. 无牙体、牙周、黏膜疾病

E. 牙清洁，无结构与功能异常

21. 以下叙述不正确的是

A. 咀嚼效率是机体在一定时间内，对定量食物嚼细的程度

B. 称重法是测定咀嚼效率的方法之一

C. 咀嚼效率是咀嚼作用的实际效果

D. 咀嚼效率代表了咀嚼功能的大小

E. 咀嚼效率并不随牙齿的缺失而降低

22. 季铵化合物控制牙菌斑的主要作用是

A. 干扰牙菌斑附着

B. 破坏牙菌斑基质

C. 清除牙菌斑内毒素

D. 改变细菌细胞膜的渗透性

E. 控制牙菌斑繁殖

23. 患者在牙周基础治疗后，牙周袋深度仍在 5mm 以上，行牙周手术的时间最早在

A. 1 年

B. 1 周

C. 2 周

D. 4 周

E. 3 个月

24. 乳牙的重要作用是

A. 以下都对

B. 有利于儿童的生长发育

C. 辅助发音

D. 利于美观

E. 引导恒牙的萌出及恒牙列的形成

25. 对氢氧化钙性能的描述，不合理的是

A. 对牙髓刺激性小

B. 可促进牙本质桥的形成

C. 呈碱性

D. 溶于唾液

E. 无抗菌作用

26. 慢性非特异性唇炎出现脓血性痂皮时，应首选的治疗措施是

A. 红霉素软膏涂布

B. 湿敷至痂皮脱落

C. 氟轻松软膏涂布

D. 金霉素软膏涂布

E. 曲安奈德混悬液局部注射

27. 牙周膜中不含

A. 成纤维细胞

B. 成骨细胞

C. 破骨细胞

D. 上皮剩余

E. 牙骨质细胞

28. 面颊部软组织出血时，应主要压迫的动脉是

A. 上唇动脉

B. 面动脉

C. 舌动脉

D. 颈内动脉

E. 耳后动脉

29. 缝合创缘内卷的主要原因是

A. 进针过深

B. 打结过紧

C. 两侧进针深度不一致

D. 皮肤伤口两侧进针间距大于皮下间距

E. 皮肤伤口两侧进针间距小于皮下间距

30. 病历记录时，主诉应简明扼要，一般不超过

A. 10 个字

B. 20 个字

C. 30 个字
D. 40 个字
E. 50 个字

31. 口腔颌面部麻醉时，上颌结节注射法属于
A. 冷冻麻醉
B. 表面麻醉
C. 软组织浸润麻醉
D. 骨膜上浸润麻醉
E. 阻滞麻醉

32. 与口腔颌面部感染发生有关的主要因素是
A. 外伤和局部血循环
B. 外来病原菌污染和营养状况
C. 口腔内正常菌群和局部血循环
D. 机体抵抗力和有无异物存在
E. 机体抵抗力和细菌的种类及数量

33. 导致口腔颌面部间隙感染的腺源性感染一般指
A. 小涎腺的感染
B. 三大涎腺的感染
C. 病变牙感染
D. 感染区淋巴结炎突破被膜引发的间隙感染
E. 皮脂腺感染

34. 最常用于诊断颌骨恶性肿瘤的放射性核素是
A. ^{131}I
B. ^{32}P
C. ^{99m}Tc
D. ^{67}Ga
E. ^{35}Sr

35. 临床上最多见的鳃裂囊肿来源于
A. 胸腺咽管
B. 第一鳃裂
C. 第二鳃裂
D. 第三鳃裂
E. 第四鳃裂

36. 不符合脓肿切开引流要求的是
A. 切口部位应尽可能隐蔽
B. 切开位置应在脓肿的重力低位
C. 切口长度应尽可能小
D. 颜面部应尽量沿皮纹切开
E. 勿损伤重要解剖结构

37. 关于下颌切牙拔除，描述正确的是
A. 下颌切牙与上颌切牙牙根外形类似，可使用旋转力
B. 下颌切牙牙根较细易折断，不可使用旋转力
C. 下颌切牙牙根较短，可使用旋转力
D. 下颌切牙牙根较细但不易折断，故摇动力和旋转力可同时使用
E. 下颌切牙牙根较细易折断，故摇动力和旋转力都不能使用

38. 乳牙萌出的顺序多数为
A. A→C→B→D→E
B. A→B→D→C→E
C. A→B→C→D→E
D. B→A→C→D→E
E. B→A→D→C→E

39. 应用下列哪项检查，可发现颞下颌关节紊乱病的一些早期改变，如关节盘糜烂、滑膜充血、关节腔内絮状物等
A. X 线片
B. MRI
C. 颞下颌关节内镜
D. CT
E. 关节造影

40. 关于三叉神经痛的治疗，描述正确的是
A. 药物治疗应该相对积极，一次性控制疼痛，避免波折
B. 药物治疗 3 个月以后，如果效果稳定，可以停药
C. 如果效果不佳，增加镇痛药后 2 周逐渐减量
D. 药物达到镇痛效果后，应逐渐减量

E. 早期积极手术治疗

41. 单侧唇裂采用下三角瓣法修复的优点是
A. 裂隙两侧前庭沟不需要做松弛切口
B. 鼻底封闭好
C. 切除组织少
D. 不切断患侧人中嵴下部
E. 定点较明确，初学者易掌握

42. 第二鳃裂囊肿多位于
A. 舌骨水平、胸锁乳突肌上 1/3 前缘附近
B. 颈根部
C. 颈前正中
D. 乳突附近
E. 腮腺深叶

43. 舌下腺囊肿的内容物是
A. 灰白色角化物
B. 白色凝乳状物质
C. 略带黄色或蛋清样黏稠液体
D. 豆腐渣样物质
E. 淡黄色含胆固醇结晶液体

44. 有关乳牙滞留的描述，错误的是
A. 乳牙滞留应及时拔除
B. 继承恒牙已萌出，乳牙未按时脱落
C. 无继承恒牙的滞留乳牙可以在口腔中维持相当长的时间
D. 恒牙未萌出，保留在恒牙列的乳牙
E. 常见于下颌乳中切牙

45. 发生于年轻恒牙的可复性牙髓炎，去净腐质未露髓者，首选治疗方法为
A. 局部麻醉下安抚引流
B. 安抚治疗
C. 活髓切断
D. 间接盖髓
E. 局部麻醉拔髓

46. 以耳垂为中心结节样肿块首先考虑诊断为
A. 腮腺混合瘤
B. 脂肪瘤
C. 皮脂腺囊肿
D. 耳下淋巴结
E. 神经鞘瘤

47. 年轻恒牙牙髓的治疗原则为
A. 去除牙髓感染，修复牙齿外形
B. 保留牙齿，维持间隙
C. 恢复咀嚼功能，促进颌骨发育
D. 保留牙齿，恢复咀嚼功能
E. 尽可能保护活髓和牙乳头

48. 对于特别不配合的儿童，乳牙龋的治疗可酌情采用药物治疗，但不包括
A. 2%氟化钠
B. 8%氟化亚锡
C. 酸性氟磷酸盐
D. 氟化氨银
E. 75 氟化钠甘油糊剂

49. 慢性非特异性唇炎的病因不包括
A. 以下都不是
B. 舔唇不良习惯
C. 机械性长期刺激
D. 寒冷干燥
E. 精神因素

50. 慢性非特异性唇炎的临床表现为
A. 以下都是
B. 皲裂
C. 脱屑
D. 结痂
E. 水肿

51. 桩冠修复时，一般要求根尖部保留多少长度的根充材料
A. 不用保留
B. 1~3mm
C. 3~5mm
D. 5~7mm
E. 7mm

52. 贝尔面瘫患者眼睑不能闭合是因为
A. 展神经受损
B. 滑车神经受损

C. 动眼神经受损
D. 睑提肌瘫痪
E. 眼轮匝肌瘫痪

53. 制取模型检查的意义
A. 检查牙周情况
B. 了解牙根的情况
C. 了解关节的情况
D. 了解牙体牙髓治疗情况
E. 可以弥补口腔内部一般检查的不足

54. 慢性唇炎常见临床表现不包括
A. 丘疹
B. 充血、水肿
C. 脱屑
D. 皲裂
E. 糜烂

55. 前牙固定桥最理想的固位体形式是
A. 开面冠
B. 金属烤瓷冠
C. 3/4 冠
D. 金属烤塑冠
E. 邻切嵌体

56. 可摘局部义齿是牙列缺损修复中最常用的修复方法之一，其主要优点是
A. 牙缺失伴牙槽骨缺失者可以修复
B. 牙周病患者可以做牙周夹板
C. 适用范围广，磨除牙体组织少，便于摘戴和清洁
D. 可以升高咬合
E. 便于修理

57. 口腔白斑的诊断
A. 需要由间接免疫荧光检查作出
B. 需要有临床检查和病理检查证实
C. 可根据临床检查作出
D. 可根据家族病史确认
E. 可根据血液化验获得

58. 确定颌位关系包括
A. 下颌后退记录
B. 定位𬌗平面记录
C. 垂直距离和下颌前伸记录
D. 面下 1/3 高度记录
E. 垂直距离和正中关系记录

59. 颞下颌关节复发性脱位的发病因素不包括
A. 翼外肌长期痉挛
B. 急性脱位治疗不当
C. 韧带、关节囊松弛
D. 老龄
E. 患慢性消耗性疾病

60. 回力卡环能减小游离缺失末端基牙扭力，主要原因是
A. 采用远中𬌗支托
B. 卡臂长，弹性大
C. 𬌗支托不与鞍基直接相连
D. 受𬌗力时卡臂尖离开基牙
E. 有间接固位作用

61. 下列哪种疾病属于癌前病变
A. 白皱褶病
B. 口腔白角化症
C. 结核性溃疡
D. 均质型白斑
E. 白色水肿

62. 全口义齿重衬的主要目的是
A. 升高垂直距离
B. 取压力印模
C. 使义齿组织面与黏膜更贴合
D. 增加义齿丰满度
E. 减少牙槽嵴吸收

63. 修复前口腔的一般处理不包括
A. 拔除埋伏牙
B. 保证良好的口腔卫生
C. 拆除不良修复体
D. 治疗和控制龋病及牙周病
E. 处理急性症状

64. 人造冠龈边缘必须高度磨光的主要理由是
A. 利于清洁

B. 患者舒服
C. 加强抗力
D. 加强固位
E. 美观

65. 藻酸盐印模材料制取印模后若不能立即灌注工作模型，采用下列哪种方法能使印模在灌注模型前保持尺寸相对稳定
A. 制取的印模室温放置
B. 制取的印模放置用潮湿的纸巾包裹于塑料袋中密封
C. 制取的印模放置在 37℃的烘箱中
D. 制取的印模浸泡在自来水中
E. 制取的印模浸泡在温水中

66. 恢复牙冠颊舌面外形宽度的意义是
A. 保持牙齿、牙列的完整性
B. 恢复牙体解剖形态
C. 起到排溢食物的作用
D. 恢复外展隙
E. 保护牙周组织

67. 口腔修复材料的性能包括
A. 物理性能
B. 生物性能
C. 化学性能
D. 机械性能
E. 以上均对

68. 关于使用含氟牙膏防龋，正确的说法是
A. 含氟牙膏的防龋功效与含氟浓度的高低无关
B. 在饮水含氟量高的地区，7 岁以下儿童推荐使用含氟牙膏
C. 儿童使用含氟牙膏不会引起氟牙症
D. 老年人不宜使用含氟牙膏
E. 6 岁以下的儿童使用含氟浓度低的牙膏

69. 精神障碍诊断、治疗的原则说法有误的是
A. 保障患者在现有条件下获得良好的精神卫生服务
B. 应当遵循尊重患者人格尊严的原则
C. 应当遵循维护患者合法权益的原则
D. 精神障碍分类、诊断标准和治疗规范，由国务院卫生行政部门组织制定
E. 精神障碍分类、诊断标准和治疗规范，由省级以上卫生行政部门组织制定

70. 没有去除菌斑作用的口腔卫生方法是
A. 使用牙签
B. 使用牙间隙刷
C. 清水漱口
D. 使用牙线
E. 使用牙刷

71. 精神障碍患者的病历资料及保管说法有误的是
A. 患者及其监护人可以查阅、复制病历资料
B. 医疗机构及其医务人员应当如实告知患者或者其监护人
C. 医疗机构及其医务人员应当在病历资料中如实记录精神障碍患者的病情、治疗措施、用药情况、实施约束、隔离措施等内容
D. 患者查阅、复制可能对其治疗产生不利影响的不得查阅复制病历资料
E. 病历资料保存期限不得少于二十年

72. 用 0.2%氟化钠溶液含漱防龋的频率是
A. 每天 1 次
B. 隔天 1 次
C. 每 3 天 1 次
D. 每周 1 次
E. 每月 1 次

73. 口腔保健方面幼儿园老师应该教会孩子
A. 口腔健康检查
B. 有效刷牙方法
C. 局部用氟
D. 口服氟片

E. 滴氟滴剂

74. 关于《中华人民共和国精神卫生法》中医疗机构擅自从事精神障碍诊断、治疗的法律责任，说法有误的是
   A. 不符合本法规定条件的医疗机构擅自从事精神障碍诊断、治疗的，由县级以上人民政府卫生行政部门责令停止相关诊疗活动
   B. 不符合本法规定条件的医疗机构擅自从事精神障碍诊断、治疗，有违法所得的没收违法所得
   C. 不符合本法规定条件的医疗机构擅自从事精神障碍诊断、治疗的，由县级以上人民政府卫生行政部门给予警告，并处五千元以上一万元以下罚款
   D. 对直接负责的主管人员和其他直接责任人员依法给予或者责令给予降低岗位等级或者吊销其执业证书
   E. 对有关医务人员，吊销其执业证书

75. 学校饮水氟浓度是公共饮水氟浓度的
   A. 1.5 倍
   B. 2.5 倍
   C. 3.5 倍
   D. 4.5 倍
   E. 5.5 倍

76. 不属于丙类传染病的是
   A. 流行性感冒
   B. 霍乱
   C. 风疹
   D. 麻风病
   E. 流行性斑疹伤寒

77. 某地区自来水氟化 3 年后防龋效果不明显，需要进一步考虑
   A. 加强口腔健康教育
   B. 增加食盐加氟措施
   C. 提倡使用含氟牙膏
   D. 注意合理营养
   E. 强化自来水氟浓度的监测和调节

78. 病历资料封存后医疗纠纷已经解决，或者患者在病历资料封存满多少年未再提出解决医疗纠纷要求的，医疗机构可以自行启封
   A. 1 年
   B. 3 年
   C. 5 年
   D. 7 年
   E. 9 年

79. 饮水氟化的原则不包括
   A. 饮水的适宜氟浓度一般应保持在 1~2mg/L
   B. 饮水氟含量在 0.5mg/L 以下时，应根据该地区氟牙症和龋病流行情况决定是否需要加氟
   C. 饮水氟含量超过 1.5mg/L 或氟牙症指数超过时，应采取措施，减少氟的摄入量
   D. 饮水含氟量应按季节、气温的变化进行调整
   E. 自来水加氟需要严格的管理和监测，保证安全有效

80. 下颌骨骨折达到临床愈合所需时间通常为
   A. 1~2 周
   B. 3~5 周
   C. 6~8 周
   D. 9~11 周
   E. 12~14 周

【A_2 型题】

答 题 说 明
每一道考题是以一个小案例出现的，其下面都有 A、B、C、D、E 五个备选答案，请从中选择一个最佳答案。

81. 患者，男性，30 岁。有医源性右翼下颌间隙脓肿，切开引流出大量灰白色、稀薄、腐臭脓液。感染的病原体是
    A. 大肠埃希菌
    B. 变异链球菌
    C. 结核分枝杆菌
    D. 肺炎链球菌
    E. 混合感染
82. 患者，女性，45 岁。晨起发现右侧口角歪斜，初步诊断为贝尔面瘫。正确的治疗方法是
    A. 大剂量使用抗生素及神经营养窝
    B. 早期配合针灸治疗，有利于恢复
    C. 发病 3 个月后仍未恢复，可行静态悬吊治疗手术
    D. 给予超短波透热疗法或红外线照射茎乳孔部
    E. 表情肌功能训练
83. 患者，女性，22 岁。⌊1 牙冠缺损 1/3，咬合关系正常，牙髓未暴露，最佳修复设计是
    A. 嵌体修复
    B. 金属塑料联合全冠修复
    C. 3/4 冠修复
    D. 烤瓷熔附金属全冠修复
    E. 根管治疗后烤瓷桩核冠修复
84. 患者，男性，26 岁。有不洁性交史和吸毒史，近半年出现体重下降，腹泻，发热，反复出现口腔真菌感染，初诊为 AIDS。确诊时需要参考的主要检测指标是
    A. HIV 相应的抗原
    B. HIV 相应的抗体
    C. AIDS 患者的补体
    D. HIV 相关的 $CD8^+$ 细胞
    E. HIV 相关的 $CD4^+$ 细胞
85. 患儿，女，10 岁半。左下颌第一乳磨牙远中邻殆面充填物完好，Ⅱ度松动，且颊侧根尖周见脓肿。最可能的诊断是
    A. 慢性根尖周炎
    B. 急性根尖周炎
    C. 牙髓变性
    D. 牙髓坏死
    E. 慢性牙髓炎
86. 患儿，女，6 岁。D⌉因深龋洞就诊，否认自发痛。X 线片示该牙未见根尖周病变，牙根已形成，未见牙根吸收。治疗过程中，去腐未净发现约见 1mm 的露髓孔，下一步对该患牙采取的治疗措施是
    A. 间接盖髓术
    B. 冠髓切断术
    C. 直接盖髓术
    D. 根管治疗术
    E. 拔除
87. 患者，男性，38 岁。有下颌角及升支处无痛性、渐进性下颌骨膨大 8 年；X 线检查见多囊性骨损害，有受累牙的根吸收。镜下见病变由孤立的上皮岛组成上皮岛的中心部细胞呈星形，排列疏松，其周边部围

绕一层柱状细胞，核远离基底膜呈栅栏状排列。最可能的病理诊断是

A. 滤泡型成釉细胞瘤

B. 丛状型成釉细胞瘤

C. 牙源性钙化上皮瘤

D. 牙源性腺样瘤

E. 牙源性鳞状细胞瘤

88. 患儿，7 岁。左下第一磨牙殆面深龋，探诊已穿髓，有疼痛反应，无叩痛。X 线片显示根尖孔呈喇叭口状。治疗方法应首选

A. 干髓术

B. 直接盖髓术

C. 牙髓摘除术

D. 牙髓塑化术

E. 活髓切断术

89. 患者，女性，45 岁。近 1 周来左上后牙持续钝痛，近半年有食物嵌塞。检查 $\underline{|56}$ 邻面均有中深龋洞，有嵌塞食物；温度测验结果同对照牙，叩痛（+），龈乳头红肿触痛，探出血。患者主诉疾病的诊断应是

A. 深龋

B. 慢性牙髓炎

C. 急性牙髓炎

D. 急性龈乳头炎

E. 可复性牙髓炎

90. 患者，男性，24 岁。早餐进食过快，发现右侧软腭突然发现一处血疱，疼痛不适，大小约 1.0cm×0.5cm，自述以前从未有过类似病损。检查：口腔内其余黏膜及皮肤未见有异常，最可能的诊断是

A. 寻常型天疱疮

B. 大疱性类天疱疮

C. 血小板减少性紫癜

D. 黏膜血疱

E. 以上都不是

91. 患者，女性，28 岁。右下后牙牙龈易出血 1 个月，可自行止住。检查：牙石（+），$\overline{5|}$ 近中见树脂充填，探及充填物悬突，$\overline{45|}$ 间龈乳头充血，探诊易出血。右下后牙临床症状的主要促进因素是

A. 牙菌斑

B. 医源性因素

C. 创伤

D. 女性激素

E. 牙石

92. 患者，30 岁。$\underline{1|1}$ 缺失，缺牙间隙正常，$\underline{2|2}$ 牙根短，前牙覆殆覆盖正常，最理想的修复方案是

A. $\underline{2|2}$ 固定桥

B. $\underline{32|2}$ 固定桥

C. $\underline{32|23}$ 固定桥

D. 局部义齿

E. $\underline{2|23}$ 固定桥

93. 患者，男性，29 岁。腭前部肿胀 3 个月，X 线见腭中线前部一圆形透射区。镜下见衬里上皮为复层鳞状上皮和假复层纤毛柱状上皮。最可能的病理诊断是

A. 鼻腭管囊肿

B. 鼻唇囊肿

C. 球状上颌囊肿

D. 根尖囊肿

E. 牙源性角化囊肿

94. 患者，女性，32 岁。右上后牙遇冷刺激敏感 3 个月，偶有隐痛。近 2 日出现自发痛，放射到右侧头颞部，阵阵加重，至晚上不能入睡。检查：见深龋洞，探诊腐多，无露髓孔。冷测验迟缓反应，热测验激发剧痛，叩痛（±），牙龈正常。该患牙最恰当的临床诊断是

A. 可复性牙髓炎

B. 急性牙髓炎

C. 慢性牙髓炎

D. 化脓性牙髓炎
E. 慢性牙髓炎急性发作

95. 患儿，男，9 岁。2 日前意外致上中切牙碰伤，现有咬物痛。检查：11 牙冠完整，牙龈无红肿，叩痛（-），电活力测试阴性，Ⅰ度松动，触诊（-），X 线片示根折线在根尖 1/3 处。处理应是
A. 调𬌗、固定、观察
B. 根管治疗
C. 患牙拔除
D. 牙髓摘除
E. 活髓切断

96. 患者，女性，30 岁。右上颈部肿物 1 年，有反复消长史，感冒时易增大，触诊囊性感明显，穿刺液为透明、淡黄色水样清亮液体。该患者最有可能的诊断为
A. 囊性水瘤
B. 甲状舌管囊肿
C. 下颌下腺囊肿
D. 第二鳃裂囊肿
E. 舌下腺囊肿口外型

97. 患者左上第一磨牙缺失，左上第二磨牙近中颈部龋洞，未累及颊舌侧，诊断为中龋。其制备的洞形为
A. 邻面的单面洞
B. 邻颊舌面洞
C. 邻𬌗邻面洞
D. 邻舌面洞
E. 邻颊面洞

98. 患儿，女，6 岁。舌背部出现不定的圆形线斑。检查：舌背中部偏左有一圆形丝状乳头剥脱区，色红、微凹陷，无疼痛，直径约 10mm，边缘发白，微凸，舌活动正常。全身未见异常。该患者应诊断为
A. 药物过敏性口炎
B. 球菌性口炎
C. 接触性口炎
D. 地图舌
E. 扁平苔藓

99. 患者，男性，58 岁。左下后牙床肿痛 3 天。检查：左下第一磨牙颊侧牙龈处有局限性肿胀、隆起，触之有波动感，未见龋坏，温度测验有感觉，反应与对照牙相同，颊侧近中及中央处牙周探诊深度 7mm。最可能的诊断为
A. 急性坏死性龈炎
B. 急性牙龈脓肿
C. 急性牙周脓肿
D. 急性根尖周脓肿
E. 急性龈乳头炎

100. 某老年患者全口无牙颌进行义齿修复时，发现左侧颊系带附着于牙槽嵴顶，影响将来义齿固位。应该采用的治疗措施是
A. 颊系带矫正术
B. 牙槽突修整术
C. 牙槽嵴加高术
D. 不做处理，改变修复方法
E. 不做处理，将来通过调磨义齿，进行缓冲

101. 患者，女性，42 岁。因 6| 牙周反复肿痛来诊，初步诊断为慢性牙周炎。X 线片显示环绕 6| 牙根的白色阻射线消失。这表明组织有破坏的是
A. 牙本质
B. 牙骨质
C. 牙周膜
D. 牙槽骨
E. 牙龈组织

102. 患者，男性，41 岁。进食时左侧颌下区肿胀、疼痛，进食后数小时方可逐渐消退。检查：下颌下腺导管开口处红肿，轻压腺体可见导管口溢脓。以下有助于确诊的检查是
A. 下颌横断𬌗片

B. 下颌骨侧位片

C. 曲面断层片

D. 下颌骨后前位片

E. 下颌升支切线位片

103. 患者，47 岁。⌈6 缺失，⌈5—7 金属烤瓷固定桥修复，⌈57 为活髓牙。戴用 1 天后主诉咬合时疼痛。此时应首先进行的检查是

A. 基牙牙髓活力

B. 拍摄 X 线片

C. 牙周探诊

D. 修复体咬合接触情况

E. 固位体边缘是否密合

104. 某县人民医院在诊疗过程中发现 1 例可能与用药有关的严重不良反应，根据《中华人民共和国药品管理法》规定，必须及时报告

A. 省级药品监督管理部门

B. 县级药品监督管理部门

C. 县级以上卫生行政部门

D. 县级卫生行政部门

E. 省级药品监督管理部门和卫生行政部门

105. 患者，男性，55 岁。自诉左上后牙饮用冷、热水时疼痛，无自发痛。口腔检查：左上后牙未探及明显龋洞，叩诊(-)，⌊6 𬌗面远中牙体颜色稍显暗黑色。为确定诊断，应采用的辅助检查是

A. 实验性备洞

B. X 线检查

C. 牙周探诊

D. 选择性麻醉定位

E. 咬诊

106. 患者，男性，33 岁。半年前因左下第一磨牙咀嚼痛到某医院充填过，但一直咀嚼不适，2 周前又发生明显咀嚼痛。根尖处牙龈红肿压痛，叩诊(++)。X 线片示充填体已进入髓室内，根尖周有豌豆大小的透射区。该患牙最准确的诊断是

A. 急性牙髓炎

B. 急性根尖周炎

C. 慢性根尖周炎

D. 慢性牙髓炎急性发作

E. 慢性根尖周炎急性发作

107. 患者，女性，22 岁。主诉左上后牙进食痛 1 周，平时仅有冷食痛。检查：龋洞深，叩痛（-）。为明确龋坏累及的范围，下面最重要的检查是

A. 咬诊

B. 松动度

C. 温度测验

D. 电活力测验

E. X 线检查

108. 某患者，左上中切牙牙冠 3/4 缺损，无叩痛，无松动，牙龈无红肿，X 线检查示该牙已经过完善的根管治疗，根尖无阴影，最适合的治疗方案是

A. 嵌体

B. 桩核冠

C. 高嵌体

D. 3/4 冠

E. 全冠

109. 患儿，女，4 岁。因外伤左上乳中切牙内陷移位，牙龈无明显撕裂伤，牙槽突无折断，X 线片显示恒牙胚未受波及。正确的处理是

A. 立即复位固定

B. 立即拔除

C. 不做处理

D. 牵引复位

E. 定期复诊

110. 患者，女性，75 岁。全口无牙，戴全口义齿近 10 年，因黏膜不适就诊。检查见黏膜呈红亮色、水肿，有黄白色假膜，直接镜检见菌丝和孢子。该患

者治疗中应用的药物为
A. 阿昔洛韦
B. 泼尼松
C. 青霉素
D. 维生素 C
E. 制霉菌素

【A_3/A_4 型题】

答题说明

以下提供若干个案例，每个案例下设若干道考题。请根据答案所提供的信息，在每一道考题下面的 A、B、C、D、E 五个备选答案中选择一个最佳答案。

（111~112 题共用题干）

患儿，女，2 岁半。高热 3 天，口腔溃疡 2 天。啼哭，流涎，拒食。检查发现患儿全口牙龈红肿，上腭黏膜可见密集的、针尖大小的透明水瘤，部分已破溃为浅表溃疡，周围黏膜充血、水肿广泛。

111. 该病毒抗体产生的高峰期是
A. 0~7 天
B. 7~10 天
C. 10~15 天
D. 14~21 天
E. 20~30 天

112. 本患儿即将进入的下一临床分期是
A. 潜伏期
B. 前驱期
C. 水疱期
D. 糜烂期
E. 愈合期

（113~114 题共用题干）

患者，男性，26 岁。面下部发育畸形，表现为面部两侧不对称，颏部偏向右侧，右侧面部丰满。

113. 不属于该病病因的是
A. 化脓性中耳炎
B. 颞下颌关节紊乱综合征
C. 口腔内手术创面继发感染
D. 儿童期颏部对冲性损伤
E. 使用产钳致关节损伤

114. 若影像学检查结果是颞下颌关节骨性强直，应采取的治疗方案是
A. 髁突切除术
B. 颞下颌关节成形术
C. 切断和切除颌间挛缩的瘢痕
D. 凿开粘连骨质
E. 以上都不是

（115~118 题共用题干）

患者，女性，57 岁。$\overline{6|}$冠部严重缺损，仅余留颊侧及近中壁，远中壁位于龈上，舌侧壁位于龈下 2mm，X 线显示已行完善的根管治疗。

115. 正确的治疗设计是
A. 核成型再做牙体预备
B. 直接行铸造全冠的牙体预备
C. 切龈，桩核成型再做全冠的牙体预备
D. 直接行烤瓷全冠的牙体预备
E. 直接行嵌体的牙体预备

116. 如果该患者冠根比例大，应将冠边缘设计在
A. 龈缘以上
B. 平齐龈缘
C. 龈缘以下 1.0mm

D. 龈缘以下 2.0mm

E. 龈缘以下 0.5mm

117. 如果6|原来存在水平性食物嵌塞，在设计时应注意

A. 选择合适的修复方式

B. 选择合适的修复材料

C. 选择合适的边缘位置

D. 考虑食物流向的控制

E. 选择合适的就位方向

118. 如果6|向舌侧倾斜，应注意

A. 根据牙体预备的方向确定就位道

B. 根据桩核的方向确定就位道

C. 根据患牙的方向确定就位道

D. 根据患牙的方向及邻牙的情况确定就位道

E. 根据对颌牙的方向确定就位道

(119~120 题共用题干)

患者，52 岁。因左下后牙拔除后 3 个月要求修复。口腔检查：|6 缺失。|5 远中邻𬌗面及颊侧颈部见银汞合金充填物，X 线片见根管内根充物致密，根尖周未见明显暗影。|7 金属锤造冠，𬌗面穿孔，边缘不密合。余留牙未见异常。

119. 在修复治疗前首先应做的是

A. |7 拆冠

B. 拍摄|7 X 线片

C. |5 重新根管治疗

D. |5 截冠

E. 取研究模型

120. 如果|7 已行完善根管治疗，牙周情况可，|6 缺失的最佳修复方法是

A. 可摘局部义齿

B. 种植修复

C. |7 拆冠后行|67 单端固定桥

D. |56 单端固定桥，|7 𬌗面树脂修补

E. |7 拆冠后行|567 双端固定桥

(121~123 题共用题干)

某医生拟开展一项科研工作，决定按统计工作 4 个步骤（统计设计、搜索资料、整理资料和分析资料）进行操作和实施。

121. 该医生的医学科研设计可有下列设计，除了

A. 调查设计

B. 实验设计

C. 临床试验设计

D. 动物实验设计

E. 对照设计

122. 搜索资料不包括

A. 统计报表

B. 医疗卫生工作记录

C. 实验

D. 录入计算机

E. 专题调查

123. 分析资料不包括

A. 计算有关指标

B. 运用统计分析方法

C. 归纳整理

D. 假设检验

E. 对照重复

(124~126 题共用题干)

新生儿，右侧完全性唇、腭裂。

124. 最先实施的手术治疗应该是

A. 唇裂整复术

B. 腭裂整复术

C. 牙槽突裂植骨术

D. 新生儿正畸

E. 颌骨正畸术

125. 腭裂整复术宜选择在何时进行

A. 出生后 3~6 个月

B. 出生后 6~8 个月

C. 出生后 8~18 个月

D. 青春期后

E. 成年后

126. 腭裂整复术后，语音功能恢复正常的必要条件是

A. 软腭活动度好

B. 咽后壁上帕萨万特嵴明显

C. 腭垂外形正常

D. 发音时能形成良好的腭咽闭合

E. 牙列完整，咬合关系良好

（127～129 题共用题干）

患者，男性，45 岁。牙龈刷牙时出血 3 年。检查见全口牙石（++），牙面色素多，牙龈中度红肿，探诊普遍有出血，探诊深度 4～6mm，附着丧失 2～4mm，未见牙松动。否认全身疾病史。

127. 最可能的诊断是

A. 慢性龈炎

B. 慢性牙周炎

C. 坏死性龈炎

D. 侵袭性牙周炎

E. 白血病的龈病损

128. 对该患者的治疗不包括

A. 洁治术

B. 口腔卫生指导

C. 刮治及根面平整

D. 口服阿莫西林

E. 牙周维护治疗

129. 如果在基础治疗后，右下第一磨牙近中探诊深度仍为 6mm，X 线片显示近中有垂直骨吸收 1/2。对该牙最佳的手术治疗方法为

A. 翻瓣术

B. 袋壁搔刮术

C. 牙龈切除术

D. 引导性组织再生术

E. 截根术

（130～132 题共用题干）

患者，男性，27 岁。因右侧后牙隐痛不适 4 天，右侧面部肿胀 2 天求诊。查体：右侧下颌角处肿胀明显，局部压痛，皮温升高，波动感不明显，牙关紧闭，口内右下颌第三磨牙初萌牙尖，牙冠大部分被牙龈覆盖，龈瓣充血水肿，龈瓣下有脓液溢出。

130. 该患者最有可能的诊断为

A. 右下颌智齿冠周炎

B. 右下颌肿瘤继发感染

C. 右下颌边缘性骨髓炎

D. 右下颌智齿冠周炎继发咬肌间隙感染

E. 右侧腮腺炎

131. 此时不宜进行

A. 血常规检查

B. 拔除右下颌第三磨牙

C. X 线检查

D. 口腔冲洗、含漱

E. 局部穿刺检查

132. 该患者一旦脓肿形成，切开引流的切口以何者为佳

A. 在下颌下缘下 2cm，绕下颌角的弧形皮肤切口

B. 在肿胀最高处沿皮纹的皮肤切口

C. 在肿胀最低处沿皮纹的皮肤切口

D. 在口内下颌升支外侧的长约 3cm 的纵行黏膜切口

E. 在口外下颌升支后缘 1～2cm 的皮肤切口

（133～135 题共用题干）

患者，58 岁。7654| 缺失多年未修复，765| 伸长，高出牙合平面 1mm 左右，缺牙区牙合龈间隙小。8| 牙冠完整，不松动。

133. 该患者上颌牙列缺损的肯尼迪分类法为

A. 第一类

B. 第二类

C. 第三类

D. 第四类

E. 第五类

134. 修复前需要进行的处理包括

A. 8| 根管治疗

B. 缺牙区做牙槽嵴修整

C. 降低 765| 牙冠高度

D. 拔除 8|

E. 拔除 765|

135. 可摘局部义齿修复时基牙应选择

A. 3|5

B. 8|5

C. 83|5

D. 83|

E. 3|8

【B 型题】

答 题 说 明

以下提供若干组考题，每组考题共用在考题前列出的 A、B、C、D、E 五个备选答案，请从中选择一个与问题关系最密切的答案。某个备选答案可能被选择一次、多次或不被选择。

（136~139 题共用备选答案）

A. 急性化脓性腮腺炎

B. 慢性阻塞性腮腺炎

C. 流行性腮腺炎

D. 慢性复发性腮腺炎

E. 舍格伦综合征

136. 腹部大手术后易发的是

137. 随着年龄增长、间歇期延长，发作期缩短的是

138. 早期以导管炎症为主要表现的是

139. 为自身免疫性疾病的是

（140~142 题共用备选答案）

A. 简化口腔卫生指数

B. 龈沟出血指数

C. 龈炎指数

D. 龈沟出血指数

E. 社区牙周指数

140. 使用 CPI 探针探查特定牙位，操作简便，重复性好，适合于大规模的口腔流行病学调查的是

141. 是探查龈沟后出血部位的数目占总的检查部位数目的百分比

142. 每个牙面软垢或牙石记分相加除以牙面数的是

（143~146 题共用备选答案）

A. 不能承受咀嚼压力，但与义齿边缘紧密贴合

B. 该区域黏膜移动度大

C. 有高度角化的复层鳞状上皮，黏膜下层致密

D. 无牙颌的骨性隆突部位

E. 上、下颌牙槽嵴的唇颊和舌腭侧斜面

143. 主承托区指

144. 副承托区指

145. 缓冲区指

146. 边缘封闭区的特点是

（147~150 题共用备选答案）

A. 牙周夹板作用

B. 防止食物嵌塞

C. 减少基牙所受扭力

D. 应力中断作用

E. 与卡环臂产生拮抗作用

147. RPI 卡环组用近中殆支托的主要目的是

148. RPI 卡环组用远中邻面板的目的是

149. 使用联合卡环的目的是

150. 使用回力卡环的主要目的是

第二单元参考答案与解析

【A_1型题】

1. E 【解析】牙源性囊肿的典型X线表现是圆形或卵圆形低密度区，周围常见皮质骨白线。

2. B 【解析】备选答案中，角质形成细胞、黑色素细胞、梅克尔细胞、朗格汉斯细胞均见于黏膜上皮中，唯有成纤维细胞见于结缔组织性质的黏膜固有层，而且是固有层的主要细胞成分。

3. B 【解析】唇红的上皮有角化，透明度大。固有层内结缔组织乳头狭长，几乎接近上皮表面，乳头中含有许多毛细血管袢是唇红的组织学特点，血色可透露于上皮表面，使唇部呈朱红色，故选项A正确。其余选项中的黏膜上皮不具备这些特点。

4. A 【解析】全口义齿需要双侧平衡殆，以使义齿在功能时保持固位与稳定。

5. A 【解析】引导组织再生术是用外科的方法放置一个物理屏障来选择性地分隔不同的牙周组织，阻止牙龈上皮和牙龈结缔组织向根面生长，造成空间，诱导具有牙周组织再生潜力的牙周膜细胞（牙周膜内的前体细胞）冠向移动并生长分化，实现牙周膜、牙槽骨、牙骨质再生，形成牙周新附着。

6. A 【解析】咀嚼效率是指机体在一定时间内，对定量食物嚼细的程度，影响咀嚼效率的因素有牙齿的功能性接触面积，牙周组织，颞下颌关节疾患，全身性疾患或口腔内软组织炎症、外伤后遗症，疲劳、精神紧张等。

7. C 【解析】上颌骨横断骨折可因组织块移位引发舌后坠，可阻塞上气道，引起窒息。因此，应当及时复位上颌骨骨折块，并利用筷子、压舌板等做颅上颌固定。

8. D 【解析】金瓷衔接处为刃状，难以保证瓷层有足够厚度，容易崩瓷。

9. A 【解析】闰管是导管最细小的终末分支部分，连接腺泡和导管。

10. A 【解析】乳牙早失的原因：严重龋病、牙髓病及根尖周病变；恒牙异位萌出，造成乳牙牙根过早脱落；乳牙外伤；先天性缺失。其中严重龋病、牙髓病及根尖周病变为最常见原因。

11. D 【解析】将刮治器工作面与根面平行（0°），缓缓放入袋底牙石基部，然后改变洁治器角度，使工作面与牙根面成45°～90°，以80°为最佳。如角度小于45°，刮治器的刃不能“咬住”牙石，会从牙石表面滑过；如角度大于90°，则与牙面接触的是刮治器的侧面，而不是刮治器的刃。

12. D 【解析】慢性龈缘炎临床表现可有牙龈色形质的改变，可有探诊牙龈出血，有的伴有明显的牙龈肿胀，疾病局限于龈缘和龈乳头，但无附着丧失和牙槽骨的吸收，不会出现牙松动。选项A、选项B、选项C、选项E都为龈缘炎的诊断特征，而真性牙周袋只有在发生牙槽骨吸收和附着丧失的患牙才出现，是牙周炎的临床表现。

13. E 【解析】磨耗是指在咀嚼过程中，由于牙面与牙面之间，或牙面与食物之间的摩擦，使牙体硬组织缓慢地、渐进性消耗的生理现象。牙的磨耗随年龄的增长而逐渐明显，多发生在牙的殆面、切嵴及邻面。侧方咬合时，由于上颌磨牙的舌尖及下颌磨牙的颊尖，无论在工作侧或非工作侧均有接触，所以上述牙尖磨耗较多。前伸咬合时，上下颌前牙对刃后，下颌前牙切嵴即沿上颌前牙舌面向后上滑行回归至牙尖交错殆，故下颌前牙切嵴磨耗较多。咀嚼时，各牙均有其生理动度，相邻牙齿的接触点因相互摩擦产生邻面磨耗。磨损一般指牙表面与外物机械性摩擦而产生的牙体组织损耗，如刷牙引起的前后牙唇、颊面的非生理性损耗，嗑瓜子造成的上下中切牙切缘的楔形缺损。

14. A 【解析】在医疗实践中，由于医疗行为关乎患者及他人的生命和健康，加之现实环境的复杂性，仅靠建立在情感基础上的医患信任关系很难长久维持，还需要一种机制和制度。于是，患者在医院挂号就医后，基于医患双方法律地位的平等性和医师对专业职责的认可与承诺—患者利益至上，双方形成了明确和既定的医患契约关系，即：患者承担支付诊疗费用的义务，享有接受诊疗服务的权利；医务人员及医疗机构有收取诊疗费用的权利，承担提供诊疗的义务。

15. E 【解析】洁治术去除菌斑、牙石，局部药物有 1%～3% H_2O_2 溶液、0.12%～2.00%氯己定溶液、碘制剂。

16. C 【解析】口腔白斑是发生于口腔黏膜上以白色为主的损害，不能擦去，也不能以临床和组织病理学方法诊断为其他可定义的损害，属于癌前病变或潜在恶性疾患范畴，不包括吸烟、局部摩擦等局部因素去除后可以消退的单纯性过角化病。

17. B 【解析】糖尿病是一种常见的内分泌代谢疾病，其急、慢性并发症累及多个器官。糖尿病是目前公认的牙周病的危险因素之一。已有学者提出，牙周炎是糖尿病的第 6 种并发症。

18. A 【解析】水平型吸收是最常见的吸收方式。牙槽间隔、唇颊侧或舌侧的嵴顶边缘呈水平吸收，而使牙槽嵴高度降低，通常形成骨上袋。

19. A 【解析】婴儿出生时就有牙形态的牙萌出，称之为诞生牙，是乳牙早萌的一种。早萌的乳牙形态基本正常，但牙釉质、牙本质菲薄，且矿化不良，牙根尚未发育或发育很少。

20. A 【解析】1981 年世界卫生组织（WHO）制定的口腔健康标准：牙清洁，无龋洞，无疼痛感。牙龈颜色正常、无出血现象。

21. E 【解析】牙齿缺失，咀嚼效率自然降低。机体在一定时间内，对定量食物咀细的程度，称为咀嚼效率。

22. D 【解析】季铵化合物是一组阳离子表面活性剂，能杀灭革兰阳性和革兰阴性细菌，特别对革兰阳性菌有较强的杀灭作用，其机制是与细胞膜作用而影响其渗透性，最终细胞内容物丧失。季铵化合物主要包括氯化苄乙氧铵和氯化十六烷基吡啶。一般以 0.05%的浓度作为漱口剂，可抑制菌斑的形成和龈炎的发生。长期使用可能出现牙染色、烧灼感等副作用。

23. D 【解析】在第一阶段治疗结束后的 4～12 周，应复诊再评估前一阶段疗效。一般在基础治疗后的再评估中对牙周情况进行全面评价。此时如果仍有 5mm 以上的牙周袋，且探诊仍有出血，或牙龈及骨形态不良、膜龈关系不正常时，则一般均须进行手术治疗。

24. A 【解析】乳牙不仅是婴儿期、幼儿期和学龄期咀嚼器官的主要组成部分，还有利于儿童的生长发育、辅助发音，有利于美观及心理健康，可引导恒牙的萌出及恒牙列的形成。因此，重视和保护乳牙甚为重要，特别应认识到在乳牙萌出后就应加以保护。

25. E 【解析】盖髓剂的种类较多，目前应用最广的是氢氧化钙糊剂，其次是氧化锌丁香油糊剂。氢氧化钙糊剂呈碱性，对组织刺激小，能促进修复性牙本质产生，形成牙本质桥。氢氧化钙还有抗菌作用。

26. B 【解析】慢性非特异性唇炎：①慢性脱屑性唇炎，常累及上下唇红，以下唇为重，唇部干燥开裂有黄白色或褐色脱屑，可用抗生素软膏和激素类软膏，如金霉素、氟轻松软膏治疗。②慢性糜烂性唇炎，上下唇红反复糜烂，渗出明显，结痂剥脱，炎性渗出是形成黄色薄痂，出血时形成血痂，继发感染时形成脓痂，应以唇部湿敷为主要治疗手段，待痂皮脱落后局部用金霉素、氟轻松软膏治疗。

27. E 【解析】牙周膜中有多种细胞，包括与牙周膜纤维形成有关的成纤维细胞、与牙槽骨的形成和吸收相关的成骨细胞和破骨细胞、与牙骨质形成相关的成牙骨质细胞和处于相对静止状态的上皮剩余细胞。牙骨质细胞位于牙骨质内，不存在于牙周膜中。

28. B 【解析】面颊部软组织出血时，可在咬肌止端前缘的下颌骨面上压迫面动脉（又称颌外动脉）止血。

29. D 【解析】切口两侧进出针间距大于皮下间距，易造成皮肤创缘内卷；相反，进出针间距小于皮下间距，则皮肤创缘呈现过度外翻。

30. B 【解析】病历记录时，主诉应简明扼要，一般不超过 20 字。

31. E 【解析】上颌结节注射法又称上牙槽后神经阻滞麻醉。

32. E 【解析】口腔颌面部直接与外界相通，解剖结构、温度、湿度均适于细菌的滋生与繁殖，颜面皮肤的毛囊、汗腺与皮脂腺也是细菌寄居的部位，在局部遭受创伤、手术或全身抵抗力下降等因素影响下，均可导致感染的发生。因此，口腔颌面部感染主要与细菌的毒力和机体抵抗力有关。

33. D 【解析】腺源性感染一般由面颈部淋巴结感染扩散引起。

34. C 【解析】肿瘤细胞与正常细胞在代谢上有区别，因此核素的分布就不同。给患者服用或注射放射性核素后，可应用扫描或计数以测定放射性物质的分布情况来进行诊断和鉴别诊断。甲状腺癌及口腔内异位甲状腺可应用^{131}I或^{125}I诊断，^{125}I分辨较好。诊断颌骨恶性肿瘤主要用^{99m}Tc。

35. C 【解析】临床上常见的鳃裂囊肿多来源于第二鳃裂。

36. C 【解析】脓肿切口长度取决于脓肿部位的深浅与脓肿的大小，以能保证引流通畅为准则，而不是尽可能小。

37. B 【解析】下颌切牙拔牙时向唇舌向摇动，以向唇侧为主，松动后向上前方牵引，不宜扭转，易折断。

38. B 【解析】牙齿萌出有一定的时间和顺序，通常左右对称萌出，同名牙下颌萌出略早于上颌。牙齿萌出时间存在着很大的个体差异，产生这些差异有遗传因素的影响，如种族、性别；也有环境因素的影响，如气温、营养、疾病。乳牙萌出的常见顺序为 A→B→D→C→E。

39. C 【解析】颞下颌关节常用检查方法：X 线片和 CT 检查可发现关节间隙和骨质改变，关节造影和 MRI 可发现关节盘移位、穿孔及关节各附着的改变等。题干所述改变一般影像学检查无法发现，只能通过颞下颌关节内镜直观观察。

40. D 【解析】首选药物治疗，无效或失效时选用其他疗法。①药物治疗：卡马西平治疗，在疼痛停止后，可考虑逐渐减量。卡马西平的不良反应可有头晕、嗜睡、口干、恶心、消化不良等。服用卡马西平后，如出现皮疹、共济失调、再生障碍性贫血、昏迷、肝功能受损、心绞痛、精神症状，需要立即停药。如卡马西平治疗无效，可考虑改用苯妥英钠。上述两药无效时，可试用氯硝西泮。氯硝西泮的不良反应有嗜睡和步态不稳，老年患者偶见短暂性精神错乱，停药后消失。可同时辅用大剂量维生素 B_{12}，肌内注射，可缓解部分患者的疼痛，偶有一过性头晕、全身瘙痒、复视等不良反应。②封闭治疗：服药无效者可试行无水乙醇或甘油封闭三叉神经分支或半月神经节，破坏感觉神经细胞，可达镇痛效果。不良反应为注射区面部感觉缺失。③经皮半月神经节射频电凝疗法：X 线监视或 CT 导向下将射频针经皮刺入三叉神经节处，射频发生器加热使针头温度达 65~75℃，维持 1 分钟。选择性破坏半月神经节后无髓鞘纤维（传导痛觉、温觉），保留有髓鞘纤维（传导触觉），疗效达 90%以上。适用于年老体衰有系统疾病、不能耐受手术者。约 20%应用此疗法的患者出现面部感觉异常、角膜炎、咀嚼肌无力、复视、带状疱疹等并发症。④手术治疗：可选用三叉神经感觉根部分切断术，镇痛效果确切。三叉神经显微血管减压术，镇痛的同时不产生感觉及运动障碍，是目前广泛应用的手术方法，但可出现听力减退，气栓，滑车、展、面神经暂时性麻痹等并发症。

41. E 【解析】下三角瓣法修复的优点为定点简便，初学者易于掌握，亦易取得良好的效果。

42. A 【解析】第二鳃裂囊肿常位于颈上部，大多在舌骨水平、胸锁乳突肌上 1/3 前缘附近。

43. C 【解析】舌下腺囊肿内为黏稠而略带淡黄色或蛋清样液体。

44. A 【解析】乳牙滞留是指继承恒牙已经萌出，未能按时脱落的乳牙，或者恒牙未萌出，保留在恒牙列中的乳牙。常见下颌乳中切牙滞留，恒中切牙于舌侧萌出，乳牙滞留于唇测，呈现双排牙现象。其次，第一乳磨牙的残冠或残根滞留于继承前磨牙的颊侧或舌侧。第二乳磨牙常因继承恒牙胚先天缺失而滞留。继承恒牙已经萌出，滞留的乳牙应该拔除。先天缺失继承恒牙导致的滞留乳牙可不予处理。

45. D 【解析】龋病所致可复性牙髓炎，可行间接盖髓术。

46. A 【解析】以耳垂为中心的区域即腮腺区，如该区触诊呈结节状，首先考虑腮腺混合瘤，即多形性腺瘤。

47. E 【解析】年轻恒牙牙髓的治疗原则为尽可能保护活髓和牙乳头，已利于年轻恒牙根尖继续发育。

48. D 【解析】治疗龋病的常用的氟化物有 75%氟化钠甘油糊剂、8%氟化亚锡溶液、酸性磷酸氟化钠（APF）溶液等，不包括氟化铵银。

49. A 【解析】慢性非特异性唇炎的病因不明，可能与温度、化学、机械性因素的长期持续性刺激有关，如气候干燥、风吹、身处高原寒冷地区、烟酒和烫食的刺激、舔唇咬唇的不良习惯。也可能与负面的精神因素有关。

50. A 【解析】慢性非特异性唇炎按临床表现分为慢性脱屑性唇炎和慢性糜烂性唇炎。前者表现为唇红部干燥、开裂，有脱屑；后者表现为糜烂、结痂。二者在继发感染时会有水肿、充血。

51. C 【解析】桩冠修复时，应保证不少于 4mm 的根充材料隔离口腔与根尖周。如果余留根充材料过少，则不利于根尖封闭，同时还很容易将剩余的根充物推出根尖或带出根管，常导致重行根充。

52. E 【解析】贝尔面瘫患者眼睑不能闭合是因为眼轮匝肌瘫痪。

53. E 【解析】模型检查可以弥补口腔内一般检查之不足，便于仔细观察牙的位置、形态、牙体组织磨耗印迹以及详细的关系等，必要时可将上下颌模型在殆架上进行研究，制订治疗计划和修复体设计等。

54. A 【解析】慢性唇炎常见临床表现：充血、水肿、脱屑、皲裂、糜烂。

55. B 【解析】金属烤瓷冠和全瓷材料制作的全冠可满足固位及前牙区美观需求。

56. C 【解析】在牙列缺损的修复方法中，可摘局部义齿虽然修复效果通常不如固定义齿和种植义齿，但由于其对修复基础条件的要求相对较低、制作简单、费用低、磨除牙体组织少、便于摘戴和清洁等特点，使得可摘局部义齿的适应证范围非常广泛。

57. B 【解析】口腔白斑的诊断需要有临床表现、病理检查证实。

58. E 【解析】确定颌位关系包括确定垂直距离和记录正中关系。

59. A 【解析】颞下颌关节复发性脱位的发病因素：急性脱位未得到合理治疗，翼外肌功能长期亢奋，年老体弱，肌张力失常，韧带、关节囊松弛。

60. C 【解析】殆支托不与鞍基直接相连是回力卡环的主要特点。回力卡环常用于后牙游离端缺失，基牙为前磨牙或尖牙，牙冠较短或为锥形牙。

61. D 【解析】口腔白斑属于癌前病变。

62. C 【解析】重衬是在全口义齿的组织面上加上一层塑料，使其充满牙槽嵴及周围组织被吸收部分的间隙，使基托组织面与周围的组织紧密贴合，增加义齿的固位力。适用于全口义齿戴用一段时间后，由组织吸收导致的固位不良。义齿折断修理后如基托不密合也需要进行重衬。

63. A 【解析】修复前准备包括处理急性症状、保证良好的口腔卫生、拆除不良修复体、治疗和控制龋病及牙周病。

64. A 【解析】人造冠龈边缘必须高度磨光的主要理由是利于清洁，防止菌斑堆积引起龈炎等。

65. B 【解析】藻酸盐印模材料存在凝溢和渗润现象，室温放置或浸泡在水中都会发生变形，正确的处理方法是用潮湿的纸巾包裹于塑料袋中密封。

66. E 【解析】牙冠唇（颊）、舌面突度的生理意义：咀嚼时，排溢的食物顺着正常的牙冠突度滑至口腔，擦过牙龈表面时对牙龈起按摩作用，可促进血液循环有利于牙龈的健康。若牙冠突度过小或无突度牙跟将会受食物直接撞击而受伤；反之，若牙冠突度过大，牙龈会失去食物对其的按摩作用，可能产生失用性萎缩。牙冠颈 1/3 的突度，还可起到扩展龈缘的作用，使其紧张而有力。恢复牙冠颊舌面外形宽度的意义是保护牙周组织。

67. E 【解析】口腔修复材料的性能包括物理性能、力学性能、化学性能、生物性能。

68. E 【解析】对于 6 岁以上的儿童和成人，每天用含氟被度高于 1000mg/kg 的牙膏刷牙 2 次，每次用量约 1g（约 1cm 长度的牙膏量），可达到有效的预防效果。3~6 岁的儿童，每次牙膏用量约为“豌豆”大小，同时，应在家长监督与指导下使用。氟病流行的地区，6 岁以下的儿童不推荐使用含氟牙膏。

69. E 【解析】精神障碍的诊断、治疗，应当遵循维护患者合法权益、尊重患者人格尊严的原则，保障患者在现有条件下获得良好的精神卫生服务。精神障碍分类、诊断标准和治疗规范，由国务院卫生行政部门组织制定。

70. C 【解析】通常的漱口方法只是利用水流的冲刷作用，清除口腔内滞留的食物残渣和牙面软垢，但对牙面附着牢固的菌斑是无法清除的。牙刷、牙线、牙间隙刷和牙签则是用机械方法清除菌斑。一些化学漱口液（如氯己定）可以去除菌斑，清水漱口没有去除菌斑的作用。

71. E 【解析】医疗机构及其医务人员应当在病历资料中如实记录精神障碍患者的病情、治疗措施、用药情况、实施约束、隔离措施等内容，并如实告知患者或者其监护人。患者及其监护人可以查阅、复制病历资料；但是，患者查阅、复制病历资料可能对其治疗产生不利影响的除外。病历资料保存期限不得少于三十年。

72. D 【解析】含氟漱口液一般使用中性或酸性氟化钠配方，0.2%氟化钠溶液每周使用1次，0.05%氟化钠溶液每天使用1次。

73. B 【解析】幼儿园老师应帮助儿童养成刷牙的习惯，学会正确的刷牙方法。

74. D 【解析】不符合本法规定条件的医疗机构擅自从事精神障碍诊断、治疗的，由县级以上人民政府卫生行政部门责令停止相关诊疗活动，给予警告，并处五千元以上一万元以下罚款，有违法所得的，没收违法所得；对直接负责的主管人员和其他直接责任人员依法给予或者责令给予降低岗位等级或者撤职、开除的处分；对有关医务人员，吊销其执业证书。

75. D 【解析】该题主要考查饮用水中加氟量的问题。由于学生只有部分时间在学校饮水，而且年龄已在6岁以上，恒前牙牙冠已矿化，不会产生氟牙症问题，所以小学内的饮水氟浓度可以为社区自来水水氟浓度的4.5倍。

76. B 【解析】丙类传染病包括流行性感冒、流行性腮腺炎、风疹、急性出血性结膜炎、麻风病、流行性和地方性斑疹伤寒、黑热病、棘球蚴病、丝虫病，除霍乱、细菌性痢疾和阿米巴痢疾、伤寒和副伤寒以外的感染性腹泻病、手足口病。霍乱是甲类传染病。

77. E 【解析】自来水氟化的防龋效果主要表现在龋病的减少和龋病进展的缓慢。3年后防龋效果不明显的主要原因是自来水中氟化物的浓度偏低，应强化监测与调控力度，保持适宜的防龋浓度。

78. B 【解析】病历资料封存后医疗纠纷已经解决，或者患者在病历资料封存满3年未再提出解决医疗纠纷要求的，医疗机构可以自行启封。

79. A 【解析】综合WHO的推荐意见和我国的具体情况，饮水的适宜氟浓度一般应保持在0.7~1.0mg/L，选项A说法错误。

80. C 【解析】下颌骨骨折的临床愈合所需时间通常为6~8周。

【A_2型题】

81. E 【解析】当急性炎症局限成脓肿后，由于主要感染菌种的不同，其脓液性状也有差异，如金黄色葡萄球菌为黄色黏稠脓液；链球菌一般为淡黄或淡红稀薄脓液，有时由于溶血而呈褐色；铜绿假单胞菌的典型脓液为翠绿色，稍黏稠，有酸臭味；混合细菌感染则为灰白色或灰褐色脓液，有明显的腐败坏死臭味。

82. D 【解析】贝尔面瘫起病1~2周内可视为急性期。此阶段主要是控制炎症水肿，改善局部血液循环减少神经受压，可给予超短波透热疗法或红外线照射茎乳孔部。

83. D 【解析】烤瓷熔附金属全冠修复的适应证：①前牙氟牙症、变色牙、四环素染色牙、锥形牙、釉质发育不全等，不宜用其他方法修复或患者要求永久修复者。②龋洞或牙体缺损较大而无法充填治疗者。③前牙错位、扭转而不宜或不能做正畸治疗者。④需要做烤瓷桥固位体的基牙。

84. B 【解析】确诊AIDS的主要检测指标是抗HIV表面抗原的抗体。

85. A 【解析】患牙颊侧根尖周见脓肿，说明感染已累及根尖周组织，存在根尖周骨质破坏，最可能的诊断应是慢性根尖周炎。

86. D 【解析】患牙去腐未净发现约见 1mm 的露髓孔，根管系统已受细菌感染，应行根管治疗术摘除牙髓，清除根管系统内感染，防止感染进一步往根尖周发展。

87. A 【解析】成釉细胞瘤常见于下颌磨牙区和下颌升支部。肿瘤生长缓慢。表现为无痛性、渐进性颌骨膨大。X 线可表现为单房或多房性透射影，边界清楚，可见硬化带。滤泡型成釉细胞瘤组织学病理表现：肿瘤形成孤立性上皮岛，上皮岛中心部由多边形或多角形细胞组成，这些细胞之间彼此疏松连接，类似于成釉器的星网状层，上皮岛周边围绕一层立方状或柱状细胞，类似于成釉细胞或前成釉细胞，细胞核呈栅栏状排列并远离基底膜，即极性倒置。上皮岛中央的星网状区常发生囊性变，形成小囊腔，囊腔增大时周边部细胞可被压成扁平状。滤泡之间的肿瘤间质为疏松结缔组织。

88. E 【解析】年轻恒牙深龋穿髓，根尖孔未发育完成，呈喇叭口状，应行活髓切断术，尽可能保留根部活髓，以促进根尖部发育完成。

89. D 【解析】患者主诉疾病是急性龈乳头炎。$\underline{|56}$ 有龋中深，温度测验结果同对照牙，说明龋病尚未涉及牙髓，急性龈乳头炎时，嵌塞的两邻牙均可有轻度叩痛。

90. D 【解析】题干提示早餐进食过快，自述以前从未有过类似病损，考虑创伤因素导致的黏膜血疱可能性大。

91. B 【解析】根据症状和检查所见，全口牙均有少量牙石，并非导致右下后牙症状的主要因素，而右下后牙有明显的局部促进因素，即充填体悬突，这是由于治疗时形成的局部因素，导致菌斑滞留，而牙菌斑是疾病的始动因素，因此主要促进因素为医源性因素。

92. C 【解析】因为侧切牙牙根短，所以它的支持作用就会比较差。另外，侧切牙的牙周膜面积小于中切牙，所以修复时需要增加基牙。

93. A 【解析】鼻腭管囊肿可发生于任何年龄，临床上最常见的表现为腭中线前部的肿胀，有时可伴疼痛或瘘管形成。鼻腭管囊肿可见内衬复层鳞状上皮、含黏液细胞的假复层纤毛柱状上皮、立方上皮或柱状上皮，这些上皮类型可单独或联合存在。

94. E 【解析】患者偶有隐痛，排除选项 A；患者偶有隐痛存在 3 个月，近 2 日出现自发痛，放射到右侧头颞部，阵阵加重，至晚上不能入睡，是慢性牙髓炎急性发作的表现，排除选项 B、选项 C；化脓性牙髓炎为组织病理学诊断，临床上无法诊断，排除选项 D。

95. A 【解析】根折的治疗首先应是促进其自然愈合，即使牙似乎很稳固，也应尽早用夹板固定，以防活动。对根尖 1/3 折断，在许多情况下只上夹板固定，无须牙髓治疗，有可能出现修复并维持牙髓活力。一些患者就诊时，牙髓活力测验无反应，但 6~8 周后可出现反应。无活力反应是牙髓在外伤时，血管和神经受损伤引起的“休克”导致的。随其“休克”的逐渐恢复而再出现活力反应。

96. D 【解析】右上颈部肿物 1 年，有反复消长史，感冒时易增大，触诊囊性感明显，穿刺液为透明、淡黄色水样清亮液体。该患者最有可能的诊断为第二鳃裂囊肿。

97. A 【解析】左上第二磨牙近中颈部龋洞，近中牙体组织殆龈向高度足够，应尽量保留近中边缘嵴，制备为邻面的单面洞。

98. D 【解析】该患者应诊断为地图舌。地图舌好发于舌背、舌尖、舌缘部。损害区中间表现为丝状舌乳头萎缩，黏膜鲜红、充血、微凹。周边表现为丝状舌乳头增厚，呈黄白色条带状或弧线状分布。

99. C 【解析】患者的临床表现中没有坏死性龈炎的特征性表现，可排除选项A；患牙有附着丧失，可排除选项B；患牙无龋坏，温度测验反应正常，说明牙髓活力正常，可排除选项D；主要表现为颊侧有脓肿，且有波动感，有牙周袋，为急性牙周脓肿的表现，而不是龈乳头炎的表现。因此，可排除选项E。

100. A 【解析】颊系带矫正术可将位于牙槽嵴顶的系带修整至合适的位置。

101. D 【解析】题干给的条件说明，此病是牙周组织病变，而最主要的提示点是环绕右下第一磨牙牙根的白色阻射线消失。在牙周组织中与X线片白色阻射线相对应的是固有牙槽骨，由致密的骨板组成。

102. A 【解析】根据题干提示，考虑颌下腺结石可能性大。可清楚显示结石的位置。

103. D 【解析】患者主诉戴用1天后主诉咬合时疼痛，无自发痛，初步考虑是修复体咬合接触问题导致。

104. E 【解析】根据题干，此种情况必须及时报告省级药品监督管理部门和卫生行政部门。

105. B 【解析】患牙殆面远中牙体颜色稍显暗黑色，可能示邻面龋，X线检查是诊断邻面龋的有效手段。

106. E 【解析】X线片示充填体已进入髓室内，根尖周有豌豆大小的透射区，为慢性根尖周炎；临床检查示根尖处牙龈红肿压痛，叩诊（++），考虑为急性症状，所以最准确的诊断应是慢性根尖周炎急性发作。

107. E 【解析】X线检查可以为龋坏累及的范围（如牙本质浅层、中层、深层、穿髓等）提供初步参考。

108. B 【解析】X线检查示该牙已经过完善的根管治疗，根尖无阴影，应尽快行冠部修复，防止根管再次感染；但因冠部缺损过大，固位形不够，还需要桩核辅助固位，故应行桩核冠修复。

109. E 【解析】患牙因外伤内陷移位，常见并发症为乳牙牙根破坏恒牙牙胚，这种情况下为避免对继承恒牙造成进一步伤害，须拔除外伤移位乳牙；但此病例中，X线片显示恒牙胚未受波及，牙龈无明显撕裂伤，牙槽突无折断，故目前可以暂不处理，但仍须定期复诊观察，若出现乳牙牙根吸收或根尖周暗影等并发症，须根据病情进一步处理。

110. E 【解析】戴全口义齿患者的黏膜充血发红，并有黄白色假膜，涂片镜检可见菌丝，很容易作出义齿性口炎的诊断。应采取抗真菌治疗措施。制霉菌素为抗真菌药。

【A_3/A_4型题】

111. D 【解析】原发性疱疹性口炎由Ⅰ型单纯疱疹病毒引起。该病毒抗体产生的高峰期是发病的14~21天，之后抗体下降到较低的水平。

112. E 【解析】原发性疱疹性口炎分为前驱期，4~7天，表现为发热、头痛、疲乏、肌肉疼痛、流涎、拒食、烦躁不安；水疱期表现为口腔内成簇分布小水疱，针尖大小，特别是邻近乳磨牙（成人是前磨牙）的上腭和龈缘处更明显；糜烂期，表现为水疱溃破后可引起大面积糜烂，并能造成继发感染，上覆黄色假膜；愈合期，表现为糜烂面逐渐缩小，愈合，整个病程需7~10天。根据患儿临床表现，目前为糜烂期，下一阶段为愈合期。

113. B 【解析】关节内强直的常见原因为炎症、关节损伤，炎症中以化脓性中耳炎最常见。颞下颌关节紊乱综合征不是颞下颌关节内强直的病因。

114. B 【解析】关节内强直手术有髁突切除术及颞下颌关节成形术，髁突切除术适用于纤维性强直的病例，颞下颌关节成形术适用于骨性强直的病例。关节外强直手术的基本方法是切断和切除颌间挛缩的瘢痕，凿开颌间粘连的骨质，以恢复开口度。

115. C 【解析】患牙缺损大，固位形差，应行桩核成型增强固位力；患牙余留颊侧及近中壁，远中壁位于龈上，舌侧壁位于龈下 2mm，舌侧应切龈，行冠延长术后再行桩核冠修复。

116. A 【解析】冠根比例大，牙冠比较长，冠边缘位于龈缘以上便于清洁。

117. D 【解析】水平性食物嵌塞的原因是唇肌和颊肌的运动，使食物嵌入邻面，应该控制食物的流向，也就是牙冠形态和凸度，其他选项明显不符。

118. D 【解析】患牙舌向倾斜，根据患牙的方向及邻牙的情况确定就位道，邻牙决定了就位时是否有倒凹。

119. B 【解析】治疗前应拍摄⌈7 X 线片，评估⌈7 牙根情况及保留价值。

120. E 【解析】⌈5 和⌈7 均已行完善根管治疗，⌈5 缺损范围大，⌈7 𬌗面穿孔，边缘不密合，最佳方案为⌈7 拆冠后行⌈567 双端固定桥。

121. D 【解析】动物实验的研究涉及建立动物模型进行研究，该选项明显不符合。

122. D 【解析】录入计算机属于录入资料。

123. E 【解析】对照重复不属于分析资料。

124. A 【解析】对于伴有牙槽突裂或腭裂的患儿，唇裂整复后，由于唇肌生理运动，可以产生压迫作用，促使牙槽突裂隙逐渐靠拢，为以后的腭裂整复创造条件。一般认为，进行唇裂整复术最合适年龄为 3~6 个月，体重达 5~6kg。

125. C 【解析】腭裂整复术宜选择在出生后 8~18 个月进行，因为这段时间是腭裂患儿开始说话时期，在此之前如能完成腭裂整复术，有助于患儿比较自然地学习说话，也有利于患儿养成正常的发音习惯。

126. D 【解析】腭裂整复术后，语音功能恢复正常的必要条件是手术后已获得良好的腭咽闭合功能，否则语音治疗一般是无效的。

127. B 【解析】该病例的临床表现符合慢性牙周炎的特点，故选项 B 正确。因有牙周袋和附着丧失，可排除选项 A；没有牙龈坏死表现，可排除选项 C；根据患者的年龄和病情程度为中度，可判断病情进展较慢，可排除选项 D；牙龈有红肿，并非为苍白色的肿大，也无其他白血病的表现，可排除选项 E。

128. D 【解析】每位牙周炎患者都应接受牙周基础治疗和牙周维护治疗，选项 A、选项 B、选项 C 都是牙周基础治疗的内容，选项 E 为牙周维护治疗，都是应进行的治疗；不伴有全身疾病的轻、中度慢性牙周炎患者没有必要使用全身药物，因此治疗的内容应不包括选项 D，故选项 D 正确。

129. D 【解析】根据病例中给出的表现，有较深的骨内袋，对骨内袋病损，最佳的手术治疗方案为引导性组织再生术。

130. D 【解析】口内右下颌第三磨牙初萌牙尖，牙冠大部分被牙龈覆盖，龈瓣充血水肿，龈瓣下有脓液溢出，据此可诊断为右下颌智齿冠周炎；右侧下颌角处肿胀明显，局部压痛，皮温升高，波动感不明显，牙关紧闭，据此可诊断为咬肌间隙感染。

131. B 【解析】急性期拔除右下颌第三磨牙容易导致感染扩散，应待急性炎症消退后拔除患牙。

132. A 【解析】咬肌间隙感染形成的脓肿，应在下颌下缘下2cm，绕下颌角的弧形皮肤做切口，切开引流。

133. C 【解析】肯尼迪分类法第三类：缺隙位于牙弓一侧（近右侧7654|缺失），缺隙前后均有余留牙（8|牙冠完整，不松动），即单侧非游离缺失。

134. C 【解析】远中孤立磨牙如条件允许应尽量保留，使牙列缺损保存非游离缺失形式，谨慎拔除。765|伸长高出殆平面1mm，可适当调磨牙冠高度。

135. C 【解析】对侧牙弓应设计间接固位体。

【B型题】

136. A 【解析】急性化脓性腮腺炎常见于腹部大手术后，称为手术后腮腺炎。

137. D 【解析】慢性复发性腮腺炎年龄越小、间歇期越短，越容易复发；随着年龄增长、间歇期延长，发作期缩短。

138. B 【解析】慢性阻塞性腮腺炎又称腮腺管炎，早期以导管炎症为主要表现。

139. E 【解析】舍格伦综合征是一种自身免疫性疾病，其特征表现为外分泌腺的进行性破坏，导致黏膜及结膜干燥，并伴有各种自身免疫性疾病。

140. E 【解析】社区牙周指数使用CPI探针探查特定牙位，其操作简便，重复性好，适合于大规模的口腔流行病学调查。

141. D 【解析】检查时使用牙周探针轻探龈沟，观察出血情况。龈沟出血指数是探查龈沟后出血部位的数目占总的检查部位数目的百分比。

142. A 【解析】每个牙面软垢或牙石记分相加除以牙面数为简化口腔卫生指数，可以用于个人，也可以用于人群口腔卫生状况评价。

143. C 【解析】主承托区包括上、下颌牙槽嵴顶的区域，以及除上颌硬区之外的硬腭水平部分。该区域表面通常为附着黏膜，有高度角化的复层鳞状上皮，黏膜下层致密，有一定的弹性，移动度小，能够抵抗义齿基托的压力，是承担义齿咀嚼压力的主要区域。

144. E 【解析】副承托区指上、下颌牙槽嵴的唇颊和舌腭侧斜面。副承托区不能承受较大的咀嚼压力，可抵抗义齿受到的水平向作用力，有利于义齿的稳定。

145. D 【解析】缓冲区是无牙颌的骨性隆突部位，如上颌隆突、颧突、上颌结节的颊侧、下颌隆突、下颌舌骨嵴，以及牙槽嵴上的骨尖、骨棱等部位，表面覆盖黏膜较薄，切牙乳突内有神经和血管。

146. A 【解析】边缘封闭区是义齿边缘接触的软组织部分，包括上下颌口腔前庭沟底、唇颊舌系带附着部、下颌舌侧口底黏膜反折处、上颌后堤区和下颌磨牙后垫。不能承受咀嚼压力，但与义齿边缘紧密贴合。

147. C 【解析】远中殆支托义齿受力后，基牙常向远中倾斜，而近中殆支托义齿受力后，即使有使基牙向近中倾斜的分力，由于得到近中余留牙的支持，可以保持不动。因此，用近中殆支托可消除或减少基牙所受的扭力。故选C。

148. E 【解析】邻面板可增强义齿的固位力，在水平方向的稳定作用很强，还可使基牙的邻面倒凹区减到最小，防止食物积存，有利于美观，还与卡环臂有拮抗作用。

149. B 【解析】联合卡环有防止食物嵌塞的作用。

150. D 【解析】回力卡环的主要作用是应力中断作用。

2024全国口腔执业助理医师资格考试
模拟试卷与解析（四）

第一单元

中国协和医科大学出版社
北　京

【A_1 型题】

答题说明

每一道考试题下面有 A、B、C、D、E 五个备选答案，请从中选择一个最佳答案。

1. 问诊的内容应包括
   A. 主诉、疾病发生情况、治疗史
   B. 现病史、既往史、疾病发生过程
   C. 主诉、现病史、既往史、家族史
   D. 主诉、治疗史、既往史、家族史
   E. 主诉、现病史、既往史、治疗史
2. 临床上最常用的印模材料是
   A. 印模膏
   B. 琼脂印模材料
   C. 硅橡胶印模材料
   D. 藻酸盐印模材料
   E. 聚醚橡胶印模材料
3. 关于颞下颌关节强直的治疗方法，叙述正确的是
   A. 早期药物治疗，晚期手术治疗
   B. 以抗炎为主
   C. 镇痛药物辅助下行开口训练
   D. 以早期手术治疗为主
   E. 微波等物理治疗
4. 与 IgE 具有亲和性的细胞是
   A. 嗜酸性粒细胞和中性粒细胞
   B. 毛细血管基底膜细胞
   C. MΦ 细胞
   D. 嗜碱性粒细胞及肥大细胞
   E. 自然杀伤（NK）细胞
5. 不能有效清除牙菌斑的机械方法是
   A. 清水含漱
   B. 牙刷
   C. 牙膏
   D. 牙线
   E. 牙签
6. 口腔健康状况调查的项目不包括
   A. 软垢和菌斑的状况
   B. 牙列状况
   C. 龋病和牙周病
   D. 氟牙症和釉质发育不全
   E. 黏膜和颞下颌关节的状况
7. 以下措施不宜用于口腔白斑治疗的是
   A. 口服维生素 E
   B. 局部涂鱼肝油
   C. 硝酸银烧灼
   D. 戒烟
   E. 手术切除
8. 根尖周致密性骨炎时，骨的改变不包括
   A. 骨小梁增粗
   B. 骨髓腔缩小
   C. 牙骨质增厚
   D. 骨髓腔中纤维组织增生
   E. 破骨细胞增多
9. 关于抗原提呈细胞（APC）处理提呈抗原，下列叙述错误
   A. 外源性抗原经 APC 处理。形成多肽 MHC Ⅱ类分子复合物提呈给 $CD4^+$ 辅助性 T 细胞（Th 细胞）
   B. Bm 将抗原肽-MHC Ⅱ类分子复合物提呈给 Th 细胞
   C. 类脂与 CD1 结合，由 APC 提呈
   D. 抗原肽转运蛋白体（TAP）参与外源性和内源性抗原的处理
   E. 内源性抗原经 APC 处理，形成多肽 MHC Ⅰ类分子复合物提呈给 $CD8^+$ T 细胞
10. 下列符合慢性阻塞性涎腺炎腮腺造影表现的是

A. 主导管无异常改变或轻度扩张
B. 分支导管稀少
C. 导管扩张与狭窄相交替，呈“腊肠”状改变
D. 末梢导管呈点状、球状、腔状扩张
E. 不伴有末梢导管扩张

11. 能调节唾液的量及渗透压的结构是
A. 浆液性腺泡
B. 黏液性腺泡
C. 闰管
D. 分泌管
E. 排泄管

12. 黏膜免疫系统 B 细胞产生的抗体主要是
A. IgC
B. IgM
C. IgD
D. 分泌型 IgA
E. IgA

13. 龋病一级预防的内容不包括
A. 推广氟化水源
B. 局部使用氟化物
C. 窝沟封闭
D. 牙体充填
E. 定期进行口腔检查

14. 临床上对乳牙近髓深龋的治疗最好应用
A. 间接盖髓
B. 直接盖髓
C. 冠髓切除术
D. 干髓术
E. 根管治疗

15. 酶原颗粒主要见于
A. 浆液性腺泡细胞
B. 黏液性腺泡细胞
C. 肌上皮细胞
D. 闰管细胞
E. 分泌管细胞

16. 不能补充血糖的代谢过程是
A. 肌糖原分解
B. 肝糖原分解
C. 馒头消化吸收
D. 糖异生
E. 肾小管重吸收

17. 关于乳牙的修复治疗，描述错误的是
A. 广泛龋也可以树脂修复
B. 前牙缺损面积大的也推荐使用金属预成冠修复
C. 必须去尽腐质
D. 复合树脂是较为理想的充填材料
E. 前牙、后牙均可以采用复合树脂充填

18. 用活疫苗进行预防接种，可有效控制的病毒性疾病是
A. 狂犬病
B. 脊髓灰质炎
C. 获得性免疫缺陷综合征（AIDS）
D. 乙型病毒性肝炎
E. 流行性乙型脑炎

19. 患者死亡，医患双方对死因有异议的，应当在患者死亡后几小时内进行尸检
A. 12 小时
B. 24 小时
C. 48 小时
D. 72 小时
E. 90 小时

20. 鳃弓是在第几周开始形成的
A. 胚胎第 2 周
B. 胚胎第 3 周
C. 胚胎第 4 周
D. 胚胎第 5 周
E. 胚胎第 6 周

21. 口腔流行病学的作用不包括
A. 研究疾病的预防措施并评价其效果
B. 描述人群口腔健康与疾病的分布状态
C. 监测口腔疾病的流行趋势
D. 研究口腔疾病的病因
E. 了解影响口腔健康流行因素

22. 面部的发育来自

A. 上颌突和球状突
B. 侧腭突和球状突
C. 侧腭突和侧鼻突
D. 额鼻突和下颌突
E. 侧腭突和上颌突

23. $CD4^+Th1$ 细胞诱导的炎症中最主要的效应细胞是
A. 活化的巨噬细胞
B. T 细胞
C. B 细胞
D. NK 细胞
E. 中性粒细胞

24. 阴性涎腺结石在 X 线造影检查的表现为
A. 导管系统无异常改变或轻微扩张，末梢导管扩张呈点状、球状
B. 圆形、卵圆形充盈缺损，其远心段可见导管扩张
C. 主导管受压移位、拉长或屈曲，腺泡充盈缺损，其周围腺泡多呈过度充盈
D. 造影剂外溢呈团块状
E. 导管系统扩张不整，首先主导管扩张或导管扩张与狭窄交替，呈腊肠状

25. 关于白念珠菌的特点，叙述错误的是
A. 属机会致病菌
B. 培养呈类酵母型菌落
C. 可引起皮肤和黏膜感染
D. 可引起全身脏器感染
E. 对青霉素、链霉素敏感

26. 儿童颌骨骨折多长时间在 X 线片上可显示骨折骨性愈合征象
A. 6~12 个月
B. 6 个月后
C. 2 个月左右
D. 女性约 3 个月
E. 男性约 3 个月

27. 牙膏成分中起到降低表面张力作用的是
A. 摩擦剂
B. 胶黏剂
C. 防腐剂
D. 洁净剂
E. 润湿剂

28.《医疗事故处理条例》规定，医疗机构发生下列重大医疗过失行为，应当在 12 小时内向所在地卫生行政部门报告，这些重大医疗过失行为不包括
A. 因医疗过失导致 3 人以上人身损害后果的
B. 可能为二级医疗事故的
C. 可能为三级医疗事故的
D. 可能为一级医疗事故的
E. 因医疗过失导致患者死亡的

29. 前腭突来源于
A. 上颌突
B. 下颌突
C. 侧鼻突
D. 球状突
E. 额鼻突

30. 参与舌发育的突起来源于
A. 第一鳃弓
B. 第二鳃弓
C. 第三鳃弓
D. 第四鳃弓
E. 以上都包括

31. 某男性患者 1 个月前感到疲劳、食欲缺乏、发热、咳嗽、咳痰带血丝，取痰液进行抗酸染色，镜下见到红色细长弯曲、分枝的杆菌，试问该细菌最有可能是
A. 白喉棒状杆菌
B. 肺炎克雷伯菌
C. 炭疽杆菌
D. 结核分枝杆菌
E. 流感嗜血杆菌

32. 影响龋病流行的相关因素不包括
A. 氟的摄入量
B. 糖的摄入量

C. 钙的摄入量
D. 糖的摄入频率
E. 饮食习惯

33. 腮腺分泌量占唾液分泌总量的比例是
A. 2%～4%
B. 7%～8%
C. 41%～55%
D. 22%～30%
E. 60%～65%

34. 正常人腮腺及下颌下腺分泌量占总唾液分泌量的
A. 75%
B. 80%
C. 85%
D. 90%
E. 95%

35. 口腔一般感觉的敏感性顺序为
A. 压觉>冷觉>温觉>痛觉
B. 痛觉>压觉>冷觉>温觉
C. 冷觉>温觉>痛觉>压觉
D. 温觉>痛觉>压觉>冷觉
E. 痛觉>温觉>冷觉>压觉

36. 痛觉感受器密度从高到低的部位是
A. 前磨牙、磨牙、前牙
B. 前牙、前磨牙、磨牙
C. 磨牙、前磨牙、前牙
D. 前磨牙、前牙、磨牙
E. 磨牙、前磨牙、前牙

37. 牙周本体感觉最主要的感受器是
A. 游离神经末梢
B. 鲁菲尼小体
C. 梭形末梢
D. 环状末梢
E. Meckel 环形小体

38. 3/4 冠最主要的缺点是
A. 就位困难
B. 磨牙多
C. 不能做固定桥固位体
D. 外形线长，不利防龋
E. 不美观

39. 核酸对紫外线的最大吸收值是
A. 220nm
B. 230nm
C. 240nm
D. 250nm
E. 260nm

40. 核酸中含量相对恒定的元素是
A. 氧
B. 氮
C. 氢
D. 碳
E. 磷

41. 有关 RNA 的叙述，错误的是
A. tRNA 是氨基酸的载体
B. hnRNA 主要存在于胞质
C. rRNA 参与核蛋白体组成
D. mRNA 具有多聚 A 尾结构
E. mRNA 分子中含有遗传密码

42. 14 岁少年的咀嚼效率可为成人的
A. 45%
B. 55%
C. 65%
D. 75%
E. 85%

43. 涎腺发育起始于
A. 胚胎第 4 周
B. 胚胎第 5 周
C. 胚胎第 6 周
D. 胚胎第 7 周
E. 胚胎第 8 周

44. 卫生行政部门收到负责组织医疗事故技术鉴定工作的医学会出具的医疗事故技术鉴定书后的工作不包括
A. 审核鉴定程序
B. 审核参加鉴定的人员的专业类别
C. 审核参加鉴定的人员资格
D. 对鉴定书进行形式审查
E. 组织调查，听取医疗事故争议双方

当事人的意见

45. 肺部支原体感染用
A. 阿莫西林
B. 红霉素
C. 头孢曲松
D. 林可霉素
E. 万古霉素

46. 关于医疗事故构成要件的说法，不准确的是
A. 行为具有违法性
B. 主体是医疗机构及其医务人员
C. 过失行为与损害后果存在因果关系
D. 一定是由于过于自信造成的
E. 发生在医疗活动过程中

47. 某种人群（如成年男子）的某个生理指标（如收缩压）或生化指标（如血糖水平）的正常值范围一般是指
A. 该指标在所有人中的波动范围
B. 该指标在所有正常人中的波动范围
C. 该指标在绝大部分正常人中的波动范围
D. 该指标在少部分正常人中的波动范围
E. 该指标在一个人不同时间段的波动范围

48.《医疗事故处理条例》规定，造成患者轻度残疾，器官组织损伤导致一般功能障碍的，属于
A. 一级甲等医疗事故
B. 一级乙等医疗事故
C. 二级医疗事故
D. 三级医疗事故
E. 四级医疗事故

49. 发生医疗事故争议时，关于病历资料和现场实物的处理，做法不正确的是
A. 疑似输液引起不良后果的，医患双方应当共同对现场实物进行封存
B. 封存的病历资料必须是原件
C. 封存的现场实物需要检验的，由医患双方共同指定的依法具有检验资格的检验机构进行检验
D. 封存的病历资料和实物由医疗机构保管
E. 医疗机构应妥善保管病历资料

50. 巨幼红细胞贫血患者，如用维生素 B_{12} 治疗常表现疗效良好，其原因可能是维生素 B_{12} 促进下述哪种四氢叶酸（FH_4）的重新利用
A. N^5N^{10}—CH—FH_4 中的 FH_4
B. N^5N^{10}—CH_2—FH_4 中的 FH_4
C. N^5—CH_3—FH_4 中的 FH_4
D. N^{10}—CHO—FH_4 中的 FH_4
E. N^5—CHNO—FH_4 中的 FH_4

51. 下列哪种疾病，原则上不能选用糖皮质激素
A. 中毒性细菌性痢疾
B. 暴发性流行性脑脊髓膜炎
C. 结核性脑膜炎
D. 流行性乙型脑炎
E. 重症伤寒

52. 关于放射诊断检查的原则和实施，说法错误的是
A. 应当尽量以胸部荧光透视检查为主
B. 不得将核素显像检查和胸部 X 线检查列入婴幼儿及少年儿童体检的常规检查项目
C. 对育龄妇女腹部或骨盆进行核素显像检查或 X 线检查前，应问明是否怀孕；非特殊需要，对受孕后 7～15 周的育龄妇女，不得进行下腹部放射影像检查
D. 严格执行检查资料的登记、保存、提取和借阅制度，不得因资料管理、受检者转诊等原因使受检者接受不必要的重复照射
E. 实施放射性药物给药和 X 射线照射操作时，应当禁止非受检者进入操作现场；因患者病情需要其他人员

陪检时，应当对陪检者采取防护措施

53. 下颌骨的发育来源于
A. 第一鳃弓
B. 第二鳃弓
C. 第三鳃弓
D. 第四鳃弓
E. 第五鳃弓

54. 钟状期晚期成釉器外釉上皮的形态特点是
A. 直线排列的矮柱状细胞
B. 直线排列的假复层柱状上皮
C. 与牙囊组织无明显关系
D. 皱褶样排列的矮立方状细胞
E. 皱褶样排列的高柱状细胞

55. 关于医疗机构配备并使用安全防护装置、辐射检测仪器和个人防护用品的要求，说法不准确的是
A. 放射治疗场所应当按照相应标准设置配备放疗剂量仪、剂量扫描装置和个人剂量报警仪
B. 放射治疗场所应当按照相应标准设置多重安全联锁系统、剂量监测系统、影像监控、对讲装置和固定式剂量监测报警装置
C. 开展核医学工作的，设有专门的放射性同位素分装、注射、储存场所，放射性废物屏蔽设备和存放场所
D. 开展核医学工作的配备活度计、放射性表面污染监测仪
E. 介入放射学与其他 X 射线影像诊断工作场所可以为工作人员配备防护用品，也可以为受检者配备个人防护用品

56. 以下针对放射诊疗场所防护要求的说法，错误的是
A. 医疗机构应当定期对放射诊疗工作场所进行放射防护检测，保证辐射水平符合有关规定或者标准
B. 医疗机构应当定期对放射诊疗工作场所、放射性同位素储存场所和防护设施进行放射防护检测，保证辐射水平符合有关规定或者标准
C. 医疗机构应当定期对防护设施进行放射防护检测，保证辐射水平符合有关规定或者标准
D. 放射性同位素如必须与腐蚀性物品同库储存；储存场所应当采取有效的防泄漏分隔等措施，并安装必要的报警装置
E. 放射性同位素储存场所应当有专人负责，有完善的存入、领取、归还登记和检查的制度，做到交接严格，检查及时，账目清楚，账物相符，记录资料完整

57. 放射诊疗工作按照诊疗风险和技术难易程度管理分为四类，不包括
A. 放射治疗
B. 医学影像学
C. 介入放射学
D. 核医学
E. X 射线影像诊断

58. 舌下腺分泌的唾液量约占总量的
A. 5%
B. 10%
C. 15%
D. 20%
E. 25%

59. 在队列研究中，估计某因素与某疾病关联强度的指标是
A. 总人群中该病的发病率
B. 暴露人群中该病的发病率
C. 总人群中可疑危险因素的暴露率
D. *OR*
E. *RR*

60. 受 MHC 限制的是
A. 细胞毒性 T 细胞（CTL）杀伤病毒感染细胞

B. NK 细胞杀伤肿瘤细胞
C. 巨噬细胞吞噬细菌
D. 抗体结合病毒
E. 树突状细胞摄取抗原

61. 下列不属于口腔龋病二级预防的是
A. 口腔 X 线片辅助诊断
B. 龋病的早期充填
C. 龋病的早期诊断
D. 定期口腔检查
E. 窝沟封闭

62. 放射性同位素和放射性废物设备和场所警示标识的设置，说法错误的是
A. 放射诊疗工作场所的入口处，设有电离辐射警告标识
B. 放射性同位素和放射性废物储存场所，设有电离辐射警告标识及必要的文字说明
C. 装有放射性同位素和放射性废物的设备、容器，设有电离辐射标志
D. 放射诊疗工作场所应当按照有关标准的要求分为控制区、监督区
E. 放射诊疗工作场所在监督区进出口及其他适当位置，设有电离辐射警告标识和工作指示灯

63. 医学伦理学尊重原则应除外的内容是
A. 公平分配卫生资源
B. 尊重患者及家属的自主性或决定
C. 保守患者的秘密
D. 尊重患者的知情同意权
E. 保护患者的隐私

64. 个体在察觉（认知评价）到威胁或挑战，必须作出适应或应对时的身心紧张状态定义为
A. 行为异常
B. 心理应激
C. 情绪反应
D. 心理冲突
E. 心理挫折

65. 对于初次就诊的患者，以评估者与被评估者面对面的谈话方式而进行评估的方法是
A. 调查法
B. 心理测验法
C. 作品分析法
D. 会谈法
E. 观察法

66. 一所医院中舒适的环境、方便的就医、热情的服务在心理学家看来可以认为是
A. 广义的心理治疗
B. 做好思想工作
C. 有效的安慰剂
D. 集体心理治疗
E. 全面的服务工作

67. 与口腔白斑发病无关的因素有
A. 吸烟等理化刺激
B. 变态反应
C. 念珠菌感染
D. 微循环障碍
E. 遗传素质

68. 治疗恒牙早萌最重要的环节是
A. 控制局部炎症和感染
B. 戴阻萌器
C. 若对颌乳牙缺失，应防止早萌牙过长
D. 局部涂氟，预防龋病
E. 固定松动的早萌恒牙

69. 氨茶碱的主要平喘机制为
A. 直接舒张支气管
B. 抑制磷酸二酯酶（PDE）
C. 激活鸟苷酸环化酶
D. 抑制腺苷酸环化酶
E. 促进肾上腺素的释放

70. 医疗单位走怎样的道路，才是口腔健康的根本所在
A. 以个体为对象，以治疗疾病为中心
B. 以个体为对象，以健康为中心
C. 以群体为对象，以治疗疾病为中心
D. 以群体为对象，以个体为中心

E. 以群体为对象，以健康为中心

71. 张护士负责配制消毒液，护士长要求使用次氯酸钠消毒液时应该
A. 定期配制
B. 每天配制
C. 每3天配制
D. 随用随配
E. 每周配制

72. 含有较多味蕾的舌乳头是
A. 丝状乳头
B. 菌状乳头
C. 叶状乳头
D. 轮廓乳头
E. B+C+D

73. 患儿，女，3岁。牙龈黏膜发红、起疱伴发热、流涎3天。检查：牙龈、腭黏膜见粟粒大小的密集成片的小溃疡，部分融合，黏膜广泛充血水肿，最可能的诊断是
A. 疱疹性咽峡炎
B. 疱疹性口炎
C. 手足口病
D. 传染性单核细胞增多症
E. 鹅口疮

74. 咀嚼效率是指
A. 在一定时间内咀嚼磨细食物的数量
B. 咀嚼磨细一定量食物所需的时间
C. 在一定时间内食物咀嚼磨细的程度
D. 咀嚼磨细食物的能力
E. 在一定时间内对定量食物咀嚼磨细的程度

75. 磺胺类药物的抗菌机制是
A. 抑制DNA螺旋酶
B. 抑制二氢叶酸还原酶
C. 抑制二氢蝶酸合酶
D. 改变膜通透性
E. 抑制分枝菌酸合成

76. 糖皮质激素可用于治疗
A. 原发性血小板增多症
B. 急性淋巴细胞白血病
C. 慢性髓细胞性白血病
D. 真性红细胞增多症
E. 骨质疏松

77. 人类免疫缺陷病毒（HIV）造成人体免疫功能受损，其原因是HIV主要侵犯
A. 浆细胞
B. NK细胞
C. B淋巴细胞
D. $CD8^+T$淋巴细胞
E. $CD4^+T$淋巴细胞

78. 下述咀嚼运动的功能刺激，在正常建𬌗的作用中不正确的是
A. 促进形成组牙功能
B. 通过生理性咀嚼磨耗消除早接触点
C. 刺激颌骨的增长
D. 促进恒牙的正常萌出
E. 促进建立中性𬌗关系

79. 关于乳牙的修复治疗，下列描述正确的是
A. 低速切削比高速切削更易造成牙釉质裂纹
B. 需要将乳牙邻接区恢复得很好
C. 产热是造成裂纹的原因之一
D. 可保留洞底的部分软龋直接充填
E. 去龋时可保留部分无基釉

80. 釉质发育不全造成上颌侧切牙切缘受累时，该障碍发生在出生后第
A. 4个月
B. 8个月
C. 12个月
D. 18个月
E. 2年

【A_2 型题】

答题说明

每一道考题是以一个小案例出现的，其下面都有 A、B、C、D、E 五个备选答案，请从中选择一个最佳答案。

81. 患者，36 岁。$\underline{5|}$缺失，缺牙间隙大，以$\underline{6|}$为基牙。半年后基牙有疼痛。最可能的原因是
A. 咬合早接触
B. 边缘不密合
C. 𬌗力过大
D. 末端侧下沉
E. 设计不合理

82. 患者，女性，43 岁。主述左下颌食物嵌塞，经检查发现，左下颌第一磨牙远中颊面银汞充填，X 线片显示已行根管治疗，此时应行的牙体修复为
A. 暂时冠
B. 氧化锆全冠
C. 塑料全冠
D. 重新树脂充填
E. 不需要修复

83. 患儿，男，4 岁。上颌乳前牙残根，根尖从唇侧龈黏膜穿出。错误的处理是
A. 拍摄根尖片
B. 拔除残根
C. 做间隙保持器
D. 窦道上碘甘油
E. 定期复查

84. 患者，男性，55 岁。左下第一磨牙残冠，邻牙未见松动，建议拔除后义齿修复。拔除时需要麻醉的神经是
A. 下牙槽神经、舌下神经和颏神经
B. 舌神经、颊神经和颏神经
C. 下牙槽神经、舌下神经和颊神经
D. 舌神经、舌下神经和颏神经
E. 颊神经、舌神经和下牙槽神经

85. 患者，女性，43 岁。右下颌后牙多个残根，风湿性心脏病 10 余年，二尖瓣狭窄，心功能 I 级。对于该患者最佳的治疗方案是
A. 分次拔除患牙，术前预防性使用抗生素
B. 分次拔除患牙，术后预防性使用抗生素
C. 分次拔除患牙，术前术后预防性使用抗生素
D. 一次拔除全部患牙，术前预防性使用抗生素
E. 一次拔除全部患牙，术前术后预防性使用抗生素

86. 患者，女性，25 岁。初孕，妊娠第 8 周牙痛。检查：37 残冠，叩痛（+）。需要拔除。抗感染后拔除的时间应为
A. 1 周内
B. 1 周后
C. 2 周后
D. 3 周后
E. 4 周后

87. 患儿，7 岁。右下第一磨牙萌出 2/3，右下第二乳磨牙早失。应选用的保持器是
A. 全冠丝圈保持器
B. 带环丝圈保持器
C. 带环远中导板保持器
D. 全冠远中导板保持器
E. 活动功能式保持器

88. 患者，男性，50 岁。行|6 断根拔除术，术中断根突然消失。此时首先应做的是
A. 冲水吸根
B. 开窗取根
C. 拍摄 X 线片
D. 服抗生素
E. 扩大牙槽窝掏根

89. 患者，男性，32 岁。颌面部跌伤 4 小时。口腔检查：下颌偏向左侧，不能向左侧做侧殆运动。前牙及左侧后牙开殆，上、下牙列未见明显骨折段移位。初步诊断为
A. 双侧髁突骨折
B. 额部正中骨折
C. 颏孔区骨折
D. 下颌角部骨折
E. 单侧髁突骨折

90. 患者，女性，27 岁。妊娠 7 个月。主诉下前牙舌侧牙龈肿块 5 个月，缓慢增大，影响进食。该患者如果诊断为妊娠瘤，切除时应注意
A. 妊娠的时间
B. 妊娠瘤形成的时间
C. 是否服过抗生素
D. 是否有过外伤史
E. 孕妇结婚的年龄

91. 某患者右下阻生第三磨牙反复肿痛 1 年余。1 周来右面下部出现肿胀伴开口受限。X 线片示 38 近中阻生，下颌升支弥漫性密度增高，升支外侧皮质无明显破坏，但骨密质外侧有骨质增生。可能的诊断为
A. 牙源性中央性颌骨骨髓炎
B. 颌骨结核
C. 牙源性边缘性颌骨骨髓炎
D. 骨纤维异常增殖症
E. 成骨肉瘤

92. 患者，男性，25 岁。右上后牙遇冷水痛 2 周。检查：右上第一磨牙殆面深龋洞达牙本质深层，叩诊（-），冷测验敏感，冷水去除后疼痛可缓解。该患牙可能的诊断为
A. 深龋
B. 可复性牙髓炎
C. 慢性牙髓炎
D. 牙本质过敏
E. 中龋

93. 患者，女性，50 岁。近口角处颊黏膜长白色斑块近 1 年，不能擦去。组织学见上皮增生，内有中性粒细胞浸润和散在微脓肿，角化层有垂直于上皮的 PAS 阳性菌丝，结缔组织内慢性炎症细胞浸润。最可能的病理诊断是
A. 口腔白斑
B. 口腔红斑
C. 口腔结核
D. 口腔念珠菌病
E. 慢性盘状红斑狼疮

94. 患儿，女，4 个月。出生时即被家属发现左颊部稍红斑片，哭闹时颜色加深，逐渐增大，大小约 2.0cm×1.5cm，稍高于皮肤。目前治疗方法应首选
A. 硬化剂治疗
B. 激光治疗
C. 冷冻治疗
D. 手术切除
E. 应先观察，如发展迅速，给予一定的干预治疗

95. 患者，38 岁。固定修复半年后上前牙出现间隙。检查：1|1 缺失，21|12 烤瓷固定桥修复，32|23 间隙各 0.5mm，2|2 叩诊（±），不松动。余牙正常。最可能的原因是
A. 基牙折断
B. 固位体固位力不够
C. 基牙负荷过大
D. 基牙牙周炎
E. 修复体制作问题

96. 患者，55 岁。后牙修复 1 年后出现松动。检查：76| 缺失，7654| 固定义齿，修复体未脱位，整体松动。其松动的主要原因为
A. 设计不合理
B. 殆力过大
C. 固位力差
D. 末端侧下沉
E. 慢性牙周炎

97. 患者，女性，48 岁。近日自觉背部沿肋间皮肤灼痛，进而出现红疹、疱疹，串连成带状。幼儿时患过水痘。最可能的印象诊断是
A. 肾综合征出血热
B. 带状疱疹
C. 流行性斑疹伤寒
D. 风疹
E. 输血后单核细胞增多症

98. 患者 7| 牙髓健康，殆龈距离短，近中、殆面和远中银汞合金充填，远中食物嵌塞，最佳的治疗设计是
A. 全瓷冠修复
B. 嵌体冠修复
C. 烤瓷冠修复
D. 直接 3/4 冠修复
E. 去髓后桩核冠修复

99. 患者，27 岁。6| 缺失，行 7—5| 双端固定桥修复，2 个月后出现自发性疼痛。最可能的原因是
A. 咬合早接触
B. 牙体切割稍多
C. 急性牙髓炎
D. 设计不合理
E. 邻接点过紧

100. 患者 |1 缺失，欲采用粘接固定桥修复，关于基牙的预备，以下叙述不正确的是
A. 舌面预备应有 0.3～0.5mm 间隙
B. 降低舌面隆突高度至龈上 1～2mm
C. 保留舌面切端 1～2mm 不磨切
D. 一般要超过牙釉质层
E. 基牙各邻面均预备浅沟

101. 患者，女性，51 岁。7654| 缺失，余留牙牙周健康。不正确的是
A. 上颌为 KennedyⅢ类牙列缺损
B. 在缺牙区对侧牙弓上设置直接固位体
C. 义齿支撑线应呈面支承式
D. 应采用混合支持式的设计
E. 采用单端固定桥修复时应考虑增加基牙

102. 患者，男性，27 岁。右上颌中切牙折断，X 线片显示已做完善根管治疗，叩诊（-），无松动，断面在龈缘上约 2mm。此时应做哪种修复
A. 甲冠
B. 金属全冠
C. 3/4 冠
D. 瓷全冠
E. 烤瓷桩核冠

103. 患者，女性，25 岁。5| 近中颊大面积银汞充填，根充完善，最佳的修复设计是
A. 塑料全冠
B. 7/8 冠
C. 全瓷嵌体
D. 金属烤瓷冠
E. 金合金全冠

104. 某患者，欲行固定桥修复，如果余留牙牙周健康，下列哪种固定桥设计是不正确的
A. |1 缺失，1|2 为基牙
B. 1|1 缺失，2|2 为基牙
C. |6 缺失，|57 为基牙
D. |45 缺失，|36 为基牙
E. |5 缺失，|46 为基牙

105. 患者，48 岁。2|2 缺失，唇侧牙槽骨丰满，余牙牙周健康。拟行可摘局部义齿修复。在模型观测时，其倾斜方向是

A. 向前
B. 向后
C. 向左
D. 向右
E. 水平

106. 患者，男性，39 岁。右下固定义齿黏固 1 周，现咬合时基牙痛。检查：$\overline{57|}$缺失，$\overline{64|}$为桥基牙，稳固，$\overline{4|}$叩诊（+），咬合接触好，余未见异常。引起基牙疼痛最可能的原因是
A. 黏固剂的刺激
B. 牙髓炎
C. 继发龋
D. 与邻牙接触过紧
E. 𬌗创伤

107. 患者，男性，39 岁。左上颌中切牙牙冠 2/5 缺损，已露髓。相应的检查和治疗过程不包括
A. 前牙区根尖片
B. 患牙根管治疗
C. 根充后观察 1~2 周
D. 患牙桩核冠修复
E. 拔除

108. 患儿，男，8 岁。活泼好动，身体健康，左颊黏膜颊脂垫处可见不规则溃疡。溃疡面较深，而疼痛不明显，最可能的诊断是
A. 结核性溃疡
B. 压力性溃疡
C. 自伤性溃疡
D. 贝赫切特综合征
E. 阿弗他溃疡

109. 某患者 8 年前因患颌骨恶性肿瘤，术后曾行放射治疗。2 个月来右面部出现疼痛、肿胀，伴开口受限，多个牙齿松动，颊侧牙龈瘘管。X 线片示$\overline{|4—8}$根端下方颌骨及下颌升支骨组织呈虫蚀状破坏，升支外侧皮质骨明显破坏，破坏区大量死骨生成，无骨膜增生。可能的诊断为
A. 牙源性中央性颌骨骨髓炎
B. 牙源性边缘性颌骨骨髓炎
C. 颌骨放射性骨坏死
D. 颌骨结核
E. 成骨肉瘤

110. 患者，女性，59 岁。因左下牙龈肿胀伴出血 2 月余就诊。专科检查：$\overline{|3}$与$\overline{|5}$间颊侧龈乳头红肿，见大小约 1.3cm×1.1cm 肿块，界限清，带蒂，质软，触痛不明显。全口牙龈红肿，探诊深度 3~7mm，附着丧失 1~4mm。初步诊断为牙周炎、牙龈瘤。其治疗正确的是
A. 牙周基础治疗
B. 控制炎症
C. 手术切除
D. 定期洁牙
E. 以上均是

【A_3/A_4 型题】

答 题 说 明

以下提供若干个案例，每个案例下设若干道考题。请根据答案所提供的信息，在每一道考题下面的 A、B、C、D、E 五个备选答案中选择一个最佳答案。

（111~112 题共用题干）

患者，女性，42 岁。下前牙松动 1 年。检查：左、右下中切牙Ⅰ度松动，牙石（++），牙龈退缩 2mm，边缘红，质软，探

诊深度 5mm，全口其他牙的牙石(+) ~ (++)，牙龈缘水肿，探诊出血，牙周袋深度 4~6mm，未见牙松动。

111. 最可能的诊断是
A. 药物性牙龈增生
B. 牙龈纤维瘤病
C. 慢性牙周炎
D. 慢性龈炎
E. 侵袭性牙周炎

112. 此时对该患者的第一步治疗是
A. 拔除松动的下中切牙
B. 牙周袋内上四环素药膏
C. 口服阿莫西林
D. 刮治
E. 洁治

(113~114 题共用题干)

表3　我国某地居民 2011—2020 年某种疾病发病率

年份/年	发病率（1/10 万）
2011	35.12
2012	28.23
2013	17.81
2014	18.22
2015	14.90
2016	11.45
2017	13.98
2018	10.67
2019	7.53
2020	9.32

113. 以每年度为一个观察单位，该疾病的发病率的资料类型是
A. 定性资料
B. 半定量资料
C. 计量资料
D. 计数资料
E. 定量资料

114. 欲用统计图描述 10 年间该疾病发病率随时间的变化趋势。宜采用
A. 圆图
B. 线图
C. 条图
D. 直方图
E. 散点图

(115~119 题共用题干)

患者，女性，63 岁。全口牙列缺失，要求修复。

115. 全口牙列缺失对患者的影响不包括
A. 增加消化系统负担
B. 面下 1/3 变长
C. 口角下垂
D. 咀嚼肌及神经系统的退行性或病理性改变
E. 以上都不是

116. 如牙槽嵴吸收多，下列设计错误的是
A. 根据牙槽嵴斜坡倾斜方向调整后牙倾斜度
B. 使殆力尽可能以垂直方向传至牙槽嵴
C. 将殆力最大处放在牙槽嵴最低处
D. 应尽可能减少义齿翘动
E. 将殆力最大处放在靠近牙槽嵴顶处有利于减少义齿翘动

117. 下颌后部牙槽嵴的吸收方向是
A. 向下、向外
B. 向下、向前
C. 向后、向外
D. 向下、向内
E. 向下、向后

118. 对患者进行取模时，应选择
A. 一次印模法
B. 闭口式印模
C. 开口式印模
D. 解剖式印模
E. 功能式印模

119. 技师排牙时的原则不包括
A. 全口义齿处于肌平衡状态
B. 上颌后牙颊尖要尽量排在牙槽嵴顶上
C. 下颌后牙颊尖要尽量排在牙槽嵴顶上
D. 前牙要排列成浅覆𬌗、浅覆盖
E. 适当降低非功能尖

（120～122 题共用题干）

患者，男性，58 岁。右上后牙咬物不适半年，近 1 个月症状加重，曾有几次在某一部位咬韧物出现剧烈疼痛，平时无明显不适。检查：$\underline{6|}$𬌗面中度磨损，颊舌尖高陡，近中窝沟着深褐色，似有细纹延伸越过边缘嵴，水平叩痛（±），冷测验敏感，颊面颈部楔状缺损，探诊不敏感，余未见异常。

120. 为明确致病原因需要做的检查不包括
A. 染色检查
B. 咬合关系检查
C. 咬模法检查
D. 透照检查
E. 牙髓活力电测验

121. 主诉牙最可能的诊断是
A. 磨损
B. 牙隐裂
C. 楔状缺损
D. 可复性牙髓炎
E. 慢性牙髓炎

122. 主诉牙的治疗设计不包括
A. 充填治疗
B. 调整咬合
C. 全冠修复
D. 根管治疗
E. 截根手术

（123～125 题共用题干）

某慢性牙周炎中年患者，经有经验的医生治疗后，$\overline{6|}$的根分叉区探诊仍有出血。

123. 需要了解以下情况，除外
A. 是否用牙线
B. 有无釉突
C. 咬合关系
D. 口腔卫生情况
E. 是否存在龈下牙石

124. 根分叉病变治疗难度大，从牙体解剖的特点分析有以下原因，除外
A. 釉突
B. 根面有凹槽
C. 根分叉入口过小
D. 深刮器械工作刃过短
E. 多数磨牙根分叉距釉质牙骨质界较近

125. 下颌磨牙Ⅱ度根分叉病变的治疗方法如下，除外
A. 保守治疗
B. 冠向复位瓣术
C. 植骨术
D. 引导组织再生术
E. 截根术

（126～129 题共用题干）

患者，男性，32 岁。6 日前感冒后出现左下后牙区胀痛，进食、吞咽时加重。昨日起出现局部自发性跳痛，开口受限，低热，头痛。检查：左下颌角区颊部稍肿胀，无压痛，开口度两指。左下第三磨牙近中阻生，牙龈红肿、充血，挤压可见远中盲袋内少量脓液溢出，颊侧前庭沟丰满、充血，压痛明显，叩诊（+）。

126. 如下颌角区存在广泛凹陷性水肿，怀疑局部脓肿形成。粗针头穿刺可能抽出的液体是
A. 淡黄色清亮液体
B. 黄色蛋清样液体
C. 黄色黏稠脓液
D. 陈旧性血性液体
E. 暗灰色稀薄脓液

127. 此时应进行的治疗是

A. 龈切消除盲袋
B. 局部冲洗上药
C. 拔除患牙
D. 切开引流
E. 锻炼身体提高抵抗力

128. 上述治疗的目的不包括
A. 使脓液及坏死物迅速排出体外
B. 解除局部疼痛，防止发生窒息
C. 预防边缘性骨髓炎
D. 预防中央性骨髓炎
E. 预防感染向颅内和胸腔扩散或侵入血液循环

129. 对此患者抗菌药物的使用，说法不正确的是
A. 按照药物的抗菌作用特点及其体内过程特点选择用药
B. 青霉素、头孢菌素类药物尽量局部应用
C. 尽早查明感染病原菌后，根据病原菌种类及药物敏感试验结果选用药物
D. 综合患者的病情、病原菌和抗菌药物的特点制定治疗方案
E. 抗菌药宜用至体温正常、症状消失后 72~96 小时

（130~132 题共用题干）

患者，女性，58 岁。因舌左侧缘溃疡 3 周就诊。专科检查：舌左侧缘中后部可及 0.4cm×0.9cm 溃疡面，周缘无隆起，基底不硬。⌈6 残冠，边缘锐利。

130. 该患者最可能的诊断为
A. 创伤性溃疡
B. 结核性溃疡
C. 癌性溃疡
D. 复发性口腔溃疡
E. 类天疱疮

131. 该患者目前最重要的治疗方法是
A. 拔除⌈6 残冠或磨除其锐利边缘
B. 康复新液含漱
C. 西地碘片含化
D. 苯佐卡因凝胶镇痛
E. 局部外用锡类散

132. 经上述治疗，若溃疡仍无好转，该患者需要进一步做的检查是
A. 胸部 X 线片
B. 痰菌培养
C. 下颌骨 CT
D. 颌面部 B 超
E. 活体组织检查

（133~135 题共用题干）

患者，男性，32 岁。因左上前牙牙痛 3 日就诊。

133. 首先应对患者进行的检查是
A. 问诊
B. 视诊
C. 探诊
D. 叩诊
E. X 线检查

134. 开髓时易出现哪个方向的侧穿
A. 唇向
B. 腭向
C. 近中
D. 远中
E. 颈缘

135. 对该患者应采取的应急处理是
A. 静脉滴注抗菌药物
B. 口服抗菌药物
C. 局部麻醉下拔髓，行根管治疗
D. 安抚治疗
E. 调𬌗磨改

【B 型题】

答题说明

以下提供若干组考题，每组考题共用在考题前列出的 A、B、C、D、E 五个备选答案，请从中选择一个与问题关系最密切的答案。某个备选答案可能被选择一次、多次或不被选择。

（136～137 题共用备选答案）

A. 开口闭口痛
B. 咀嚼痛
C. 放射性锐痛
D. 自发性隐痛，冷热刺激痛
E. 阵发性电击样痛

136. 急性牙髓炎最可能表现出的疼痛性质是

137. 慢性牙髓炎最可能表现出的疼痛性质是

（138～141 题共用备选答案）

A. 慢性根尖周炎
B. 药物性根尖周炎
C. 𬌗创伤
D. 残髓炎
E. 药物性牙周组织坏死

138. 充填物过高，咬合时出现早接触可引起

139. 牙髓失活时，把亚砷酸失活剂放于邻面，由于封闭不严、药物渗漏可引起

140. 失活剂封药时间过长可引起

141. 根髓失活不全，干髓术后数周至数年后又出现牙髓炎症状，称为

（142～145 题共用备选答案）

A. 皮脂腺囊肿
B. 皮样或表皮样囊肿
C. 甲状舌管囊肿
D. 鳃裂囊肿
E. 舌下囊肿

142. 好发于颈侧部，穿刺可抽出黄色或棕色液体的囊肿是

143. 好发于口底，穿刺可抽出蛋清样液体的囊肿是

144. 好发于面部可能发生恶变的囊肿是

145. 好发于颈正中线、舌骨上下的囊肿是

（146～147 题共用备选答案）

A. 利多卡因
B. 布比卡因
C. 阿替卡因
D. 普鲁卡因
E. 丁卡因

146. 用于表面麻醉的局部麻醉药物是

147. 适合较长时间手术的局部麻醉药物是

（148～150 题共用备选答案）

A. 中间普氏菌
B. 伴放线聚集杆菌
C. 牙龈卟啉单胞菌
D. 具核梭杆菌
E. 黏放线菌

148. 急性坏死性溃疡性龈炎的致病菌是

149. 慢性牙周炎的致病菌是

150. 侵袭性牙周炎的致病菌是

第一单元参考答案与解析

【A_1型题】

1. C 【解析】问诊的内容应包括主诉、现病史、既往史、家族史。

2. D 【解析】临床上最常用的印模材料是藻酸盐印模材料。

3. D 【解析】颞下颌关节强直一般都需要采用外科手术治疗，保守治疗无效。在手术前需要正确诊断，确定关节强直的类型病变的部位、范围等，才能制订正确的治疗计划。

4. D 【解析】IgE 为亲细胞抗体，它可在不结合抗原的情况下，通过 Fc 段与肥大细胞或嗜碱性粒细胞表面的高亲和力 IgE Fc 受体（FcεRⅠ）结合，而使机体处于致敏状态。

5. A 【解析】通常的漱口方法只是利用水流的冲刷作用，清除口腔内滞留的食物残渣和牙面软垢，但对牙面附着牢固的菌斑是无法清除的。牙刷、牙线和牙签则是用机械方法清除菌斑。一些化学漱口液（如氯己定漱口液）可以去除菌斑，但本题是清水漱口，因此没有去除菌斑的作用。

6. A 【解析】口腔健康状况调查最常用的调查项目有龋病、牙周病、牙列状况等，其他调查项目有氟牙症、牙釉质发育不全、口腔黏膜状况、颞下颌关节状况等，不包括软垢和菌斑的状况。

7. C 【解析】口腔白斑的防治：①卫生宣教是口腔白斑早期预防的重点。②去除刺激因素，如戒烟、禁酒，少吃烫、辣食物；去除残根、残冠、不良修复体等。③涂维 A 酸软膏。④口服维 A 酸类药物。⑤口服维生素 E。⑥对有癌变倾向的病损类型，应及时手术切除并活检。⑦中医中药治疗。

8. E 【解析】某些青年患者在抵抗力很强、感染轻微的低度刺激作用下，根尖周肉芽肿可呈现修复性反应，炎症减轻、吸收。此处骨质重新沉积，骨小梁增生，骨髓腔缩小，骨髓被纤维组织取代。与此同时，牙骨质也可在根面沉积，产生牙骨质增生过度。X 线片可见一阻射区，与周围正常骨分界不清。根尖周致密性骨炎时，骨的改变以增生性修复反应为主，无破骨细胞增多，故选 E。

9. D 【解析】TAP 只参与内源性抗原提呈。故选 D。

10. C 【解析】慢性阻塞性涎腺炎可发生于腮腺或下颌下腺，发生于下颌下腺者多与涎腺结石并存。该病涎腺造影的主要表现为导管系统的扩张不整，首先表现为主导管扩张，或导管扩张与狭窄相交替，呈“腊肠”状改变；逐渐波及分支导管，病变晚期也可有末梢导管扩张征象。选项 A、选项 B、选项 D 均为慢性复发性腮腺炎的造影表现。

11. D 【解析】分泌管在电镜下，见近基板处的细胞膜反复向细胞内折返，形成平行排列的与基板垂直的皱褶，皱褶内胞质中含大量垂直排列的线粒体。此结构特点构成了光学显微镜下的纵纹。近腔面胞质中含滑面内质网、游离核糖体、溶酶体等，胞核周围见高尔基体和粗面内质网。腔面处胞质形成微绒毛。细胞间有桥粒连接。分泌管的结构特点说明其具有转运电解质和水的功能。

12. D 【解析】黏膜相关淋巴组织（MALT）中的 B 细胞产生分泌型 IgA。

13. D 【解析】牙体充填属于龋病的二级预防。龋病的三级预防如下。①一级预防。a. 促进健康：进行口腔健康教育，制订营养摄取计划，定期进行口腔检查。b. 特殊防护措施：使用氟化物，进行窝沟封闭及初期龋的预防性充填。②二级预防。早期诊断，早期治疗。③三级预防。a. 防止功能障碍：及时治疗龋病引起的牙髓炎、根尖周炎，以保存牙齿。b. 康复：修复牙体组织的缺损，恢复牙齿的功能。

14. A 【解析】乳牙牙髓活力旺盛，抗感染能力强，深龋近髓者可采用间接盖髓的治疗方法。

15. A 【解析】在光镜下，浆液性腺泡细胞呈锥体形，基底部较宽，紧附于基底膜上，顶端向着腔内。胞核为圆形，位于基底部 1/3 处。胞质色深，组织固定好时，顶端胞质内可见大量折光性很强的分泌颗粒，称酶原颗粒。除选项 A 外，其余选项均不含酶原颗粒。

16. A 【解析】肌细胞中不含葡糖-6-磷酸酶，肌糖原分解后不能产生葡萄糖，其产物是乳酸，或彻底氧化为水和二氧化碳。

17. B 【解析】前牙采用金属预成冠修复影响美观，可考虑透明冠修复。

18. B 【解析】脊髓灰质炎病毒疫苗是减毒活疫苗。乙型肝炎病毒是 DNA 重组疫苗。人类免疫缺陷病毒（HIV）至今尚无疫苗。

19. C 【解析】患者死亡，医患双方对死因有异议的，应当在患者死亡后 48 小时内进行尸检；具备尸体冻存条件的，可以延长至 7 日。尸检应当经死者近亲属同意并签字，拒绝签字的，视为死者近亲属不同意尸检。

20. C 【解析】胚胎第 4 周时，原始咽部的间叶细胞迅速增生，形成左右对称的背腹走向的 6 对柱状隆起，称为鳃弓。

21. E 【解析】口腔流行病学的作用包括描述人群口腔健康与疾病的分布状态、研究口腔疾病的病因和影响流行的因素、研究疾病预防措施并评价其效果、监测口腔疾病流行趋势、为制订口腔卫生保健规划提供依据。

22. D 【解析】面部的发育始于胚胎第 3 周，此时前脑的下端出现额鼻突。有迁移的神经嵴细胞的增生，在额鼻突两侧的下方出现第一鳃弓，即下颌突。此时形成了最初的口腔即原口或口凹。

23. A 【解析】Th1 细胞的主要效应是通过分泌细胞因子增强细胞介导的抗感染免疫，特别是抗胞内病原体感染，如 Th1 细胞分泌的 γ 干扰素（INF-γ）活化巨噬细胞，增强其杀伤已吞噬的病原体的能力。

24. B 【解析】阴性结石在涎腺造影片上显示为圆形或卵圆形充盈缺损，其远心段可见导管扩张。

25. E 【解析】真菌常用治疗药物有两性霉素 B、酮康唑、5-氟胞嘧啶等。

26. C 【解析】骨折愈合在 X 线片上显示的时间取决于年龄、营养、健康状况、骨折的性质、程度等多种因素。一般在 3~6 个月方可在 X 线片上显示骨性愈合的征象。儿童则可在 2 个月或更短时间内便可显示。

27. D 【解析】洁净剂又称发泡剂或表面活化剂，可以降低表面张力，穿通与松解表面沉积物与色素，乳化软垢，现在多用合成洁净剂。

28. C 【解析】医疗机构发生下列重大医疗过失行为的，应当在 12 小时内向所在地卫生行政部门报告：导致患者死亡或者可能为二级以上的医疗事故；导致 3 人以上人身损害后果。

29. D 【解析】胚胎第 6 周，在嗅窝下方，球状突在与对侧球状突及上颌突联合过程中，不断向口腔侧增生，形成了前腭突或原发腭。

30. E 【解析】来自第一鳃弓的 2 个侧舌隆突和 1 个奇结节形成舌前 2/3 即舌体，来自第二鳃弓的联合突和来自第三、第四鳃弓的腮下隆起形成舌后 1/3 即舌根。

31. D 【解析】根据该患者主诉及痰标本中出现细长、略弯曲、抗酸染色阳性的杆菌，最可能的细菌是结核分枝杆菌。

32. C 【解析】钙的摄入主要与消化系统对营养的吸收（如维生素 D）有关。

33. D 【解析】正常成人的唾液分泌量为 1000~1500ml，其中绝大多数来自三对大涎腺。在无任何刺激的情况下，唾液的基础分泌为 0.5ml/min。下颌下腺静止时分泌量最大，占 60%~65%，腮腺占 22%~30%，但对于进食刺激的反应大于下颌下腺，舌下腺占 2%~4%。

34. D 【解析】唾液是口腔三大对涎腺（腮腺、下颌下腺、舌下腺）及众多小涎腺所分泌的混合液的总称，正常人每天唾液量为 1000~1500ml，其中来自腮腺及下颌下腺的分泌量占总唾液分泌量的 90%。

35. B 【解析】口腔感觉主要包括痛觉、温度觉（冷觉、热觉）、触压觉、本体感觉和味觉。口腔一般感觉的敏感性顺序为痛觉>压觉>冷觉>温觉。

36. B 【解析】牙髓及牙周膜的痛觉感受器密度从高到低依次的部位为前牙、前磨牙、磨牙。

37. C 【解析】梭形末梢分布于牙周膜内，感受牙体受力的方向、大小等感觉，参与本体感觉及定位，是牙周本体感觉的主要感受器。

38. D 【解析】3/4 冠最主要的缺点是外形线较长，不适用于龋坏率高的患牙。

39. E 【解析】在中性条件下，核酸对紫外线的最大吸收值是 260nm。

40. E 【解析】无论哪种单核苷酸（组成核酸的单位），磷的含量都是恒定的，而 C、H、O 和 N 却含量不一。

41. B 【解析】hnRNA 是 mRNA 的初级产物，在核内存在的时间极短，经过剪接成为成熟的 mRNA。故选 B。

42. E 【解析】14 岁少年的咀嚼效率可为成人的 85%。

43. C 【解析】腮腺发育最早，在胚胎第 6 周开始。

44. D 【解析】卫生行政部门收到鉴定书后的工作：对参加鉴定的人员资格和专业类别、鉴定程序进行审核；必要时，可以组织调查，听取医疗事故争议双方当事人的意见。

45. B 【解析】阿莫西林对支原体无效。头孢曲松是第三代头孢菌素，主要对革兰阴性菌（如肠杆菌、铜绿假单胞菌及厌氧菌）有效。林可霉素用于治疗厌氧菌和需氧球菌感染。万古霉素用于治疗革兰阳性菌严重感染，如败血症、心内膜炎、骨髓炎、呼吸道感染。肺部支原体感染使用红霉素。

46. D 【解析】医疗事故是指医疗机构及其医务人员在医疗活动中，违反医疗卫生管理法律、行政法规、部门规章和诊疗护理规范、常规，过失造成患者人身损害的事故。

47. C 【解析】指标一定是据有代表性并且可以适用大部分人，所以选项 D 和选项 E 错误，选项 A 和选项 B 错在“所有”这个词，“所有”属于绝对词，“所有人”“所有正常人”中均具有极端值，制定正常值范围要满足大部分（一般为 95%）人的使用，应剔除极端值。

48. D 【解析】一级医疗事故：造成患者死亡、重度残疾的。二级医疗事故：造成患者中度残疾、器官组织损伤导致严重功能障碍的。三级医疗事故：造成患者轻度残疾、器官组织损伤导致一般功能障碍的。四级医疗事故：造成患者明显人身损害的其他后果的。

49. B 【解析】发生医疗事故争议时，死亡病例讨论记录、疑难病例讨论记录、上级医师查房记录、会诊意见、病程记录应当在医患双方在场的情况下封存和启封。封存的病历资料可以是复印件，由医疗机构保管。

50. C 【解析】维生素 B_{12} 中的钴（可以是一价、二价或三价的）能与—CN、—OH、$—CH_3$ 或 5′-脱氧腺苷等基团相连，分别称为氰钴胺、羟钴胺、甲基钴胺和 5′-脱氧腺苷钴胺（又称辅酶 B_{12}）。其实，甲基钴胺也是维生素 B_{12} 的辅酶形式。维生素 B_{12} 的两种辅酶形式——甲基钴胺和 5′-脱氧腺苷钴胺在代谢中的作用各不相同。甲基钴胺参与体内甲基移换反应和叶酸代谢，是 $N^5—CH_3—FH_4$ 转甲基酶的辅酶。此酶催化 $N^5—CH_3—FH_4$ 和同型半胱氨酸之间不可逆的甲基移换反应，产生四氢叶酸和甲硫氨酸。

51. D 【解析】糖皮质激素主要用于中毒性感染或伴有休克者，如中毒性细菌性痢疾、暴发型流行性脑脊髓膜炎、败血症等。在应用抗生素时，可应用糖皮质激素作为辅助治疗。乙型脑炎属于病毒感染，所以原则上不适用糖皮质激素。

52. C 【解析】严格执行检查资料的登记、保存、提取和借阅制度，不得因资料管理、受检者转诊等原因使受检者接受不必要的重复照射；不得将核素显像检查和胸部 X 线检查列入婴幼儿及少年儿童体检的常规检查项目；对育龄妇女腹部或骨盆进行核素显像检查或 X 线检查前，应问明是否怀孕；非特殊需要，对受孕后 8~15 周的育龄妇女，不得进行下腹部放射影像检查；应当尽量以胸部 X 线摄影代替胸部荧光透视检查；实施放射性药物给药和 X 射线照射操作时，应当禁止非受检者进入操作现场；因患者病情需要其他人员陪检时，应当对陪检者采取防护措施。

53. A 【解析】下颌骨的发育来自第一鳃弓。

54. D 【解析】本题考点为牙胚化过程中，成釉器组织结构特点。在钟状期晚期，成釉器的体积增大，外釉上皮由先前的立方状转变为矮立方状并呈皱褶样排列，以增大与牙囊的接触面积；同时包绕在皱褶中的牙囊组织中有较多的血管。此种结构有利于成釉器从牙囊中吸取营养，为釉质的形成创造条件。

55. E 【解析】放射治疗场所应当按照相应标准设置多重安全联锁系统、剂量监测系统、影像监控、对讲装置和固定式剂量监测报警装置；配备放射治疗剂量仪、剂量扫描装置和个人剂量报警仪；开展核医学工作的，设有专门的放射性同位素分装、注射、储存场所，放射性废物屏蔽设备和存放场所；配备活度计、放射性表面污染监测仪；介入放射学与其他 X 射线影像诊断工作场所应当配备工作人员防护用品和受检者个人防护用品。

56. D 【解析】医疗机构应当定期对放射诊疗工作场所、放射性同位素储存场所和防护设施进行放射防护检测，保证辐射水平符合有关规定或者标准。放射性同位素不得与易燃、易爆、腐蚀性物品同库储存；储存场所应当采取有效的防泄漏等措施，并安装必要的报警装置。放射性同位素储存场所应当有专人负责，有完善的存入、领取、归还登记和检查的制度，做到交接严格，检查及时，账目清楚，账物相符，记录资料完整。故选 D。

57. B 【解析】放射诊疗工作分为放射治疗、核医学、介入放射学、X 射线影像诊断。

58. A 【解析】下颌下腺分泌的唾液量约占总量的 70%，腮腺分泌的唾液量约占总量的 25%，舌下腺分泌的唾液量约占总量的 5%。

59. E 【解析】尽管发病率也是队列研究中的一个重要指标，但这里的问题是要估计某因素与某疾病关联强度，所以应该选择相对危险度，即 *RR*。

60. A 【解析】MHC 限制性是指 T 细胞以其 T 细胞受体（TCR）对抗原肽和自身 MHC 分子进行双重识别，即 T 细胞只能识别自身 MHC 分子提呈的抗原肽。Ⅰ类分子识别和提呈内源性抗原肽，与辅助受体 CD8 结合，对 CTL 的识别起限制作用。

61. E 【解析】窝沟封闭属于一级预防。

62. E 【解析】装有放射性同位素和放射性废物的设备、容器，设有电离辐射标识；放射性同位素和放射性废物储存场所，设有电离辐射警告标识及必要的文字说明；放射诊疗工作场所的入口处，设有电离辐射警告标识；放射诊疗工作场所应当按照有关标准的要求分为控制区、监督区，在控制区进出口及其他适当位置，设有电离辐射警告标识和工作指示灯。

63. A 【解析】尊重原则是指医务人员尊重患者的伦理原则，其内容包括尊重患者的生命、尊重患者的人格、尊重患者的隐私权、尊重患者的自主权。

64. B 【解析】心理应激即个体在察觉（认知评价）到威胁或挑战，必须作出适应或应对时的心身紧张状态。

65. D 【解析】调查法是指借助于各种问卷、调查表和晤谈等方式了解被评估者的心理特征的一种研究方法；观察法是心理学研究中最基本的方法，也是心理评估的基本方法之一；会谈法的基本形式是评估者与被评估者以面对面的谈话方式而进行的评估；作品分析法中所谓“作品”是指被评估者在日常生活中创作的日记、书信、图画、手工艺品等，也包括生活和劳动中所做的事情和生产的其他物品；心理测验法是在实验心理学的基础上形成和发展起来的一种测量工具，在心理评估领域，心理测验占据着重要的地位。

66. A 【解析】广义的心理治疗指医疗全过程，通过各种方式和途径积极地影响患者的心理状态而达到治疗的目的。心理治疗与思想工作在目的、性质、理论、方法、人员要求、效果评价等方面有很大的不同。集体心理治疗是把数人或十几位病情相似或不同的患者编成小组，由治疗者分次向集体实施的治疗。

67. B 【解析】口腔白斑发病与局部因素的长期刺激以及某些全身因素有关，具体如下：①吸烟等理化刺激，喜饮烈性酒、食过烫或酸辣食物、嚼槟榔等局部理化刺激。②白念珠菌感染。③全身因素包括微量元素、微循环改变、易感的遗传素质、脂溶性维生素缺乏等。

68. A 【解析】乳磨牙根尖周病变会破坏继承恒牙胚周围的牙槽骨，使恒牙过早萌出。治疗恒牙早萌最重要的环节是控制局部（尤其是乳牙）炎症和感染。

69. B 【解析】氨茶碱是磷酸二酯酶抑制药。其平喘的机制是抑制 PDE 活性，使细胞内 cAMP 水平升高而舒张支气管平滑肌。氨茶碱还能阻断腺苷受体，减轻内源性腺苷所致气道收缩作用；还具有免疫调节和抗炎作用，可抑制肥大细胞、嗜酸性粒细胞、巨噬细胞、T 淋巴细胞的功能，减少炎症介质的释放，降低微血管通透性而降低气道炎症反应。故选 B。

70. E 【解析】医疗单位走“以群体为对象，以健康为中心”的道路，才是口腔健康的根本所在。

71. D 【解析】次氯酸钠溶液很不稳定，应保存在密封的玻璃罐内，并放在阴暗凉爽处，使用时应现配现用。

72. D 【解析】丝状乳头数目最多，乳头表面有透明角化上皮细胞。每个菌状乳头味蕾群、叶状乳头味蕾群、轮廓乳头味蕾群分别含有 3 个、30 个、250 个左右的味蕾。

73. B 【解析】患者为婴幼儿，牙龈、腭黏膜见粟粒大小的密集成片的小溃疡，部分融合，黏膜广泛充血水肿，诊断为疱疹性口炎。

74. E 【解析】机体在一定时间内，对定量食物咀嚼磨细的程度，称为咀嚼效率。

75. C 【解析】磺胺类药物的抗菌机制是抑制二氢蝶酸合酶。

76. B 【解析】糖皮质激素临床用于严重感染或炎症、免疫相关疾病（如自身免疫性疾病、过敏性疾病、器官移植排斥反应）、抗休克治疗、血液病（如儿童急性淋巴细胞白血病、再生障碍性贫血、粒细胞减少症、过敏性紫癜）、局部应用及替代疗法。

77. E 【解析】HIV 以 CD4 分子为受体，CD4 分子主要表达于 T 淋巴细胞。

78. A 【解析】正常的咀嚼能够刺激颌面的正常发育。①咀嚼能磨耗建𬌗初期少数牙的早接触，从而建立正常的𬌗关系。②咀嚼肌大部分附丽于上、下颌骨，因此，咀嚼运动对颌骨结构及发育均有一定的功能性刺激。强而有力的咀嚼肌附丽于下颌骨，因而比上颌骨发育粗壮。下颌角由于咀嚼肌的牵引，向后下突起，其角度由婴儿的钝角至成年逐渐变小。上、下颌骨为了适应咀嚼力，上颌骨有尖牙柱、颧突支柱和翼突支柱与颅底相连。各支柱间有骨嵴，以增强结构。3 个支柱与对侧形成眶弓、鼻骨弓、颌弓等，加强对咀嚼压力的承受，且各窦腔能将力量加以缓冲和分散，如上颌窦可缓冲力。牙槽骨内骨小梁排列方向和外力作用相协调形成了牙力轨道和肌力轨道，能耐受外力和咀嚼作用相适应。颌骨表层因咀嚼肌的附丽，使骨密质坚厚，肌肉附丽处突起成嵴，如内斜嵴、外斜嵴等。③咀嚼肌的功能性收缩，给予牙列、颌、面、颅底的组织以功能性刺激，促进其血液和淋巴循环，增强代谢，使颅、颌、面正常发育。

79. C 【解析】高速切削比低速切削更易造成牙釉质裂纹，选项 A 错误；乳牙修复时，不强调邻接区的恢复，选项 B 错误；保留洞底的部分软龋直接充填，未去尽龋坏，容易继发龋或者牙髓炎，选项 D 错误；应去除无基釉，预防牙折，选项 E 错误。

80. E 【解析】当侧切牙切缘受累时，一般障碍是发生在出生后第 2 年左右。

【A_2型题】

81. E 【解析】本题考查的是单端固定桥的适应证。单端固定桥适用于缺隙小、𬌗力小、基牙健康、对颌最好为人工牙的情况。单端固定桥桥体受力时，以基牙为旋转中心产生杠杆作用，基牙的倾斜及旋转量大。本题患者缺牙间隙大，不宜设计单端固定桥。

82. B 【解析】患牙已行根管治疗，远中颊面及𬌗面均有牙体缺损，缺损面积大，且存在食物嵌塞，应行氧化锆全冠修复，保护剩余牙体组织，且解决食物嵌塞的问题。

83. C 【解析】上颌乳前牙残根，根尖从唇侧龈黏膜穿出，患牙已无保留价值，应拍摄根尖片，明确恒牙胚与乳牙个关系，及时拔除，防止残根损伤口内黏膜；同时窦道口可以上碘甘油，帮助窦道口愈合，然后定期复查，进行儿童口腔健康管理。乳上前牙早失，很少发生间隙丧失，一般不需要做间隙保持器。

84. E 【解析】根据三叉神经在口腔内的分布，下牙槽神经支配下颌牙齿及其牙周膜，舌神经支配下颌牙齿的舌侧牙龈，颏神经支配下颌前牙的唇侧牙龈，颊神经支配下颌后牙的颊侧牙龈。因此在拔除下颌第二磨牙时，下牙槽神经、舌神经、颊神经必须麻醉。

85. E 【解析】青霉素是预防细菌性心内膜炎的首选药物。如有多个牙需要拔除，较安全的方法是在青霉素正确使用控制下，一次全部拔除应拔的牙。患者可在术后继续使用药物 3 天。

86. E 【解析】妊娠期妇女口腔治疗适宜期是妊娠 3~6 个月时。

87. B 【解析】右下第一磨牙已萌出 2/3，可将带环置于右下第一磨牙固位，选用带环丝圈保持器。

88. C 【解析】在拔牙术中如果牙根突然消失，有可能是牙根已进入上颌窦，也有可能是牙根嵌入牙槽骨当中。此时应立即停止操作，拍摄 X 线片寻找牙根，不可盲目操作，以免将移位的牙根带入更深的部位。

89. E 【解析】患者下颌偏向左侧，不能向左侧做侧𬌗运动。前牙及左侧后牙开𬌗，上、下牙列未见明显骨折段移位，根据临床表现可初步诊断为单侧髁突骨折。

90. A 【解析】妊娠瘤切除时应注意妊娠的时间。

91. C 【解析】牙源性边缘性颌骨骨髓炎多起源于下颌智齿冠周炎。X 线表现为下颌升支骨密质外有骨膜成骨，大多数病变骨质破坏较局限，无死骨形成。

92. B 【解析】深龋只有冷水进入龋洞才出现疼痛；中龋为龋洞达牙本质浅层；牙本质过敏往往对探、触等机械刺激和酸、甜等化学刺激更敏感；慢性牙髓炎患牙无自发痛史，冷刺激去除后无缓解。该患者有自发性疼痛史，故诊断为可复性牙髓炎。

93. D 【解析】口腔念珠菌病有多种表现形式，常见的有急性假膜性、慢性增生性和慢性萎缩性。其中慢性增生性念珠菌病又称念珠菌白斑，常发生在近口角的颊黏膜和舌背，表现为非均质性的白色斑块。病理变化较具特征性，有上皮增厚、表层中性粒细胞浸润和微脓肿形成、PAS 阳性菌丝侵入上皮、固有层炎症细胞浸润。

94. E 【解析】根据该患儿临床表现考虑为血管瘤，其生物学行为可自发性消退，故应先观察，如发展迅速，可给予一定的干预治疗。

95. C 【解析】考虑牙周膜面积。$\underline{2|2}$ 作为基牙修复缺失的 $\underline{1|1}$，基牙支持能力差，导致受𬌗力时整体唇向移位，与邻牙出现间隙。

96. A 【解析】本题考查的是固定义齿支持力相关问题，与设计不合理造成的基牙牙周组织损伤有关，与固位力无关。

97. B 【解析】水痘-带状疱疹病毒（VZV）是引起水痘、带状疱疹两种疾病的病原体。在儿童期，初次感染时引发水痘。病愈后，VZV 潜伏在脊髓后根神经节或脑神经节中。少数人在青春期或成年后，潜伏的 VZV 因各种原因被激活，病毒沿神经轴索下行，到达所支配的皮肤细胞内增殖，发生疱疹。因疱疹沿神经分布排列成带状，故俗称缠腰龙。患者症状体征符合带状疱疹表现。故选 B。

98. B 【解析】患牙大面积缺损（近中、𬌗面和远中银汞合金充填），且伴有远中食物嵌塞，说明远中临接关系不良，最佳方案是牙尖覆盖的修复方式，以保护脆弱的牙尖，避免楔形力，但由于患牙𬌗龈距离短，固位力差，最好行嵌体冠修复，增强固位力。选项 E 不符合牙髓保护的原则。

99. C 【解析】固定桥修复出现自发痛，最可能的原因是基牙由于备牙刺激出现不可逆性牙髓炎。

100. D 【解析】粘接固定桥修复备牙时，基牙预备一般部超过牙釉质层。因为釉质粘接力比牙本质可靠，是粘接固位的重要固位力。

101. E 【解析】单端固定桥缺牙区为悬臂，以基牙为旋转中心，对基牙产生杠杆作用。后牙游离缺失不应设计单端固定桥。本题应该是送分题。

102. E 【解析】由于患牙牙体大部缺失，剩余牙体不足以支持固位，因此无法直接行冠修复。患者已经过完善的根管治疗，无临床症状，为满足固位与美观的要求，采用烤瓷桩核冠修复。

103. D 【解析】金合金的硬度比镍铬合金等软，但是与牙本质的硬度相似，是比较理想的修复材料。金合金全冠只能用于后牙，金合金烤瓷冠则前后牙都可用，患者大面积银汞充填，生物相容性要求低，5|对硬度要求比较大，所以选择金属烤瓷冠，故选 D。

104. B 【解析】两个中切牙缺失，两个侧切牙作为基牙，牙周膜面积原则不符合。应该选择 32|23 为基牙。

105. B 【解析】将模型向后倾斜，可减少牙槽嵴唇侧的倒凹，有利于义齿就位后与黏膜和基牙贴合，改善美观，避免出现食物嵌塞。

106. E 【解析】57|缺失，64|为桥基牙，其桥体跨度较大，设计的基牙数量不足，基牙受到过大的力，引起殆创伤。

107. E 【解析】患牙牙冠缺损露髓，且缺损范围达 2/5，可通过桩核冠修复恢复，暂不需要拔牙。

108. C 【解析】自伤性溃疡好发于活泼好动或患有多动症的儿童，患儿常有反复舔咬唇、舌、颊黏膜等不良习惯，有的儿童甚至喜欢咬笔尖，或者有用笔尖反复扎口腔内黏膜的习惯；也有的儿童是因为长了普通的复发性口腔溃疡，长溃疡时自己觉得又痒又痛，不由自主地反复刺激溃疡处黏膜，最后形成了外观可怕的自伤性溃疡。

109. C 【解析】颌骨放射性骨坏死有放疗史，X 线主要表现为骨质破坏。病变早期，骨质弥散性疏松，呈斑点状或虫蚀样，病变边界不清晰。随病变进展，骨吸收破坏加重、范围增大，可见大小不等、形状不一的死骨，且不易分离，很少发生骨膜成骨。

110. E 【解析】牙龈瘤的治疗原则是炎症控制后行牙龈瘤切除术，尽可能保留或恢复角化龈，定期进行牙周维护，控制牙龈炎症，以防复发。

【A_3/A_4型题】

111. C 【解析】从题干中可看到，临床表现中有牙周袋形成、附着丧失和牙松动，可排除龈炎的诊断，即排除选项 A、选项 B 和选项 D；患者的年龄较大，牙周炎的病情为中度，表明进展较慢，临床表现符合慢性牙周炎的表现，因此，可排除选项 E。

112. E 【解析】慢性牙周炎局部治疗即可获得疗效，不需要全身用药，因此可排除选项 C。在没有去除牙石前不用药，可排除选项 B。下前牙 I 度松动，破坏程度尚未达到须拔除的程度，可排除选项 A。慢性牙周炎的首要治疗是去除病因，第一步是通过洁治术清除龈上牙石、菌斑，之后才能进行刮治以清除龈下牙石，故选项 E 正确。

113. B 【解析】统计资料的类型有计量资料、计数资料和等级资料 3 种。计量资料指连续的数据，通常有具体的数值，如身高、体重、血压、血红蛋白、胆红素和白蛋白。计数资料又称定性资料或无序分类资料，是将事物按不同的属性归类，清点每一类的数量多少所得到的资料。根据类别数的不同，计数资料分为二分类资料和无序多分类资料。等级资料指有一定级别的数据，如临床疗效分为治愈、显效、好转、无效，临床检验结果分为 -、+、++、+++，疼痛等症状的严重程度分为 0（无疼痛）、1（轻度）、2（中度）、3（重度），等级资料又称半定量资料。

114. B 【解析】线图可以反映随时间的变化趋势，直方图反应每年发病率的比例，但是趋势反应没有线图直观。

115. B 【解析】牙列缺失影响患者的咀嚼功能，增加消化系统负担；牙列缺失还会造成患者面容改变，由于失去了牙齿对面下 1/3 高度的维持和对唇颊软组织的支持，出现面下 1/3 高度变短、软组织塌陷、皱纹加深、口角下垂等面容苍老的改变。牙列缺失还会影响患者的发音功能，特别是唇、齿音。随着时间的推移，可继而引起牙槽嵴、口腔黏膜、颞下颌关节、咀嚼肌及神经系统的退行性或病理性改变。

116. E 【解析】如果牙槽嵴吸收较多，要根据牙槽嵴斜坡倾斜方向调整后牙倾斜度，使𬌗力尽可能以垂直方向传至牙槽嵴。如果牙槽嵴严重吸收，则要注意将𬌗力最大处放在牙槽嵴最低处，减少义齿在功能状态下的翘动。

117. A 【解析】下颌牙槽嵴的吸收方向是向下前和向外，与上颌骨相反，结果使下牙弓逐渐变大，上、下颌间距离缩短，面下 1/3 距离也随之变短，上、下颌骨间的关系亦失去协调，甚至可表现出下颌前突、下颌角变大、髁突变位，以及下颌关节骨质吸收和功能紊乱。

118. E 【解析】全口义齿印模制取时，要使组织受压均匀，保持稳定的位置，即压力印模。压力印模是在软组织受到功能性压力变形状态下的印模，对印模范围内的不同区域采取不同的压力，适当减小缓冲区的压力。故该患者应采用功能式印模。

119. B 【解析】后牙的功能尖要尽量排在牙槽嵴顶上，使𬌗力沿垂直方向传至牙槽嵴。上颌后牙颊尖是非功能尖，故选项 B 错误，其余选项正确。

120. E 【解析】患者冷测验敏感，说明牙髓有活力，不必再做牙髓活力电测验。

121. B 【解析】根据患者的症状“右上后牙咬物不适半年，近 1 个月症状加重，曾有几次在某一部位咬韧物出现剧烈疼痛”及“$\underline{6|}$近中窝沟着深褐色，似有细纹延伸越过边缘嵴”表现，最可能的诊断为牙隐裂。

122. E 【解析】患牙诊断最可能为牙隐裂，其治疗原则包括调整咬合、充填治疗、全冠修复，当牙髓出现炎症时，需要行根管治疗。目前$\underline{6|}$牙根未见异常，不需要行截根手术。

123. A 【解析】是否使用牙线是问诊需要了解的内容，釉质在釉质牙骨质界的根方异位沉积呈指状突起伸向根分叉处，有的突起还能进入根分叉区内，被称为“颈部釉突”。有无釉突是考量上皮覆盖根分叉的可能性，咬合关系决定是否有𬌗创伤，口腔卫生情况和龈下牙石情况是考虑局部刺激因素的情况。

124. D 【解析】选项 A、选项 B、选项 C 和选项 E 是根分叉区难清洁的解剖因素。

125. E 【解析】根分叉病变Ⅱ度的治疗：①对骨质破坏较轻，根柱较长，牙龈能充分覆盖根分叉开口处的下颌磨牙Ⅱ度病变和上颌磨牙颊侧的Ⅱ度病变，可行翻瓣术+植骨术，或引导性组织再生术。②对于骨质破坏较多，牙龈有退缩，行根向复位瓣手术和骨成形术。对于病变较轻的病例，也可行保守治疗。截根术的目的是根分叉病变敞开，彻底形成暴露的自洁区，适用于Ⅲ度和Ⅳ度根分叉病变。

126. C 【解析】此穿刺抽出的液体应为脓液，颌面部间隙感染多由金黄色葡萄球菌引起，脓液为黄色黏稠脓液。

127. D 【解析】局部疼痛加重，并呈搏动性跳痛，炎性肿胀明显，皮肤表面紧张、发红、光亮；触诊时有明显压痛点、波动感，呈凹陷性水肿；深部脓肿经穿刺有脓液抽出者，是切开引流的指征。

128. D 【解析】智齿冠周炎导致的颊间隙感染可能引发边缘性骨髓炎，颌周间隙脓肿引流，可避免边缘性骨髓炎，使脓液及坏死物迅速排出体外，解除局部疼痛，以防发生窒息，预防感染向颅内和胸腔扩散或侵入血液循环。

129. B 【解析】在给药途径上，尽量避免抗菌药物的局部应用，青霉素、头孢菌素类等易产生变态反应的药物不可局部应用。

130. A 【解析】该患者溃疡面所处位置与⌈6 残冠（边缘锐利）吻合，且不具备其他疾病特征。

131. A 【解析】去除局部刺激因素为首要处理措施，如拔除⌈6 残冠或磨除其锐利边缘。

132. E 【解析】去除创伤性溃疡的病因及对症治疗后，溃疡不好转，应做活体组织检查，以明确诊断。

133. A 【解析】应首先询问牙痛的特点与性质，如激发痛还是自发痛、持续性痛还是阵发性疼痛、有无牵涉痛、患牙有无治疗史等，以辅助诊断。

134. A 【解析】上前牙开髓时车针垂直于舌面，穿通髓腔后需要调整车针方向与牙长轴平行，若未及时调整车针方向，容易造成唇侧侧穿。

135. C 【解析】患牙自发痛 3 天，可为急性牙髓炎，应急处理为局部麻醉下拔髓，减轻髓腔压力，以缓解疼痛，并行根管治疗。

【B 型题】

136. C 【解析】急性牙髓炎典型的疼痛特点包括自发性阵发性痛、夜间痛、温度刺激加剧疼痛、疼痛不能自行定位。

137. D 【解析】慢性牙髓炎一般不发生剧烈的自发性疼痛，有时出现阵发性隐痛或定时钝痛，病程较长，有长期的冷、热刺激痛病史。

138. C 【解析】充填物过高，咬合时出现早接触可导致慢性的𬌗创伤，从而影响牙髓的血供，导致牙髓变性或者坏死。

139. E 【解析】失活剂封闭不严，从邻面渗漏，可导致药物性牙周组织坏死。

140. B 【解析】失活剂没有自限性，封药时间过长可导致药物性根尖周炎。

141. D 【解析】经过干髓治疗后的患牙，由于残留了炎症根髓或者多根牙遗漏了有炎症牙髓的根管，从而形成的慢性牙髓炎称为残髓炎。

142. D 【解析】鳃裂囊肿好发于颈侧部，穿刺可抽出黄色或棕色液体的囊肿。

143. E 【解析】舌下囊肿好发于口底，穿刺液为蛋清样液体。

144. A 【解析】皮脂腺囊肿好发于颜面部，可恶变为皮脂腺癌。

145. C 【解析】甲状舌管囊肿好发于颈正中线、舌骨上下的囊肿

146. E 【解析】丁卡因穿透力强。临床上主要用作表面麻醉。

147. B 【解析】布比卡因持续时间为利多卡因的 2 倍，一般可达 6 小时以上，麻醉强度为利多卡因的 3~4 倍。特别适合费时较长的手术，术后镇痛时间也较长。

148. D 【解析】急性坏死性溃疡性龈炎的致病病原体是具核梭杆菌、中间普氏菌、齿垢密螺旋体。

149. C 【解析】慢性牙周炎的致病菌是牙龈卟啉单胞菌、中间普氏菌、福赛坦纳菌。

150. B 【解析】侵袭性牙周炎的致病菌是伴放线聚集杆菌。

2024全国口腔执业助理医师资格考试
模拟试卷与解析（四）

第二单元

中国协和医科大学出版社
北　京

【A_1 型题】

答题说明

每一道考试题下面有 A、B、C、D、E 五个备选答案，请从中选择一个最佳答案。

1. 角化囊肿好发于下列哪一区域
   A. 上颌前牙区
   B. 上颌磨牙区
   C. 上颌尖牙区
   D. 下颌升支及磨牙区
   E. 下颌前牙区
2. 最先形成的牙体组织是
   A. 牙釉质
   B. 牙本质
   C. 牙骨质
   D. 牙髓
   E. 同时形成
3. 下列哪种是牙釉质形成缺陷症的遗传类型
   A. 常染色体显性遗传
   B. 常染色体隐性遗传
   C. X 性连锁显性遗传
   D. X 性连锁隐性遗传
   E. 以上都是
4. 全口义齿试戴时检查后牙应包括以下几个方面，除外
   A. 有稳定的尖窝接触关系
   B. 下颌𬌗平面在舌侧缘或略高处
   C. 排列在牙槽嵴顶的适当位置
   D. 两侧对称协调
   E. 没有早接触
5. 与牙周炎发生发展有关的全身疾病如下，除外
   A. 骨肿瘤
   B. 血液疾病
   C. 遗传疾病
   D. 糖尿病
   E. 慢性肾脏病
6. 属于咀嚼黏膜的是
   A. 唇黏膜
   B. 颊黏膜
   C. 软腭黏膜
   D. 口底黏膜
   E. 硬腭黏膜
7. 为防止成釉细胞瘤复发，治疗原则为
   A. 术后放射治疗
   B. 手术彻底刮除肿瘤
   C. 下颌骨切除加同侧颈淋巴清扫术
   D. 下颌骨方块切除
   E. 术后化学药物治疗
8. 关于双侧平衡𬌗说法，正确的是
   A. 下颌做侧方咀嚼运动时，上、下颌牙列两侧不一定要有接触关系
   B. 双侧平衡𬌗可分为牙尖交错𬌗平衡、前伸𬌗平衡和侧方𬌗平衡
   C. 下颌在非牙尖交错位时，上、下颌后牙间存在着最广泛的、均匀的点、线和面接触
   D. 下颌由牙尖交错位依切导向前下运动至前牙切缘相对时，后牙保持接触关系
   E. B+D
9. 氟牙症临床表现的特点不包括
   A. 釉质白垩或褐色斑块
   B. 釉质的实质性缺损
   C. 恒牙和乳牙均受累
   D. 重症有骨骼的增生性变化

E. 发生于同一时期萌出的牙

10. 正常情况下，替牙一般是什么时期
   A. 新生婴儿到6~7个月
   B. 儿童6岁至12~13岁
   C. 6~7个月到3周岁
   D. 12~21岁
   E. 在第二磨牙萌出前都是替牙阶段

11. 易于为年幼儿童学习和掌握的刷牙方法是
   A. BASS刷牙法
   B. Smith刷牙法
   C. Fones刷牙法
   D. 水平颤动拂刷法
   E. 改良Smith刷牙法

12. 非附着性龈下菌斑中，与牙周炎发病密切相关的细菌是
   A. 变异链球菌
   B. 龋齿放线菌
   C. 福赛坦纳菌
   D. 韦荣菌
   E. 白念珠菌

13. 急性牙髓炎最佳的应急处理是
   A. 安抚治疗
   B. 服镇痛药
   C. 针灸镇痛
   D. 开髓引流
   E. 抗炎镇痛

14. 口腔念珠菌病病损区涂片直接镜检可见
   A. 菌丝和孢子
   B. 梭形杆菌和螺旋体
   C. 病毒水疱和包涵体
   D. 大量细菌及白细胞
   E. 分枝杆菌

15. 牙周炎病损确立期的袋壁上皮下浸润的炎症细胞主要为
   A. 中性粒细胞
   B. T淋巴细胞
   C. 浆细胞
   D. B淋巴细胞
   E. 嗜酸性粒细胞

16. 颗粒状白斑多发部位为
   A. 舌背黏膜
   B. 软腭黏膜
   C. 口底黏膜
   D. 口角区黏膜
   E. 牙龈

17. 根尖周囊肿的病理改变不包括
   A. 囊壁内衬复层鳞状上皮
   B. 基底细胞呈柱状，胞核呈栅栏状排列
   C. 囊壁内常有慢性炎症细胞浸润
   D. 常含胆固醇裂隙
   E. 可见透明小体

18. 急性根尖周脓肿的临床表现不包括
   A. 呈自发性、持续性跳痛
   B. 患牙浮起感明显
   C. 多伴有深牙周袋
   D. 叩痛（++）以上
   E. 咬合时疼痛加重

19. 上颌乳磨牙牙尖斜面中在牙尖交错𬌗时，乳牙灵长间隙的位置是
   A. 乳中切牙区
   B. 乳尖牙区
   C. 上颌乳尖牙近中和下颌乳尖牙远中
   D. 上颌乳尖牙远中和下颌乳尖牙近中
   E. 切牙区与尖牙区

20. 龈炎患者基础治疗后，采用的菌斑控制措施中，不正确的是
   A. 使用电动牙刷刷牙
   B. 使用牙间隙刷
   C. 使用软毛牙刷刷牙
   D. 使用冲牙器清除软垢
   E. 使用牙线

21. 涎腺中，下颌下腺分泌量约占唾液总量的
   A. 45%

B. 55%
C. 65%
D. 75%
E. 85%
22. 口腔流行病学指数应具备的条件不包括
A. 简单
B. 价廉
C. 有效
D. 灵活
E. 能进行统计学处理
23. 龈上牙石易沉积于
A. 后牙邻面和前牙唇面
B. 全口牙邻面
C. 全口牙颊舌面
D. 下磨牙颊面和上前牙舌面
E. 上磨牙颊面和下前牙舌面
24. 相对恒牙而言，乳牙髓腔的特点是
A. 根管细
B. 髓壁厚
C. 髓角低
D. 根尖孔小
E. 髓室大
25. 四环素等药物可导致恒牙发生四环素牙的时期是
A. 胚胎 6 个月
B. 胚胎 10 个月
C. 出生以前
D. 7 岁以前
E. 7 岁以后
26. 疱疹样口疮与疱疹性口炎的鉴别要点不包括
A. 两者病因不同
B. 两者病损表现形式不同
C. 是否影响皮肤
D. 两者分布部位不同
E. 病损持续时间不同
27. 口腔内牙石沉积最多的牙面是
A. 上颌前牙的唇面
B. 上颌前牙的腭面
C. 下颌前牙的唇面
D. 下颌前牙的舌面
E. 下颌磨牙的舌面
28. 牙源性角化囊性瘤的发生多为
A. 上颌单发
B. 下颌多发
C. 上颌多发
D. 下颌单发
E. 上下颌无差异
29. 下列哪项不是痣样基底细胞癌综合征的临床表现
A. 多发性牙源性角化囊性瘤
B. 皮肤基底细胞痣（癌）
C. 分叉肋，颅骨异常
D. 小脑镰钙化
E. 眶距缩窄
30. 关于口腔鳞状细胞癌的描述，错误的是
A. 口腔黏膜发生的恶性肿瘤绝大多数为鳞状细胞癌
B. 多发生于 40~60 岁成人
C. 以男性多见
D. 常向区域淋巴结转移
E. 不发生远处转移
31. 以下关于解剖分离和打结的叙述，错误的是
A. 锐性分离用于精细的层次解剖或分离粘连坚实的瘢组织
B. 锐性分离对组织的损伤较钝性分离大
C. 颌面外科手术要求打方结、外科结
D. 颌面外科手术以单手打结和持针钳打结最为常用
E. 口腔内打结应打三重结，以防松脱
32. 单侧颞下颌关节急性前脱位不可能出现的症状
A. 患者不能闭口
B. 前牙反殆，下颌中线偏向健侧

C. 言语不清
D. 后牙早接触
E. 唾液外流，面下1/3变长

33. 关于牙龈癌，叙述错误的是
A. 男性多于女性，以溃疡型最多见
B. 多为鳞癌
C. 早期向牙槽突及颌骨浸润，使骨质破坏
D. 下牙龈发病率高于上牙龈
E. 上牙龈癌比下牙龈癌淋巴结转移早

34. 与混合瘤的临床表现不符的描述是
A. 可发生于任何年龄，以30~50岁多见
B. 混合瘤常发生于腮腺
C. 肿瘤质地硬，呈结节状
D. 肿瘤生长缓慢，可伴有明显疼痛
E. 一般呈圆形或椭圆形肿块

35. 某患者因舌受伤致较严重的出血，急诊止血的方法应选择
A. 注射止血药物
B. 纱布填塞
C. 颈外动脉结扎
D. 指压患侧颈总动脉
E. 缝合止血

36. 用碘酊消毒颌面部时的浓度为
A. 1.0%
B. 12.0%
C. 2.50%
D. 22.0%
E. 2.0%

37. 有关口腔颌面部感染的治疗原则，错误的是
A. 口腔颌面部感染的治疗应首先采用全身抗感染和支持疗法，辅以局部治疗
B. 注意保持局部清洁，减少活动，避免不良刺激
C. 感染早期可局部外敷，炎症局限、脓肿形成时应及时切开引流
D. 在急性炎症控制后进行，要彻底控制感染，必须清除病灶，如拔除患牙、清除死骨块
E. 对于间隙感染等比较严重的感染，应该积极预防其他并发症的出现

38. 乳牙牙根生理性吸收时，冠髓尚属正常，根髓的牙髓细胞变性、消失的时期是
A. 牙根完全吸收时
B. 牙根开始吸收时
C. 牙根吸收1/2
D. 牙根吸收1/4
E. 牙根吸收3/4

39. 痈的局部治疗宜选用
A. 热敷
B. 尽早切开引流
C. 硝酸银或苯酚烧灼
D. 高渗盐水纱布持续湿敷
E. 切开引流后尽早停止局部湿敷

40. 涎腺黏液囊肿最常见的部位是
A. 下唇
B. 上唇
C. 腭腺
D. 腮腺
E. 舌下腺

41. 发生于舌下腺的肿瘤，其恶性肿瘤所占比例大约为
A. 10%
B. 30%
C. 50%
D. 70%
E. 90%

42. 颞下颌关节双侧急性前脱位所特有的症状和体征是
A. 呈开口状不能闭口
B. 言语不清
C. 流涎

D. 耳屏前触诊有凹陷
E. 咀嚼及吞咽困难

43. 腮腺多形性腺瘤切除术应采取哪种方法
A. 沿包膜摘除肿瘤，保留面神经
B. 肿瘤及周围部分腮腺组织切除，不保留面神经
C. 深叶肿瘤应切除肿瘤及全腮腺，不保留面神经
D. 浅叶肿瘤切除肿瘤及腮腺浅叶，保留面神经
E. 包膜外正常组织处切除肿瘤，不保留面神经

44. 正常乳牙在口腔内存在的时间可达
A. 1~2 年
B. 5~6 年
C. 10~11 年
D. 13~14 年
E. 18 年以上

45. 乳牙滞留是指
A. 继承恒牙未萌出，按时脱落的乳牙
B. 乳牙牙根大部分吸收，未能脱落的乳牙
C. 乳牙牙根吸收 2/3，未能脱落的乳牙
D. 继承恒牙缺失，未能脱落的乳牙
E. 恒牙未萌出，保留在恒牙列的乳牙

46. 脓肿切开引流的指征不包括
A. 口腔颌面部急性化脓性炎症，同时出现明显的全身中毒症状者
B. 儿童颌周蜂窝织炎，炎症累及多间隙，出现呼吸困难及吞咽困难等
C. 皮肤表面发红，稍有触痛，炎症范围较局限
D. 局部疼痛加重，呈搏动性跳痛，皮肤表面紧张、发红，呈凹陷性水肿
E. 结核性淋巴结炎，经局部及全身抗结核治疗无效，皮肤发红已近自溃的寒性脓肿

47. 下列有关早萌牙的叙述，错误的是
A. 新生期牙是早萌牙
B. 胎生牙是早萌牙
C. 马牙是早萌牙
D. 早萌牙常有釉质发育不全
E. 早萌牙多见于乳下中切牙

48. 乳尖牙过早拔除易造成
A. 侧切牙异位萌出
B. 尖牙异位萌出
C. 中切牙异位萌出
D. 第一前磨牙异位萌出
E. 第二前磨牙异位萌出

49. 鹅口疮多发于
A. 新生婴儿
B. 老年人
C. 青少年
D. 更年期妇女
E. 40 岁左右的中年人

50. 新生婴儿，舌背、腭黏膜广泛充血，布满白色小斑点，稍用力可擦去，露出充血糜烂面，局部用药应该选择
A. 1%碘酊
B. 1%普鲁卡因液
C. 0. 5%达克罗宁液
D. 5%硝酸银液
E. 2%~4%碳酸氢钠溶液

51. 制备前磨牙铸造𬌗支托凹时，其宽度应为前磨牙𬌗面颊舌径的
A. 1/4
B. 1/3
C. 1/2
D. 3/4
E. 2/3

52. 慢性唇炎的典型临床表现是
A. 巨唇、沟纹舌、面肌抽搐
B. 唇肿，有白色条纹状损害
C. 唇肿、叶脉舌、舌乳头炎
D. 唇肿、干燥、脱屑
E. 面瘫、巨舌、口角炎

53. 在模型上制作修复体的时机应是在石膏调和

A. 1 小时后

B. 4 小时后

C. 8 小时后

D. 12 小时后

E. 24 小时后

54. 口腔黏膜的自身免疫性疾病是

A. 口腔白斑

B. 慢性盘状红斑狼疮

C. 口腔扁平苔藓

D. 复发性坏死性黏膜腺周围炎

E. 肉芽肿性唇炎

55. 下列不符合可摘局部义齿𬌗支托凹预备原则的是

A. 支托凹深度一般约为 0.5mm，呈匙形

B. 尽量利用天然间隙，少磨牙体组织

C. 预备在缺隙两侧基牙的近远中边缘嵴处

D. 适当调磨过度伸长的对颌牙

E. 牙本质过敏者不勉强磨出𬌗支托凹

56. 作为固定义齿的固位体固位力量最小的是

A. 嵌体

B. 全冠

C. 根内固位体

D. 部分冠

E. 桩核冠

57. 疱疹样复发性口腔溃疡的特征是

A. 一般为 3～5 个溃疡，直径 2～4mm，多发生于唇颊黏膜

B. 多为单个大溃疡，直径超过 1cm，多发于颊、软腭等处

C. 数目多少、直径大小变化很大，可见明显的局部刺激因素

D. 溃疡单发，病程长，呈潜掘状

E. 多发溃疡可达几十个，直径 1～2mm，似“满天星”，亦可融合成片，黏膜充血

58. 一般情况下余留牙的拔除牙槽骨吸收应达到

A. 牙根 1/4

B. 牙根 1/3

C. 牙根 2/3

D. 牙根 1/2

E. 以上均不对

59. 以下哪种情况不适用固定桥修复

A. 老年患者，牙槽骨吸收超过根长 1/4

B. 老年患者，余留牙 I 度松动

C. 拔牙后 3 个月，拔牙创未完全愈合，牙槽嵴吸收未稳定

D. 缺牙区邻牙牙髓病变已行完善的根管治疗

E. 对颌牙伸长约 1mm 导致缺牙间隙龈𬌗高度降低

60. 以下不属于冠外固位体的是

A. 3/4 冠

B. 铸造金属全冠

C. 全瓷冠

D. 嵌体

E. 金属烤瓷全冠

61. 对于复发性口腔溃疡患者常用的药物治疗中，局部用药目的是抗炎、镇痛、促进愈合、防止继发感染。下列哪种药物不具备此种功能

A. 溃疡膜

B. 利多卡因凝胶

C. 3%复方硼砂溶液

D. 酮康唑

E. 泼尼松龙软膏

62. 系统病史的内容不包括

A. 是否用过抗惊厥药

B. 修复治疗情况

C. 是否患有糖尿病

D. 是否有传染性疾病史

E. 有无药物过敏史

63. 下列解剖形态特点有利于全口义齿固位的是

A. 系带附着近牙槽嵴顶

B. 颌弓狭窄

C. 黏膜松软

D. 牙槽嵴低平

E. 后堤区较宽

64. 下列关于固位钉的设计，说法错误的是

A. 前牙选直径小、较长的固位钉

B. 固位钉尽可能多，以获得更好固位

C. 钉道的位置应选在牙体最坚实的部位

D. 脆弱牙尖可通过横向固位钉与修复体连成整体

E. 后牙选直径大、较短的固位钉

65. 下列关于排列可摘局部义齿人工后牙的要求，叙述错误的是

A. 尽可能减小覆盖

B. 前磨牙的排列兼顾美观

C. 尽量排列在牙槽嵴顶上

D. 与对颌牙排成尖、窝相对的咬合关系

E. 上下颌双侧后牙缺失，殆平面平分颌间距离

66. 作为固定义齿的固位体，固位力量最大的是

A. 3/4 冠

B. 全冠

C. 双面嵌体

D. 高嵌体

E. 开面冠

67. 全口义齿的固位是指义齿抵抗哪个方向的脱位力

A. 侧向

B. 水平向

C. 颊舌向

D. 垂直向

E. 前后向

68. 与氟化铵牙膏最相容的摩擦剂是

A. 偏磷酸钙或硫酸钡

B. 焦磷酸钙或二氧化硅

C. 磷酸二钙

D. 碳酸钙

E. 丙烯酸塑料

69.《黄帝内经》提出的“天人合一”“形神合一”的心理学观点属于医学心理学发展的哪一阶段

A. 科学医学心理学时代

B. 哲学医学心理学时代

C. 神灵医学心理学时代

D. 现代医学心理学时代

E. 以上都不是

70. 关于牙刷的描述，错误的是

A. 牙刷的刷头要适合口腔的大小

B. 牙刷毛太硬容易损伤牙齿及牙龈

C. 儿童、老年人宜选用刷毛较软的牙刷

D. 牙刷毛太软不能起到清洁牙面的作用

E. 猪鬃毛牙刷较尼龙丝牙刷好

71. 不属于性格特征的是

A. 对现实的态度特征

B. 智力特征

C. 情绪特征

D. 应激特征

E. 意志特征

72. 应用菌斑染色剂的目的不包括

A. 作为显示牙面不洁程度的手段

B. 作为检查牙面龋坏范围的手段

C. 作为评价刷牙效果的手段

D. 作为确定残留菌斑的手段

E. 作为提高口腔清洁技术的手段

73. 有关社区口腔卫生服务的基本原则，不正确的是

A. 因地制宜，分类指导，以点带面

B. 社区口腔卫生服务与社区发展相结合

C. 以社区卫生规划为指导，引进竞争机制

D. 治疗为主，提供综合性口腔卫生服务

E. 政府领导，各部门协同，社会广泛参与

74. 情绪可通过哪些系统的生理反应对人体健康产生影响

A. 呼吸系统、循环系统和泌尿系统

B. 呼吸系统、内分泌系统和免疫系统

C. 呼吸系统、循环系统和免疫系统

D. 神经系统、内分泌系统和免疫系统

E. 神经系统、循环系统和泌尿系统

75. 下列不属于菌斑控制药物的是

A. 氯己定

B. 三氯羟苯醚

C. 氟化亚锡

D. 香精油

E. 碱性品红

76. 艾森克认为人格的维度有

A. 情绪性维度、气质性维度和稳定性维度

B. 情绪性维度、内外向维度和精神质维度

C. 理智性维度、内外向维度和精神质维度

D. 理智性维度、情绪性维度和意志性维度

E. 气质性维度、内外向维度和稳定性维度

77. 1981 年 WHO 制定的口腔健康标准是

A. 牙、牙周组织、口腔邻近部位及颌面部均无组织结构与功能性异常

B. 牙清洁，无龋洞，无疼痛感；牙龈颜色正常，无出血现象

C. 无龋齿，无牙周疾病

D. 无牙体、牙周、黏膜疾病

E. 牙清洁，无结构与功能异常

78. 医学心理学的基本观点不包括

A. 心身统一的观点

B. 情绪影响的观点

C. 认知评价的观点

D. 道德约束的观点

E. 主动适应与调节的观点

79. 下列不属于牙膏成分的是

A. 摩擦剂

B. 湿润剂

C. 凝固剂

D. 胶黏剂

E. 防腐剂

80. 关于腮腺良性肿瘤的诊断和治疗，错误的是

A. 术前行活体组织检查（活检）以明确诊断

B. 可做穿刺细胞学检查

C. 术中应保留面神经

D. 不能做单纯肿瘤摘除，即剜除术

E. 术中可行冰冻活检

【A_2 型题】

答题说明

每一道考题是以一个小案例出现的，其下面都有 A、B、C、D、E 五个备选答案，请从中选择一个最佳答案。

81. 患者，男性，43 岁。右上颈部包块发现 3 年，增长不明显。近 4 天发生上呼吸道感染，肿物突然增大，伴疼痛。检查：肿物位于胸锁乳突肌上 1/3 前缘，质软，有波动感，无搏动，体位试验阴性。最可能的诊断是
A. 海绵状血管瘤
B. 鳃裂囊肿
C. 囊性水瘤
D. 神经鞘瘤
E. 甲状舌管囊肿

82. 患者，男性，53 岁。左上颌切切牙唇侧缺损至龈下 2mm，牙根较长。较佳的治疗方案为
A. 齐牙龈磨除牙冠，设计桩核冠修复
B. 正畸牵引，后至龈上足够的牙本质肩领，必要时行牙龈切除术
C. 尽量保留残冠，利用冠桩做复合树脂核、然后烤瓷全冠修复
D. 磨短牙冠至牙龈缘，局部义齿修复
E. 拔除残根，种植人工牙后冠修复

83. 患者，女性，36 岁。$\overline{5|}$缺失，$\overline{64|}$轻度向缺隙侧倾斜，余留牙均健康。如果设计固定义齿修复，应考虑
A. 采用复合固定桥
B. 增加基牙数目
C. 加强固位力
D. 采用半固定桥
E. 采用双端固定桥

84. 患者，女性，50 岁。舌烧灼样疼痛半年就诊。检查；舌背厚白苔，两侧边缘近舌根部红肿，有粟粒状突起和垂直向较深的沟裂，咽部充血、水肿。应诊断为
A. 裂纹舌
B. 游走性舌炎（地图舌）
C. 菌状乳头炎
D. 叶状乳头炎
E. 轮廓乳头炎

85. 患儿，男，3 岁。左上颌乳中切牙因外伤致牙齿嵌入牙槽窝，最恰当的处理是
A. 拉出嵌入的乳牙复位
B. 若牙冠偏向唇侧，拔除乳牙
C. 复位后固定
D. 拔出后再植
E. 不处理

86. 患儿，男，12 岁。2 天前碰伤$\underline{1|}$，牙轻度松动，自觉有伸长感。检查：牙髓活力试验同正常牙，轻叩痛。诊断为
A. 根折
B. 牙周炎
C. 牙髓坏死
D. 牙轻度脱位
E. 牙震荡

87. 患儿，男，12 岁。6 岁前生活在低氟区，6 岁后迁入高氟区，可能出现氟牙症的牙是
A. 第一磨牙
B. 第二磨牙
C. 第一前磨牙

D. 第二前磨牙
E. 不会出现氟牙症

88. 患儿，男，8 个月。上前牙未萌出。检查：颌面部发育正常、对称，上颌左右乳中切牙局部牙龈颜色正常，触诊无明显隆起。临床处理应选择
A. 拍全口牙位曲面体层 X 线片
B. 增加营养
C. 切开导萌
D. 局部用药
E. 观察

89. 患者，男性，49 岁。右上后牙自发性钝痛，头痛 1 周。检查：右上牙未见任何牙体疾病，但 654| 均有叩痛（+），冷、热测验正常，右侧面颊相应处触压痛。应考虑的诊断为
A. 急性牙髓炎
B. 慢性牙髓炎
C. 急性中耳炎
D. 急性根尖周炎
E. 急性上颌窦炎

90. 患儿，男，12 岁。6| 殆面龋洞，备洞时意外露髓，针尖大小，临床处理应选择
A. 根管治疗
B. 间接盖髓术
C. 活髓切断术
D. 干髓术
E. 直接盖髓术

91. 患者，女性，26 岁。妊娠 10 周，因牙龈红肿出血就诊。口腔检查：简化软垢指数（DI-S）为 2，简化牙石指数（CI-S）为 0，龈炎指数（GI）为 1，余未见异常。对该患者正确的处理措施是
A. 口腔卫生指导
B. 口腔含漱剂含漱
C. 口服抗炎药物
D. 龈上洁治术
E. 龈下刮治术

92. 患者 6| 缺失，1 年前行 7—5| 固定桥修复。近 1 周 5| 出现自发痛，冷热刺激加重。最可能的原因是
A. 牙髓炎
B. 牙周炎
C. 牙本质过敏
D. 殆创伤
E. 殆力过大

93. 疼痛不明显，进食时易出血或有轻微疼痛。镜下见增生的炎性肉芽组织充填于龋洞中，表面为炎性渗出物和坏死组织被覆，深层为新生的毛细血管、成纤维细胞和散在的淋巴细胞、浆细胞、巨噬细胞、中性粒细胞浸润。这是
A. 急性牙髓炎
B. 牙髓纤维性变
C. 慢性闭锁性牙慧炎
D. 上皮型慢性增生性牙髓炎
E. 溃疡型慢性增生性牙髓炎

94. 某患者因进食时咬到砂石后，右上第一磨牙近中舌尖劈裂缺损，牙本质外露未露髓，行金属烤瓷全冠修复。半年后患牙出现自发性疼痛，冷热刺激疼痛加重。最可能的诊断为
A. 急性牙髓炎
B. 慢性牙髓炎
C. 慢性根尖周炎
D. 殆创伤
E. 牙本质过敏

95. 患者，女性，23 岁。主诉右上后牙进食痛 1 周，近 7 天内仅有冷食痛。检查：6| 龋洞深，叩痛（-）。下面最重要的检查是
A. 咬诊
B. 松动度
C. 温度测验
D. 电活力测验

E. X 线检查

96. 患者，女性，33 岁。右颌下区无痛性肿块发现 10 余年。肿块生长缓慢，压缩感（+），体位移动试验（+），触诊质软。该患者最可能的诊断是
A. 舌下腺囊肿口外型
B. 淋巴管瘤
C. 下颌下腺囊肿
D. 海绵状血管瘤
E. 皮样囊肿

97. 患者，女性，36 岁。要求上前牙美容修复。临床检查：上下前牙均有程度不同的黄褐色斑块，部分患牙有釉质缺损，质硬。最佳的治疗方案为
A. 牙齿漂白
B. 牙髓治疗后桩核冠修复
C. 树脂贴面修复
D. 磨除着色部分
E. 超声洁治

98. 患者，男性，46 岁。5 天前患感冒后，上唇及口周皮肤出现多个成簇的针头大小水疱，随后破裂，糜烂、结痂，患者自述病变部位灼痒、疼痛。下列诊断正确的是
A. 天疱疮
B. 复发性唇疱疹
C. 带状疱疹
D. 药物过敏性口炎
E. 复发性口腔溃疡

99. 患者，男性，42 岁。既往体健，吸烟，40 支/日。临床诊断为慢性牙周炎，经牙周系统治疗及局部药物治疗后效果不理想，口腔卫生状况尚可。应最先考虑影响其疗效的因素是
A. 营养因素
B. 咬合关系
C. 吸烟
D. 使用的药物不当
E. 工作紧张

100. 患者，男性，62 岁。左上牙床肿痛 2 天。检查：全口牙牙石（+）～（++），|6 颊侧牙龈局限性隆起，波动感，有深牙周袋，患牙未见龋坏。其他牙牙周袋探诊深度普遍 4～7mm。最可能的诊断是
A. 急性龈乳头炎
B. 急性牙龈脓肿
C. 急性牙周脓肿
D. 急性牙槽脓肿
E. 根分叉病变

101. 患者，女性，41 岁。近 1 周左上后牙持续钝痛，近半年有食物嵌塞。检查：56| 邻面均有中深龋洞，有嵌塞食物；温度测验同对照牙，叩痛（+），龈乳头红肿触痛，探出血。患者主诉疾病的诊断应是
A. 深龋
B. 慢性牙髓炎
C. 急性牙髓炎
D. 急性龈乳头炎
E. 可复性牙髓炎

102. 患者，女性，44 岁。已经明确诊断为慢性牙周炎并经基础治疗 4 周后，牙周袋探诊深度仍然为 6mm，且探诊后出血。则该患者最适宜做
A. 截根术
B. 翻瓣术
C. 隧道成形术
D. 袋内壁刮治术
E. 引导性组织再生术

103. 患者，男性，56 岁。新全口义齿修复试戴时，发现侧方运动时后牙完全分离，正确处理方法是
A. 磨薄基托
B. 磨除过长基托
C. 调整平衡殆

D. 加长基托边缘

E. 缓冲系带处基托

104. 医师李某，申请开办儿科诊所，经执业注册后，开展了儿科诊疗活动，同时也以所学知识诊治一些妇科患者。关于李某的行为，说法正确的是

A. 是法律允许的行为

B. 是医师执业规定所允许的行为

C. 是违规行为

D. 是超出执业范围的行为

E. 只要患者自愿，都是法律允许的行为

105. 患者，男性，34 岁。因口腔检查时发现右下第二前磨牙𬌗面中央有一圆钝锥形突起，冷测验正常，叩诊（-）。该𬌗理的处理方法是

A. 不必治疗，定期观察

B. 充填治疗

C. 根管治疗

D. 直接盖髓

E. 活髓切断

106. 患者，45 岁。左上后牙咬物痛 3 个月，咬在某一特定位置可引起较强烈的痛。检查：右上第一磨牙𬌗面磨损，牙本质暴露，颊尖高陡，近中边缘嵴至舌尖方向似有隐裂。进一步检查的方法是

A. 叩诊

B. 温度测验

C. 碘酊染色

D. 电活力测验

E. X 线检查

107. 不属于急性化脓性根尖周炎的临床表现的是

A. 自发性、持续性剧烈跳痛

B. 根尖部牙龈红肿，触痛

C. 自发性、阵发性疼痛

D. 叩痛（++~+++）

E. 患牙可出现松动

108. 患者，40 岁。⌈6 缺失，间隙正常，⌈7 舌侧倾斜约 20°，最佳的设计方案是

A. ⌈45 做联冠的单端固定桥

B. ⌈5 做全冠的单端固定桥

C. ⌈5 做全冠，⌈7 做颊面牙体预备的 3/4 冠

D. ⌈5 做全冠，⌈7 𬌗面放置𬌗支托

E. ⌈57 做全冠的双端固定桥

109. 患儿，男，10 岁。左上中切牙有深楔状缺损，可探及露髓孔，探无感觉，X 线检查发现根尖有大面积阴影。在进行根管治疗时，有关开髓部位的选择，下列说法正确的是

A. 由于楔状缺损部位已经通髓腔，可以从楔状缺损处制备进入髓腔的洞形

B. 由于切牙的髓腔形态与切牙的外形基本一致，可以从切端开始向牙根方向钻入

C. 由于切牙的舌面窝髓壁薄，可以从舌面窝向牙颈部方向钻入

D. 只要能进入髓腔的任何一个部位都可以

E. 以上都不是

110. 患者 1⌋ 严重扭转并伴有唇侧倾斜，牙体组织及牙周健康，最佳的治疗方案为

A. 拔除后固定桥修复

B. 拔除后种植义齿修复

C. 拔除后可摘局部义齿修复

D. 根管治疗后桩冠修复

E. 根管治疗后覆盖义齿修复

【A_3/A_4型题】

答 题 说 明

以下提供若干个案例，每个案例下设若干道考题。请根据答案所提供的信息，在每一道考题下面的 A、B、C、D、E 五个备选答案中选择一个最佳答案。

（111~112 题共用题干）

患儿，1 岁半。双颊、唇、眼黏膜突发成簇针头大小、透明的小水疱及溃疡，伴啼哭、流涎、发热。

111. 拟诊断为
   A. 鹅口疮
   B. 原发性疱疹性口炎
   C. 疱疹性口疮
   D. 复发性口疮
   E. 疱疹性咽峡炎

112. 防治该病不妥的措施是
   A. 隔离并注意口腔卫生
   B. 全身抗病毒治疗
   C. 口服阿昔洛韦
   D. 大剂量激素冲击疗法
   E. 局部应用中成药，如锡类散、西瓜霜

（113~114 题共用题干）

患者，男性，55 岁。因发现右颊黏膜肿物 1 个月就诊。专科检查：右下磨牙区对应的颊黏膜可及肿物，大小约为 3.1cm×2.4cm×0.6cm，肿物表面呈“菜花样”，基底硬，活动度差、右侧下颌下可触及肿大的淋巴结。

113. 该患者最需要做的检查是
   A. 细针吸取活检
   B. 颌面部 CT
   C. 颌面部 MRI
   D. 核素扫描
   E. 切取活检

114. 若确诊为鳞癌，且无手术禁忌证，其治疗方案是
   A. 放疗
   B. 化疗
   C. 基因治疗
   D. 免疫治疗
   E. 放疗+手术治疗

（115~118 题共用题干）

患者，65 岁。行可摘局部义齿修复一周后诉义齿压痛，无法咀嚼。检查：⌈3456 缺失，缺牙区黏膜广泛红肿。基牙为⌈27，双臂卡环。基托与各部位黏膜密合。

115. 引起义齿压痛的原因是
   A. 存在咬合高点
   B. 基托伸展不足
   C. 支承线过短，咀嚼时义齿翘动
   D. 基牙无支持作用，咀嚼时义齿下沉
   E. 基牙松动，义齿稳定不足

116. 该义齿的问题不包括
   A. 卡环类型选择错误
   B. 缺乏间接固位体
   C. 支承线过短
   D. 黏膜支持式设计错误
   E. 以上都对

117. 解决压痛的方法是
   A. 调磨咬合
   B. 义齿组织面重衬
   C. 扩大基托伸展范围
   D. 重新设计修复
   E. 调整义齿边缘

118. 若$\overline{54|}$设计联合卡环，下列描述错误的是

A. $\overline{54|}$上均有卡环臂

B. 属于锻丝卡环

C. 卡环体与𬌗支托相连

D. 适用于牙间食物嵌塞牙

E. 属于铸造卡环

（119~121 题共用题干）

患者，女性，30 岁。$\underline{1|}$扭转近 90°，且伴有轻度唇侧倾斜，牙髓正常，牙根粗长，牙槽骨轻度吸收，牙龈红肿，探易出血。

119. 最佳的修复治疗方案是

A. 拔除后种植义齿修复

B. 拔除后可摘局部义齿修复

C. 根管治疗后桩核冠修复

D. 根管治疗后覆盖义齿修复

E. 拔除后固定桥修复

120. 如果选择桩核冠修复，则此牙开始修复的最早时间应在根充

A. 1 天后

B. 3 天后

C. 1 周后

D. 2 周后

E. 4 周后

121. 患牙行桩核冠修复时，应该选择的方式为

A. 成品树脂桩

B. 螺纹金属桩

C. 铸造桩

D. 纤维桩

E. 以上均不适用

（122~123 题共用题干）

某县级市为流行性乙型脑炎常年流行地区，人口 100 万。2022 年 5 月至 7 月间，该市共发生 40 例流行性乙型脑炎病例。其他月份无病例，共死亡 4 例。

122. 2022 年该市流行性乙型脑炎发病率为

A. 2.0/10 万

B. 10%

C. 5%

D. 4.0/10 万

E. 0.4/10 万

123. 2022 年该市流行性乙型脑炎病死率为

A. 2.0/10 万

B. 10%

C. 0.4/10 万

D. 5%

E. 4.0/10 万

（124~126 题共用题干）

患者，男性，22 岁。4 天前劳累后出现右下后牙区胀痛，进食、吞咽时加重。昨天起出现局部自发性跳痛，开口受限，低热、头痛。检查：右下颌角区颊部稍肿胀，无压痛，开口度两指。右下第三磨牙近中阻生，牙龈红肿充血，挤压可见远中盲袋内少量脓液溢出，颊侧前庭沟丰满、充血，压痛明显、叩诊（+）

124. 此患者的诊断为

A. 根尖周脓肿

B. 急性冠周炎

C. 急性根尖周炎

D. 右咬肌间隙感染

E. 右咽旁间隙感染

125. 颊侧肿胀的原因为

A. 根尖周脓肿

B. 牙周脓肿

C. 根尖周囊肿继发感染

D. 炎症流注

E. 颊间隙感染

126. 颊侧肿胀的处理方法应为

A. 切开引流

B. 开髓扩通根管，引流

C. 拔除右下第三磨牙

D. 牙周治疗

E. 口服抗生素，局部可不处理

(127~129 题共用题干)

患者，女性，24 岁。妊娠 12 周，1 周来牙龈逐渐肿大，影响咀嚼。检查：口腔卫生较差，牙石（+++），全口牙龈乳头及龈缘肿，下前牙排列拥挤，下前牙龈瘤色红，质软，呈分叶状。

127. 采集病史还应了解的是
A. 家族史
B. 出血史
C. 癫痫史
D. 口腔卫生习惯
E. 药物过敏史

128. 该病的主要致病菌是
A. 中间普氏菌
B. 伴放线聚集杆菌
C. 牙龈卟啉单胞菌
D. 具核梭杆菌
E. 黏放线菌

129. 在治疗中，首先采取的措施是
A. 手术切除
B. 去除局部刺激因素
C. 全身应用抗生素
D. 局部加强用药
E. 观察病情后，再做处理

(130~132 题共用题干)

患者，女性，53 岁。贫血病史 10 余年，全身检查其他未见异常。口内有⌊6 残根，不松动，需要拔除。

130. 该患者满足下列哪项可行拔牙
A. 血红蛋白在 70g/L 以上，血细胞比容在 30%以上
B. 血红蛋白在 80g/L 以上，血细胞比容在 30%以上
C. 血红蛋白在 80g/L 以上，血细胞比容在 20%以上
D. 血红蛋白在 70g/L 以上，血细胞比容在 20%以上
E. 血红蛋白在 70g/L 以上，血细胞比容在 25%以上

131. ⌊6 残根如根分叉未破坏，首先应
A. 挺松整个牙齿
B. 涡轮机分根
C. 牙钳直接拔出
D. 根钳直接拔出
E. 以上都不正确

132. 拔除该牙时应重点预防下列哪项并发症
A. 软组织损伤
B. 骨组织损伤
C. 邻牙损伤
D. 口腔上颌窦交通
E. 颞下颌关节脱位

(133~135 题共用题干)

患者 3 年前行固定义齿修复，近半年感义齿松动，口臭。左下后牙自发性疼痛，偶有夜间疼痛。检查：⌊6 缺失，⌊5—7 金属固定桥，⌊7 金属全冠颊侧边缘不密合，探诊敏感，叩诊（+），未见修复体破损。

133. 引起疼痛最可能的原因是
A. 咬合早接触
B. 根尖周炎
C. 牙髓炎
D. 牙周炎
E. 食物嵌塞

134. 口腔检查的重点是
A. 口腔卫生状况
B. 基牙状况
C. 牙槽嵴情况
D. 垂直距离
E. 牙周组织状况

135. 该患者的治疗方案是
A. 拆除固定桥后，制定进一步治疗方案
B. 牙周系统治疗
C. X 线检查基牙有无继发龋
D. 用镇痛药，观察

E. 在固位体殆面开窗观察

【B 型题】

答 题 说 明

以下提供若干组考题，每组考题共用在考题前列出的 A、B、C、D、E 五个备选答案，请从中选择一个与问题关系最密切的答案。某个备选答案可能被选择一次、多次或不被选择。

（136~139 题共用备选答案）
A. 黏液表皮样癌
B. 沃辛瘤
C. 腺泡细胞癌
D. 多形性腺瘤
E. 腺样囊性癌
136. 由腺上皮、肌上皮、黏液、黏液样组织和软骨样组织构成的是
137. 由上皮和淋巴样组织构成的是
138. 实质由黏液细胞、表皮样细胞和中间细胞构成的是
139. 实质由导管内衬上皮细胞和变异肌上皮细胞构成的是

（140~142 题共用备选答案）
A. 牵术张成骨
B. 血管吻合游离骨移植术
C. 单纯游离骨移植术
D. 带肌蒂的骨移植术
E. 成形性骨松质移植术
140. 包括骨密质、骨髓以及骨膜在内的整块骨移植是
141. 以金属网做成颌骨支架固定于颌骨缺损区，取髂骨骨松质及骨髓填入的是
142. 通过肌蒂部血供来增加骨髓的营养，从而减少移植后骨的吸收率，增加移植的成功率的是

（143~145 题共用备选答案）
A. 拔牙器械、修复器械、根管器械
B. 拔牙器械、牙周器械、根管器械
C. 正畸器械、修复器械、检查器械
D. 正畸器械、修复器械、拔牙器械
E. 技工器械、影像设备
143. 高度危险器械包括
144. 中度危险器械包括
145. 低度危险器械包括

（146~150 题共用备选答案）
A. 0. 25~0. 50mm
B. 0. 75mm
C. 1. 0~1. 5mm
D. 2. 0mm
E. 0. 5mm
146. 弯制钢丝卡环臂进入倒凹的深度为
147. 铸造卡环进入倒凹的深度为
148. 殆支托厚度一般为
149. 塑料基托一般要求厚度为
150. 金属基托要求厚度为

第二单元参考答案与解析

【A_1型题】

1. D 【解析】角化囊肿好发于下颌骨，特别是下颌第三磨牙区及下颌升支部。

2. B 【解析】在钟状期的晚期，牙本质首先在邻近内釉上皮内凹面（切缘和牙尖部位）的牙乳头中形成，然后沿着牙尖的斜面向牙颈部扩展，直至整个牙冠部牙本质完全形成。牙釉质的形成是当牙本质形成后，内釉上皮分化成有分泌功能的成釉细胞，并开始分泌釉质基质，进而矿化。

3. E 【解析】牙釉质形成缺陷症的遗传类型有常染色体显性遗传、常染色体隐性遗传、X 性连锁显性遗传、X 性连锁隐性遗传和 X 性连锁遗传 5 种类型。

4. B 【解析】下颌殆平面在舌侧缘或略低处。

5. A 【解析】与牙周炎发生发展有关的全身性疾病有血液疾病、遗传疾病、糖尿病、慢性肾脏病，不包括骨肿瘤。牙周炎全身性促进因素：遗传因素、性激素、吸烟、有关的系统疾病和精神压力。

6. E 【解析】在结构上，上皮有角化，固有层胶原纤维致密，黏膜牢固地附着在其深部的骨组织表面，没有动度；在功能上，这些黏膜承受的咀嚼压力及摩擦力远较其他黏膜大，这类黏膜称咀嚼黏膜，包括硬腭和牙龈。选项 A、选项 B、选项 C、选项 D 所指的均为表面无角化、有黏膜下层、游离可动的被覆黏膜。

7. D 【解析】成釉细胞瘤具有局部浸润周围骨质的特点，故手术时不应施行刮除术，需要将肿瘤周围的骨质至少在 0.5cm 处切除。

8. E 【解析】选项 A 错误，因为题干已经定义了双侧平衡殆，这个时候上下牙列两侧是一定要有接触的。选项 B 的描述是正确的。下颌在牙尖交错位时，上、下颌后牙间存在着最广泛的、均匀的点、线和面接触，选项 C 错误。下颌由牙尖交错位依切导向前下运动至前牙切缘相对时，后牙保持接触关系，是前伸平衡殆，选项 D 正确。全口义齿因为固位力不佳，需要平衡殆，但是天然牙不需要平衡殆，根据 Dowson 殆学，天然牙前伸和侧方时，后牙均不能有任何接触。

9. C 【解析】氟牙症临床表现的特点不包括恒牙和乳牙均受累。乳牙的发育分别在胚胎期和婴儿期，胎盘对氟可形成屏障保护作用，一般不发生氟牙症。

10. B 【解析】正常情况下儿童一般从 6 岁开始换牙，一直替换到 12~13 岁结束。

11. C 【解析】①水平颤动拂刷法（改良 BASS 刷牙法）：水平颤动拂刷法是一种有效清除龈沟内和牙面菌斑的刷牙方法，选项 D 错误。②圆弧刷牙法：圆弧刷牙法又称 Fones 刷牙法，这种方法最易为年幼儿童学习理解和掌握，选项 C 正确。

12. C 【解析】非附着性菌斑主要为革兰阴性厌氧菌，如牙龈卟啉单胞菌、福赛坦纳菌（选项 C 正确）和具核梭杆菌，与牙槽骨的快速破坏有关，与牙周炎的发生、发展关系密切。

13. D 【解析】急性牙髓炎时，髓腔压力明显增高引起剧烈疼痛，必须打开髓腔才可镇痛，引流炎症。其他治疗不可能有这种效果。

14. A 【解析】口腔念珠菌病病损区涂片直接镜检可见菌丝和孢子。

15. D 【解析】牙周炎病损确立期时结合上皮及袋壁上皮内仍有较多的中性粒细胞，上皮下可见大量淋巴细胞浸润，主要为 B 淋巴细胞，可见较多浆细胞。龈沟液内出现免疫球蛋白和补体。

16. D 【解析】颗粒状白斑在颊黏膜口角区多见。

17. B 【解析】根尖周囊肿是炎症性囊肿，其内衬上皮多为来自上皮剩余的复层鳞状上皮，囊壁中多有慢性炎症细胞浸润，上皮内可见发卡样透明小体，囊腔和囊壁内可有针状胆固醇裂隙。备选答案中，选项 A 和选项 C、选项 D、选项 E 都符合此囊肿的改变，唯有选项 B 所叙述的特点符合牙源性角化囊肿，一般不出现在根尖周囊肿中。

18. C 【解析】自发性、持续性跳痛，患牙浮起感明显，咬合时疼痛加重，叩痛（++）均为急性根尖周脓肿的典型临床表现。只有“多伴有深牙周袋”不是急性根尖周脓肿的临床表现。

19. C 【解析】4~6 岁期间，随着颌骨的长大，乳牙排列逐渐不紧密，切牙区及尖牙区出现间隙，其中上颌乳尖牙近中面和下颌乳尖牙远中面的间隙称为灵长类间隙。

20. B 【解析】菌斑控制方法：①刷牙，包括 BASS 法、电动牙刷刷牙等，故选项 A 和选项 C 正确。②采取邻面清洁措施，包括使用牙线、牙签和牙间隙刷，但牙间隙刷更适用于牙周炎病例，如邻间牙龈退缩、根分叉贯通病变、牙齿邻面外形不规则或有凹面的患者。题干提示龈炎，故选项 B 不正确，选项 E 正确。③使用家用冲牙器。故选项 D 正确。

21. C 【解析】下颌下腺分泌量约占唾液总量的 65%。

22. D 【解析】口腔流行病学指数符合以下要求：简单、价廉、有效、可靠、能进行统计学处理。选项 D 灵活不符合要求。

23. E 【解析】龈上牙石一般体积较大，尤其是在与涎腺导管开口相应处的牙面上沉积更多，如上颌第一磨牙颊面和下颌前牙的舌面。

24. E 【解析】乳牙的髓腔形态虽与乳牙的外形相似，但按牙体比例而言，乳牙髓腔较恒牙者为大，表现为髓室大、髓壁薄、髓角高、根管粗、根管斜度较大，根尖孔亦大。

25. D 【解析】人类出生以后到 7 岁以前，是全部牙齿发育和钙化完成的时期，四环素等药物能导致四环素牙的时期正是牙齿发育和钙化完成的时期。

26. E 【解析】两种病损的持续时间可能相同，不是鉴别要点。

27. D 【解析】牙石是沉积在牙面或修复体上的已钙化的或正在钙化的菌斑及沉积物，由唾液或龈沟液中的矿物盐逐渐沉积而成，常见于涎腺开口处的牙齿表面，如上颌第一磨牙颊面和下颌前牙的舌面。

28. D 【解析】颌骨牙源性角化囊性瘤好发于下颌第三磨牙区及下颌支部，可为单发，亦可为多发性，一般以单发多见。

29. E 【解析】多发性牙源性角化囊肿同时伴有皮肤基底细痣（癌）、分叉肋、眶距增宽、颅骨异常、小脑镰钙化等时，称为痣样基底细胞癌综合征。

30. E 【解析】口腔鳞状细胞癌晚期可发生远处转移。

31. B 【解析】两种解剖分离方式的区别如下。①锐性分离：用手术刀或剪在直视下将组织切开或剪开。一般用于分离重要神经血管，切除肿瘤或用于较致密的组织，如腱鞘、粘连组织和疤痕的分离，对组织损伤较小。②钝性分离：主要是用止血钳、刀柄、剪刀背和手指等，以撑开、推擦或牵引等式沿组织间隙进行分离。选项 B 错误，锐性分离对组织的损伤相对较小。关于打结，选项 C、选项 D 和选项 E 均正确。

32. B 【解析】单侧颞下颌关节急性前脱位表现为健侧后牙反殆，下颌中线向健侧偏斜。

33. E 【解析】下牙龈癌比上牙龈癌淋巴结转移早，同时也较多见。

34. D 【解析】多形性腺瘤生长缓慢，常无自觉症状，病史较长。

35. E 【解析】舌体出血，一般因为舌部的运动，很难止血，故缝合止血是常用的方式。

36. E 【解析】2.0%碘酊可用于消毒颌面部。

37. A 【解析】口腔颌面部感染的治疗一般首先是局部治疗，伴全身症状时，须采用全身抗感染和支持疗法。

38. C 【解析】牙根完全吸收时，残存牙髓失去正常组织形态，牙冠的牙本质发生内吸收（选项 A 错误）。牙根吸收初期，牙髓尚维持正常结构（选项 B 错误）。牙根吸收达 1/2 时，冠髓尚属正常，根髓近吸收面处，牙髓细胞减少，成牙本质细胞变性、消失（选项 C 正确）。牙根吸收达 1/4 时，冠髓无变化，根髓尚属正常（选项 D 错误）。牙根吸收达 3/4 时，正常牙髓细胞减少，有进行性内吸收（选项 E 错误）。

39. D 【解析】痈的局部治疗宜用高渗盐水或含抗菌药物的盐水纱布局部持续湿敷，可促进早期痈的局限、软化和穿破。

40. A 【解析】涎腺黏液囊肿是最常见的小涎腺瘤样病变，好发于下唇及舌尖腹侧。

41. E 【解析】舌下腺肿瘤中，恶性肿瘤的比例高达 90%，良性肿瘤只占极少数，约 10%。

42. D 【解析】发生颞下颌关节急性前脱位时，髁突脱位于关节结节前上方，因而耳屏前方触诊有凹陷（选项 D 正确），在颧弓下可触到脱位的髁突。其他选项不是颞下颌关节急性前脱位特有的症状。

43. D 【解析】多形性腺瘤的治疗为手术切除，但不能做单纯腺瘤摘除即剜除术，而应在肿瘤包膜外正常组织处切除，腮腺肿瘤保留面神经。

44. C 【解析】第二乳磨牙在 2 岁半左右完全萌出，有的可至 13 岁左右才被替换掉，存留时间可达 10~11 年。

45. E 【解析】乳牙滞留是指继承恒牙已经萌出，未能按时脱落的乳牙；或者恒牙未萌出，保留在恒牙列中的乳牙。

46. D 【解析】“局部疼痛加重，呈搏动性跳痛，皮肤表面紧张、发红，呈凹陷性水肿”，未触及波动感，不是脓肿切开引流的指征。

47. C 【解析】马牙是婴儿出生后不久偶见牙龈上出现针头大小的白色突起，称为上皮珠，不是早萌牙。

48. B 【解析】乳尖牙过早拔除可能导致间隙丧失，从而导致尖牙异位萌出。

49. A 【解析】鹅口疮以新生儿最多见，发生率为4%，又称急性假膜型念珠菌性口炎或雪口病。

50. E 【解析】婴幼儿鹅口疮属于真菌感染，局部用药应该选择2%~4%碳酸氢钠溶液。

51. C 【解析】𬌗支托呈匙形。铸造𬌗支托的颊舌径宽度约为磨牙颊舌径的1/3或者前磨牙颊舌径的1/2。

52. D 【解析】慢性唇炎分为2种类型，具体如下。①慢性脱屑性唇炎：唇红部干燥、皲裂、表面有黄白色的脱屑，脱屑可以没有疼痛地撕下，下面是鲜红的“无皮”样组织。口周皮肤和口腔内的黏膜组织常常不会被累及。患者一般没有什么症状，如果继发感染，会出现局部肿胀、疼痛等表现。②慢性糜烂性唇炎：唇红部反复糜烂，有炎性渗出物，形成黄色结痂，如果有出血可形成血痂。痂皮脱落可形成糜烂面，疼痛明显。患者可有发胀、发痒的症状。

53. E 【解析】模型石膏在调和24小时后强度达到最大值。

54. B 【解析】选项A和选项C属于斑纹类疾病，选项D是溃疡类疾病，选项E是过敏类疾病。常见口腔黏膜自身免疫性疾病为系统性红斑狼疮、舍格伦（Sjögren）综合征、寻常型天疱疮、黏膜类天疱疮和贝赫切特综合征。

55. A 【解析】支托凹深度一般为1.0~1.5mm，呈三角形或匙形。

56. A 【解析】固位体的固位力：全冠>部分冠>嵌体。

57. E 【解析】疱疹样复发性口腔溃疡临床表现为溃疡数目多，可达十个甚至几十个，散在分布如“满天星”。相邻的溃疡可融合成片，黏膜充血发红，疼痛最重，唾液分泌增加。

58. C 【解析】对松动牙的处理应视其具体情况而定，有些松动牙是由不良修复体或创伤𬌗所致，病因去除后可逐渐恢复稳定。一般来说，对于牙槽骨吸收达到根2/3以上，牙松动达Ⅲ度者应拔除；对未达到这一严重程度的松动牙，经有效治疗后应尽量予以保留。

59. C 【解析】固定桥修复时机为拔牙后至少3个月，拔牙创完全愈合，牙槽嵴吸收稳定。

60. D 【解析】本题考查固位体的类型。固位体分为冠内固位体、冠外固位体和根内固位体。

61. D 【解析】酮康唑为咪唑类抗真菌药，其作用机制为抑制真菌细胞膜麦角甾醇的生物合成，影响细胞膜的通透性，抑制其生长。酮康唑可用于治疗浅表和深部真菌病，不具备题干中提到的功能。

62. B 【解析】考生应着重了解与修复有关的诸方面，具体如下：①与制订修复治疗计划有关的内容，如患者在以往就医时是否需要抗生素预防感染、是否需要使用激素或抗凝剂、有无药物过敏或牙用材料过敏史、是否做过放射治疗。②系统疾病在口腔内的表现，如牙周炎可受糖尿病、绝经期、妊娠或抗惊厥药的影响。③传染性疾病史，如乙型病毒性肝炎、艾滋病或梅毒等传染病的患者或携带者。

63. E 【解析】后堤区第三类，腭穹隆平坦，后堤区较宽，有利于义齿固位。颌弓宽大，牙槽嵴高而宽，系带附着位置距离牙槽嵴顶远，腭穹隆高拱，义齿基托面积大，全口义齿固位作用好。反之，如果颌弓窄小，牙槽嵴低平或窄，系带附着位置距离牙槽嵴顶近，腭穹隆平坦，则义齿基托面积小，不易获得足够的固位力。如果黏膜过于肥厚、松软，移动度较大；或黏膜过薄，没有弹性，则不利于基托与黏膜的贴合，影响义齿的固位。

64. B 【解析】在一定的限度内，增加钉的数目会增加固位作用，但钉数目增加的同时会使牙本质发生裂纹的可能性增加，钉间牙本质量减少和修复体的强度降低，故原则上用尽可能少的固位钉获得最佳固位。

65. A 【解析】覆盖过小容易咬颊咬舌，所以要排列正常的覆盖关系。

66. B 【解析】全冠覆盖整个牙冠表面，是固定义齿的固位体中固位力量最大的。

67. D 【解析】全口义齿的固位是指义齿抵抗垂直方向的脱位力。

68. A 【解析】与氟化铵牙膏最相容的摩擦剂是偏磷酸钙或硫酸钡，丙烯酸塑料、焦磷酸钙或二氧化硅是与氟化钠牙膏匹配的摩擦剂。

69. B 【解析】关于医学模式的划分，一般按神灵主义医学模式、自然哲学医学模式、机械论医学模式、生物医学模式、生物-心理-社会医学模式划分。神灵主义医学模式是远古时代的医学模式。我国的自然哲学医学模式时间经历较长，一直到近代西医东渐，才逐渐步入生物医学模式。本题考查的是医学心理学，但也可大致按此划分。

70. E 【解析】猪鬃毛牙刷因其理化性能不如聚酯尼龙丝牙刷，而且不易干燥利于病菌滋生，现在已经基本被淘汰了。

71. D 【解析】性格特征包括 4 个方面：对现实的态度特征、情绪特征、意志特征和理智（即智力）特征。

72. B 【解析】菌斑染色剂在临床上主要用于刷牙前后显示菌斑以评价刷牙效果。龋坏范围不需要用菌斑染色剂显示。选项 E 有一定的迷惑性，其实通过评价刷牙效果可以改进刷牙技术，间接提高刷牙效果。

73. D 【解析】社区口腔卫生服务的基本原则：①坚持政府领导，各部门协同，社会广泛参与，多方集资，公有制为主导的原则。②坚持预防为主，防治结合的方针，提供综合性口腔卫生服务，促进社区居民口腔健康。③坚持以区域卫生规划为指导，引进竞争机制。④坚持社区口腔卫生服务与社区发展相结合，保证社区口腔卫生服务可持续发展。⑤坚持因地制宜，分类指导，以点带面，逐步完善的工作方针。

74. D 【解析】情绪可通过神经系统、内分泌系统和免疫系统对各器官的作用而对人体健康发生影响。如乐观、稳定的心境有利于健康，而抑郁、焦虑、恐惧、紧张的情绪则不利于健康。愤怒、恐惧、焦虑、紧张、怀疑的情绪一方面可通过交感神经兴奋，促进儿茶酚胺、肾上腺皮质激素分泌影响器官活动，或作用于免疫细胞上相应受体，使免疫力低下；另一方面又通过神经体液，使内脏活动发生障碍，而患心身疾病。

75. E 【解析】1.2%碱性品红是常用的菌斑染色剂。菌斑控制药物：①氯己定。②酚类化合物，又称香精油。③氟化亚锡。④三氯羟苯醚。

76. B 【解析】艾森克认为人格是由两个基本维度构成，分别是外向-内向维度和情绪稳定-不稳定维度。艾森克还提出人格的第三个维度，即精神质维度。

77. B 【解析】1981 年 WHO 制定的口腔健康标准：牙清洁，无龋洞，无疼痛感；牙龈颜色正常，无出血现象。

78. D 【解析】医学心理学的基本观点：①心身统一的观点。②社会对个体影响的观点。③认知评价的观点。④主动适应与调节的观点。⑤情绪因素作用的观点。⑥个性特征的观点。

79. C 【解析】牙膏的基本成分包括摩擦剂、洁净剂、湿润剂、胶黏剂、防腐剂、甜味剂、芳香剂、色素和水。凝固剂不属于牙膏的基本成分。

80. A 【解析】腮腺和下颌下腺的肿瘤禁忌做活检，因为良性、恶性肿瘤均有发生肿瘤细胞种植的危险。

【A_2型题】

81. B 【解析】鳃裂囊肿常位于颈上部，大多在舌骨水平，胸锁乳突肌上 1/3 前缘附近，如发生上呼吸道感染，肿物可骤然增大。

82. B 【解析】左上颌切切牙唇侧缺损至龈下 2mm，需要正畸牵引或冠延长术，但前牙涉及美学区，故不考虑冠延长。

83. E 【解析】在固定桥的设计中，双端固定桥是一种最理想的结构形式，也是临床应用最广泛的设计形式。题干中表明缺失牙前后都有基牙，$\overline{64|}$轻度倾斜。

84. D 【解析】舌乳头炎为一组疾病，发病部位和致病因素各有不同，因此其临床表现也有差别。舌乳头炎可分为丝状乳头炎、菌状乳头炎、叶状乳头炎和轮廓乳头炎。丝状乳头炎：慢性舌乳头萎缩性炎症，又称萎缩性舌炎，多是全身疾病的口腔表现。菌状乳头炎：菌状乳头分布于舌前及舌尖部，因有痛觉感受器，故对疼痛较敏感。叶状乳头炎：叶状乳头位于舌两侧缘后部，在舌根部较明显，呈上下垂直排列的皱褶。轮廓乳头炎：较少发炎肿大，多无明显不适，可出现味觉障碍。

85. B 【解析】若牙冠偏向唇侧，则乳牙牙根偏向舌侧，易损伤恒牙牙胚，须及时拔除。

86. E 【解析】患牙无明显松动，有牙髓活力，轻叩痛，根据临床表现可诊断为牙震荡。

87. E 【解析】氟牙症是牙在发育期间，长期接受过量的氟，使成釉细胞受到伤害，造成釉质发育不全。若在六七岁之前，长期居住在饮水中氟含量高的流行区，即使日后迁往外地，也不能避免以后萌出的恒牙受累；反之则不出现氟牙症。

88. E 【解析】婴儿出生后 1 年内萌出第一颗乳牙均属正常现象。如果 1 周岁后仍不萌出为迟萌，需要查明原因。患儿 8 个月，可观察。

89. E 【解析】右上牙未见任何牙体疾病，且冷热诊正常，排除牙髓炎及根尖炎；但$\underline{654|}$均叩痛，且右面颊部触痛，疼痛部位对应上颌窦区域，故诊断为急性上颌窦炎。

90. E 【解析】龋齿备洞时意外露髓，针尖大小，露髓孔周围为健康牙体组织者，可行直接盖髓术保存活髓。

91. A 【解析】由于口腔检查结果显示简化软垢指数（DI-S）为 2，简化牙石指数（CI-S）为 0，龈炎指数（GI）为 1，余未见异常，所以只进行口腔卫生指导就可以解决问题。

92. A 【解析】由于牙体预备量大，髓室接近基牙预备后的轴面、𬌗面，或者粘固剂刺激引起牙髓炎症，基牙疼痛逐渐明显，此时需要拆除固定桥，待牙髓病治疗后再重做修复。

93. E 【解析】溃疡型慢性增生性牙髓炎不常见，患牙有较大的穿髓孔并且根尖孔粗大，牙髓血运丰富，使炎症性牙髓组织增生呈息肉状经露髓孔突出，称之为牙髓息肉。溃疡性息肉表面无上皮覆盖，呈暗红色，有纤维素凝聚的黄色斑，探之易出血。由于增生的牙髓组织中神经纤维少，对刺激不敏感，探痛不明显。

94. A 【解析】自发性疼痛、冷热刺激加重是急性牙髓炎的典型疼痛特点。

95. C 【解析】患者主诉进食痛，冷刺激痛，为鉴别深龋和牙髓炎，需要行温度测验。

96. D 【解析】年轻女性患者，右颌下区无痛性肿块发现 10 余年。肿块生长缓慢，压缩感（+），体位移动试验（+），触诊质软。该患者最可能的诊断是海绵状血管瘤。

97. C 【解析】根据临床表现，患牙初步诊断为氟牙症，仅通过牙齿漂白无法修复釉质缺损，排除选项 A；患牙无根管治疗指征，排除选项 B；仅磨除着色部分同样无法解决釉质缺损问题，排除选项 D；超声波洁治可去除牙石及部分色素，不能完全解决黄褐色斑块及牙釉质缺损问题，排除选项 E；最佳治疗方案是通过树脂贴面修复恢复缺损及美观，选项 C 正确。

98. B 【解析】复发性唇疱疹的特征：损害总是从起疱开始，常为多个成簇的疱，单个疱较少见；损害复发时，总是在原先发作过的位置，或邻近原先发作过的位置。本病的诱发因素较多，包括阳光、局部机械损伤，特别是轻度发热，如感冒。在许多病例中，情绪因素也能诱发本病。

99. C 【解析】牙周治疗效果不佳的原因很多，口腔卫生控制不佳是其中的主要因素，但该患者的口腔卫生状况不差，因此主要考虑其他方面的因素。该患者存在一个明显的危险因素，即吸烟，且吸烟量很大。吸烟既影响牙周疾病的发病和病情程度，又影响牙周治疗效果。

100. C 【解析】牙龈局限性隆起，波动感提示脓肿形成，伴有深牙周袋，牙周卫生较差，提示牙周脓肿。

101. D 【解析】56┘有龋中深，温度测验同对照牙说明龋病尚未涉及牙髓；急性龈乳头炎时，嵌塞的两邻牙均可有轻度叩痛。患者主诉疾病应是急性龈乳头炎。

102. B 【解析】翻瓣术是在直视下彻底的清创，如果是选项 C、选项 D 和选项 E，题干均需要有明确的指向性，故不选。

103. C 【解析】侧方咬合未形成平衡咬合，故需要调整咬合。

104. D 【解析】题干明显提示为超出执业范围的行为。

105. A 【解析】圆钝和咬合接触无碍的畸形中央尖可不处理而进行观察。

106. C 【解析】2. 5%碘酊或其他染料类药物使牙面裂纹清晰可见。

107. C 【解析】急性化脓性根尖周炎的主要症状为剧烈的疼痛，疼痛为持续性、搏动性跳痛。

108. C 【解析】该题考查固定桥修复时，倾斜基牙的处理方式，对于此类情况，获得共同的就位道是需要处理的问题。⌈6 缺失，⌈5 和⌈7 为基牙是正确的选择，其中⌈7 舌侧倾斜约 20°，舌侧便不进行预备，否则有穿髓的风险。故⌈7 做颊面牙体预备的 3/4 冠，作为桥体。

109. C 【解析】上中切牙舌面窝髓壁薄，开髓一般从舌面窝向牙颈部方向钻入。

110. D 【解析】患牙严重扭转并伴有唇侧倾斜，为解决美观问题，最佳方案是根管治疗后桩冠修复。

【A_3/A_4型题】

111. B 【解析】原发性疱疹性口炎可发生在口腔黏膜任何部位，表现为成簇小水疱，似针头大小。水疱壁薄、透明，易溃破，形成不规则形糜烂面，如有继发感染，可形成溃疡。患儿流涎、拒食、烦躁不安，出现发热、头痛、疲乏不适、全身肌肉疼痛，甚至咽喉肿痛等急性症状。

112. D 【解析】原发性疱疹性口炎的治疗包括全身抗病毒治疗、口腔黏膜局部用药、支持疗法及中医中药治疗，不包括激素治疗。

113. E 【解析】切取活检是目前诊断口腔黏膜癌的较可靠的方法。

114. E 【解析】该患者最佳治疗方案为放疗+手术治疗。

115. D 【解析】基牙上无支托，基牙无支持作用，咀嚼时义齿下沉，引起缺牙区黏膜压痛。

116. C 【解析】支承线是直接固位体𬌗支托的连线，应尽量成面式分布。而支承线不存在长短的问题。

117. D 【解析】义齿压痛的原因包括基牙上无支托，卡环类型选择错误，缺乏间接固位体等，需要重新设计并制作义齿方能解决上述问题。

118. B 【解析】联合卡环属于铸造卡环。

119. C 【解析】桩核冠可以修复扭转牙，改善形态、排列和咬合关系，达到美观效果。与固定义齿、可摘义齿和种植义齿相比，桩核冠是最经济、效果最佳的修复。

120. B 【解析】因该牙为健康活髓牙，经拔髓和根管治疗后，如果没有不良反应，最早 3 天后即可开始桩核冠修复。

121. C 【解析】选项 A、选项 B 和选项 D 均为不可改变牙齿方向的桩，只有铸造桩可在一定角度范围内改变牙冠的轴向。

122. D 【解析】40/100 万即 4. 0/10 万，为 2022 年该市流行性乙型脑炎发病率。

123. C 【解析】4/100 万即 0. 4/10 万，为 2022 年该市流行性乙型脑炎病死率。

124. B 【解析】根据题干信息"右下第三磨牙近中阻生，牙龈红肿充血，挤压可见远中盲袋内少量脓液溢出，颊侧前庭沟丰满、充血，压痛明显、叩诊（+）"，可诊断为急性冠周炎。

125. D 【解析】题干中无患牙根尖周及牙周疾病症状及体征，排除选项 A、选项 B、选项 C。颊间隙感染是指颊间隙急性化脓性感染，主要表现有下颌或上颌磨牙区前庭沟红肿，前庭沟变浅呈隆起伏，触之剧痛，有波动感，穿刺易抽出脓液，面颊皮肤红肿相对较轻，与题干描述不相符，排除选项 E。患者颊侧肿胀的原因主要是炎症流注，选项 D 正确。

126. A 【解析】第三磨牙龈瓣附近若形成水肿，应及时切开，并置引流条。

127. D 【解析】妊娠不是引起龈炎的直接原因，如果没有菌斑的存在，妊娠并不会引起牙龈的炎症。因此，应了解患者的口腔卫生习惯，如刷牙时间、频率、方法及是否使用牙线。

128. A 【解析】妊娠期牙龈瘤的主要致病菌是中间普氏菌。

129. B 【解析】治疗中首先应去除菌斑、牙石、不良修复体等局部刺激因素，注意操作轻柔，减少出血和疼痛；然后进行认真细致的口腔卫生健康宣教；对于较严重的患者，可配合使用局部药物治疗，应尽量避免全身用药，以免影响胎儿发育；对于体积大，影响进食的龈瘤，应在妊娠 4~6 个月时切除。

130. B 【解析】血红蛋白在 80g/L 以上，血细胞比容在 30%以上方可拔牙。有出血倾向和抗感染能力低应视为拔牙禁忌证。

131. B 【解析】26 残根如根分叉未破坏，患牙根部阻力较大，需要先用涡轮机分根，减小阻力后拔除。

132. D 【解析】口腔上颌窦交通多发生于上颌磨牙取根致牙根移入上颌窦，窦底穿孔。

133. C 【解析】由于⌊7 牙体预备量大，髓室接近基牙预备后的轴面、殆面，或者粘固剂刺激引起牙髓炎。

134. B 【解析】需要拆除固定桥后检查基牙牙髓状况，确定进一步治疗方案。

135. A 【解析】由于⌊7 牙体预备量大，髓室接近基牙预备后的轴面、殆面，或者粘固剂刺激引起牙髓炎症，导致基牙疼痛，需要拆除固定桥，制定进一步治疗方案。

【B 型题】

136. D 【解析】多形性腺瘤由腺上皮、肌上皮、黏液、黏液样组织和软骨样组织构成。

137. B 【解析】沃辛瘤由上皮和淋巴样组织构成。

138. A 【解析】黏液表皮样癌实质由黏液细胞、表皮样细胞和中间细胞构成。

139. E 【解析】腺样囊性癌实质由导管内衬上皮细胞和变异肌上皮细胞构成。

140. C 【解析】单纯游离骨移植术特点是做整块（或段）移植，包括骨密质、骨髓，有时还伴以骨膜。这种骨移植术必须在受植区无感染的情况下方可进行。在污染的条件下行植骨时（如下颌骨切除后立即植骨），必须妥善封闭、严密缝合口腔黏膜，同时给予大量抗生素控制感染，才能获得成功。

141. E 【解析】特点是以金属网或涤纶网做成颌骨支架固定于颌骨缺损区，然后取髂骨骨松质及骨髓填入，经成骨细胞活跃钙化后，可形成整段骨块。其最大优点是骨松质感染力强，易成活；由于支架可任意成形，外形恢复较好；操作也较简便。其缺点是不能用于感染区。

142. D 【解析】带肌蒂的骨移植术常用带蒂肌瓣有胸锁乳突肌带锁骨、胸大肌带肋骨、斜方肌带肩胛骨，以及颞肌带颅骨等。这种带肌蒂骨移植的目的在于，希望通过肌蒂部血供来增加骨髓的营养，从而降低移植后骨的吸收率及增加移植的成功率。

143. B 【解析】高度危险器械指接触患者口腔伤口、血液、破损黏膜或进入口腔无菌组织或穿破口腔软组织进入骨组织或牙齿内部的各类口腔器械，包括拔牙器械、牙周器械、根管器械。

144. C 【解析】中度危险器械指仅接触完整的黏膜或破损的皮肤，而不进入无菌组织器官的口腔器械，包括正畸器械、修复器械、检查器械。

145. E 【解析】低度危险器械指不接触患者口腔或间接接触患者口腔，包括技工器械、影像器械。

146. B 【解析】弯制钢丝卡环臂进入倒凹的深度为 0. 75mm。

147. A 【解析】一般铸造钴铬合金卡环臂端进入倒凹深度约 0. 25mm，金合金约 0. 5mm，弯制钢丝卡环约 0. 75mm。

148. C 【解析】殆支托凹底面边缘嵴处深 1mm，最深处位于殆边缘嵴内侧（圆三角形中心），其深度为 1. 5mm。

149. D 【解析】塑料基托一般厚约 2mm，进入前庭沟和口底的基托边缘略厚，并呈圆钝状。

150. E 【解析】铸造金属基托的厚度约 0. 5mm，边缘可厚至 1mm，并圆钝。